Schilddrüse 2007

Henning informiert

AF888944

sanofi aventis

Das Wichtigste ist die Gesundheit

Schilddrüse 2007

Henning-Symposium

Von den Grundlagen zur Klinik

18. Konferenz über die menschliche Schilddrüse
Heidelberg

Herausgegeben von
M. Middendorp, F. Grünwald

Wissenschaftliche Fortbildungsveranstaltung der
Sektion Schilddrüse der Deutschen Gesellschaft für Endokrinologie

Unter Beteiligung der

Arbeitsgemeinschaft Schilddrüse
der Deutschen Gesellschaft für Nuklearmedizin

Chirurgischen Arbeitsgemeinschaft Endokrinologie
der Deutschen Gesellschaft für Chirurgie – CAEK –

Sektion Angewandte Endokrinologie
der Deutschen Gesellschaft für Endokrinologie

Walter de Gruyter
Berlin · New York

Herausgeber

Dr. med. Marcus Middendorp
Klinik für Nuklearmedizin
Johann Wolfgang Goethe Universität Frankfurt am Main
Theodor-Stern-Kai 7
60590 Frankfurt

Prof. Dr. med. Frank Grünwald
Klinik für Nuklearmedizin
Johann Wolfgang Goethe Universität Frankfurt am Main
Theodor-Stern-Kai 7
60590 Frankfurt

∞ Gedruckt auf säurefreiem Papier, das die US-ANSI-Norm über Haltbarkeit erfüllt.

ISBN: 978-3-11-020219-9

Bibliografische Information Der Deutschen Bibliothek

Die Deutsche Bibliothek verzeichnet diese Publikation in der Deutschen Nationalbibliografie; detaillierte bibliografische Daten sind im Internet über http://dnb.ddb.de abrufbar.

Textkonvertierung: DTP Boy, Brennberg – Druck und buchbinderische Verarbeitung: AZ Druck und Datentechnik GmbH, Kempten – Umschlagentwurf: Rudolf Hübler, Berlin.
Printed in Germany

Verzeichnis der erstgenannten Autoren

Prof. Dr. med. K. Badenhoop
Klinik für Innere Medizin/Endokrinologie
Universitätsklinikum Frankfurt a. M.
Theodor-Stern-Kai 7
60590 Frankfurt/Main

Prof. Dr. med. Dr. rer. nat. A. Bockisch
Klinik für Nuklearmedizin
Universitätsklinikum Essen
Hufelandstrasse 55
45122 Essen

Dr. med. M. Boucher
Klinik für Allgemein- und Viszeralchirurgie
Ev. Krankenhaus Bethesda zu Duisburg
Heerstraße 219
47053 Duisburg

Dr. med. J. Bucerius
Klinik und Poliklinik für Nuklearmedizin
Universitätsklinikum Bonn
Sigmund-Freud-Strasse 25
53105 Bonn

Prof. Dr. med. K.-M. Derwahl
Klinik für Innere Medizin und Institut
für klinische Forschung und Entwicklung
St. Hedwig Kliniken Berlin-Mitte
Große Hamburger Str. 5-11
10115 Berlin

Prof. Dr. med. M. Dietlein
Klinik für Nuklearmedizin
Universitätsklinikum Köln
Joseph-Stelzmann-Straße 9
50924 Köln

Priv. Doz. Dr. med. N. Döbert
Praxis für Nuklearmedizin
Rheinstraße 7-9
64283 Darmstadt

Dr. med. C. Düren
Klinik für Nuklearmedizin
Universitätsklinikum Würzburg
Josef-Schneider-Straße 2
97080 Würzburg

Priv. Doz. Dr. med. A. Eckstein
Abteilung für vordere Augenabschnitte/
Orthoptik
Universitäts-Augenklinik Essen
Hufelandstraße 55
45122 Essen

Dr. med. M. Eszlinger
Medizinische Klinik III
Universitätsklinikum Leipzig
Phlipp-Rosenthal-Straße 27
04103 Leipzig

Priv. Doz. Dr. med. K. Frank-Raue
Endokrinologische Gemeinschaftspraxis
Brückenstraße 21
69120 Heidelberg

Prof. Dr. med. D. Führer-Sakel
Medizinische Klinik III
Universitätsklinikum Leipzig
Phlipp-Rosenthal-Straße 27
04103 Leipzig

Priv. Doz. Dr. med. P. Groth
Klinik für Nuklearmedizin
Universitätsklinikum Rostock
Gertrudenplatz 1
18057 Rostock

Prof. Dr. med. M. Grußendorf
Praxis Endokrinologie und Diabetologie
Sophienstraße 40
70178 Stuttgart

Prof. Dr. med. U. Haberkorn
Klinik für Nuklearmedizin
Universitätsklinikum Heidelberg
Im Neuenheimer Feld 400
69120 Heidelberg

Dr. rer. nat. H. Hänscheid
Klinik für Nuklearmedizin
Universitätsklinikum Würzburg
Josef-Schneider-Straße 2
97080 Würzburg

Prof. Dr. med. R. Hehrmann
Medizinische Klinik I
Diakonie Klinikum
Rosenbergstraße 38
70176 Stuttgart

Priv. Doz. Dr. med. K. Holzer
Klinik für Allgemein-, Viszeral-
und Gefäßchirurgie
Universitätsklinikum Frankfurt a. M.
Theodor-Stern-Kai 7
60590 Frankfurt/Main

Dr. med. S. Karger
Medizinische Klinik III
Universitätsklinikum Leipzig
Phlipp-Rosenthal-Straße 27
04103 Leipzig

Prof. Dr. med. W. Karges
Sektion Endokrinologie und Diabetologie
Universitätsklinikum Aachen
Pauwelsstraße 30
52072 Aachen

Priv. Doz. Dr. med. S. Klutmann
Ambulanzzentrum
Universitätsklinikum Hamburg-Eppendorf
Martinistraße 52
20246 Hamburg

Dr. med. C. Kobe
Klinik für Nuklearmedizin
Universitätsklinikum Köln
Joseph-Stelzmann-Straße 9
50924 Köln

Dr. med. H. Lahner
Klinik für Endokrinologie
Universitätsklinikum Duisburg-Essen
Hufelandstraße 55
45122 Essen

Dr. med. B.J. Lammers
Chirurgische Klinik I
Lukaskrankenhaus Neuss
Preußenstraße 84
41464 Neuss

Dr. med. R. Lorenz
Klinik für Nuklearmedizin
Universitätsklinikum Würzburg
Josef-Schneider-Straße 2
97080 Würzburg

Priv. Doz. Dr. med. M. Luster
Klinik für Nuklearmedizin
Universitätsklinikum Würzburg
Josef-Schneider-Straße 2
97080 Würzburg

Prof. Dr. med. K.-D. Palitzsch
3. Medizinische Abteilung
Klinikum Neuperlach
Oskar-Maria-Graf-Ring 51
81737 München

K. Ponto
I. Medizinische Klinik
Universitätsklinikum Mainz
Langenbeckstr. 1
55131 Mainz

Dr. med. I. Rahlff
Klinik für Nuklearmedizin
Universitätsklinikum Köln
Joseph-Stelzmann-Straße 9
50924 Köln

Prof. Dr. med. F. Raue
Endokrinologisch, humangenetische
Gemeinschaftspraxis
Brückenstr.21
69120 Heidelberg

Prof. Dr. med. Chr. Reiners
Klinik für Nuklearmedizin
Universitätsklinikum Würzburg
Josef-Schneider-Straße 2
97080 Würzburg

Prof. Dr. med. M.J. Reinhardt
Klinik für Nuklearmedizin
Pius-Hospital Oldenburg
Georgstraße 12
26121 Oldenburg

Dr. med. C.-O. Sahlmann
Klinik für Nuklearmedizin
Universitätsklinikum Göttingen
Robert-Koch-Straße 40
37075 Göttingen

Prof. Dr. med. K.W. Schmid
Institut für Pathologie und Neuropathologie
Universitätsklinikum Duisburg-Essen
Hufelandstraße 55
45122 Essen

Prof. Dr. med. P.-M. Schumm-Draeger
II. Medizinische Abteilung
Städtisches Krankenhaus Bogenhausen
Englschalkinger Straße 77
810925 München

Dr. med. K. Schwarz
Chirurgische Klinik I
Städtische Kliniken
Preußenstraße 84
41464 Neuss

Dr. med. F.A. Verburg
Klinik für Nuklearmedizin
Universitätsklinikum Würzburg
Josef-Schneider-Straße 2
97080 Würzburg

Dr. med. C. Vorländer
Chirurgische Klinik
Bürgerhospital Frankfurt a.M.
Nibelungenallee 37-41
60318 Frankfurt

J. Wicht
Medizinische Klinik III
Universitätsklinikum Leipzig.
Philpp-Rosenthal-Straße 27
04103 Leipzig

Dr. med. R. Wilke
Chirurgische Klinik I
Städtische Kliniken
Preussenstraße 84
41464 Neuss

HENNING-Symposium 2007 – Vorwort

Die 18. Konferenz über die menschliche Schilddrüse vom 10. bis zum 13. Oktober 2007 in Heidelberg schlug einen Bogen von der Grundlagenforschung zur täglichen Praxis bei der Behandlung von Schilddrüsenkrankheiten.

Hierzu hatten die Organisatoren ein umfassendes Programm zu allen Facetten der Thyreologie entworfen. Namhafte Referenten konnten gewonnen werden, die in ihren Vorträgen die neuesten Erkenntnisse vorstellten. Diese wurden durch interessante Kurzbeiträge ergänzt.

Neben Multicenterstudien und Versorgungsforschung wurden die Grundlagen, Klinik und Therapie der funktionellen Autonomie und des Morbus Basedow wie auch der Hypothyreose dargestellt. Ein weiterer Schwerpunkt betraf die differenzierten Schilddrüsenkarzinome und die C-Zell-Karzinome. Das wichtige Thema der Langzeitfolgen von Funktionsstörungen rundete das Programm ab.

Mit dem vorliegenden Band wird dem interessierten Leser die Möglichkeit geboten, viele der in den Vorträgen abgehandelten Themen zu vertiefen. Voraussetzung war die engagierte Mitarbeit der Autoren und insbesondere des Verlags Walter de Gruyter, denen unser besonderer Dank gilt.

Maßgeblichen Anteil am erfolgreichen Gelingen der Veranstaltung hatten vor allem die Mitarbeiter/-innen der Firma Sanofi Aventis Deutschland GmbH/Henning Berlin. Stellvertretend möchten wir Herrn Dr. M. Haring, Frau Dr. R. Vaupel und Frau B. Silkenstedt für ihren unermüdlichen Einsatz danken.

Frankfurt, im Januar 2008

Dr. Marcus Middendorp
Tagungssekretär

Prof. Dr. Frank Grünwald
Tagungspräsident

Inhalt

1 Multicenter-Studien und Versorgungsforschung

1.1 Papillon-Initiative 2006: Palpation versus Sonographie der Schilddrüse

Chr. Reiners, K. Balzer, R. Vaupel, K. Wegscheider

Die Schilddrüsensonographie ist ohne jeden Zweifel die bestgeeignetste Methode zur Beschreibung der Organmorphologie. Allerdings verfügt nur ein Drittel der niedergelassenen Ärzteschaft (Allgemeinmediziner, praktische Ärzte, Internisten) über ein Ultraschallgerät bzw. einen Schallkopf, der für die Schilddrüsensonographie geeignet ist. Aus diesem Grund sollte im Rahmen einer prospektiven, epidemiologischen Erhebung geprüft werden, inwiefern die Schilddrüsensonographie zumindest im Bereich der Vorfelddiagnostik durch die Palpation des Halses ersetzt werden kann.

Nach einer von Lehnert et al. [Schilddrüse 1991] durchgeführten Untersuchung an 777 Patienten der Klinik und Poliklinik für Nuklearmedizin der Universität Würzburg konnte gezeigt werden, dass durchaus eine signifikante Korrelation des sonographisch bestimmten Schilddrüsenvolumens mit dem palpatorisch geschätzten Volumen gegeben ist. Des Weiteren ergab die Studie, dass größere Schilddrüsenknoten (Durchmesser >3 cm) in 80% der Fälle auch per Palpation detektiert werden können.

An der prospektiven Erhebung im Rahmen der Schilddrüsenwoche „Papillon 2006" nahmen 80 niedergelassene Ärzte in der Zeit vom 24. bis 30. April 2006 teil. Darunter fanden sich 36 Allgemeinmediziner, 5 praktische Ärzte, 37 Internisten und 2 Ärzte ohne nähere Facharztangabe. Untersucht wurden 865 Freiwillige, darunter 626 Frauen (mittleres Alter 50,0±16,5 Jahre) sowie 239 Männer (mittleres Alter 51,9±15,3 Jahre). Unter den 865 Probanden waren 319 vorbehandelt (61 Operationen, 10 Radioiodtherapien, 276 medikamentöse Behandlungen; Mehrfachnennungen möglich). Die nachstehenden Auswertungen beziehen sich auf die Subgruppe der 546 nicht-schilddrüsenspezifisch vorbehandelten Probanden. Das mittlere Schilddrüsenvolumen bei den nicht vorbehandelten Frauen lag bei 19,3±14,2 ml, bei den Männern bei 24,1±18,0 ml. Bei 38,7% der Frauen (Schilddrüsenvolumen >18 ml) und bei 34,5% der Männer (Schilddrüsenvolumen >25 ml) fand sich eine Struma. Die Ergebnisse der Gegenüberstellung des sonographisch ermittelten Schilddrüsenvolumens mit dem per Palpation geschätzten Volumen finden sich in Tabelle 1.

Tab. 1: Schilddrüsenvolumen: Palpation versus Sonographie

n=534	*Sonographie: Keine Struma*	*Sonographie: Struma*
Palpation: Ohne Befund	87,0%	13,0%
Palpation: Struma	15,5%	84,5%
Übereinstimmung insgesamt: 86,1%, Spezifität: 91,6%, Sensitivität: 76,9%		

Die Daten dieser Gegenüberstellung lassen sich folgendermaßen zusammenfassen:

- Wird keine Struma palpiert, so zeigt auch in 87% der Fälle die Sonographie keine Schilddrüsenvergrößerung; in nur 13% der Fälle entzieht sich eine vorhandene Struma der Palpation.
- Wird eine Struma palpiert, so zeigt auch in 84,5% der Fälle die Sonographie eine Struma; in 15,5% der Fälle wird fälschlicherweise eine Struma palpiert.
- Von allen tatsächlich durch Sonographie bestätigten Strumen konnten auch 76,9% palpiert werden.
- Im Vergleich zur Sonographie gelang es mit Hilfe der Palpation in 91,6% der Fälle eine normal große Schilddrüse richtig als nicht vergrößert zur klassifizieren.

Klinisch relevanter erscheint die Frage, inwiefern Schilddrüsenknoten durch die Palpation detektiert werden können. Die Ergebnisse des Vergleichs sind in Tabelle 2 zusammengestellt.

Tab. 2: Knoten >10 mm: Palpation versus Sonographie

n=531	*Sonographie: Kein Knoten*	*Sonographie: Knoten*
Palpation: Keine Knoten	76,4%	23,6%
Palpation: Knoten	32,3%	67,7%
Übereinstimmung insgesamt: 71,8%, Spezifität: 88,6%, Sensitivität: 46,7%		

Zusammengefasst führt die Gegenüberstellung zu folgenden Schlussfolgerungen:

Wird kein Knoten palpiert, so zeigt auch die Sonographie in 76,4% der Fälle keinen Befund, in 23,6% der Fälle konnten Schilddrüsenknoten allerdings nicht palpiert werden.

Wird ein Knoten palpiert, so zeigt auch die Sonographie in 2/3 der Fälle einen Herdbefund; bei 1/3 der Fälle konnten die getasteten Knoten nicht durch Sonographie verifiziert werden.

Von allen tatsächlich durch die Sonographie bestätigten Knoten wurden auch 46,7% palpiert.

Bei genauerer Gegenüberstellung des sonographisch vermessenen Knotendurchmessers mit der Detektierbarkeit per Palpation (Abb. 1) zeigt sich, dass Knoten mit einem Durchmesser von 10-20 mm nur in 50% der Fälle getastet werden können. Knoten mit einem Durchmesser von >20 mm können aber in 77% der Fälle und mit einem Durchmesser >30 mm in 92% der Fälle palpiert werden.

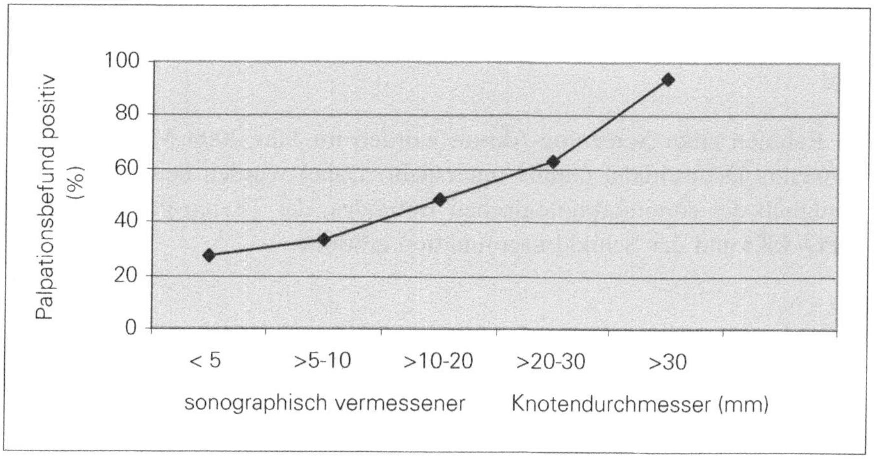

Abb. 1: Detektierbarkeit von Schilddrüsenknoten per Palpation in Abhängigkeit von sonographisch bestimmten Knotendurchmessern

Die vorgelegte Untersuchung weist eine methodische Limitation auf: Sie wurde nicht blind durchgeführt. Obwohl zunächst palpiert werden sollte, ist nicht ausgeschlossen, dass das Ergebnis der Sonographie einen Einfluss auf das dokumentierte Resultat der Palpation hatte. Trotzdem lässt sich aus den Daten, die in guter Übereinstimmung mit der älteren Studie von Lehnert et al. (2001) stehen, ableiten, dass immer dann, wenn die Sonographie nicht direkt zur Verfügung steht, die Palpation eine wichtige Methode zur orientierenden Beurteilung der Schilddrüsengröße und insbesondere von Schilddrüsenknoten ist.

1.2 Epidemiologische Schilddrüsendaten im Rahmen einer Screening-Aktion in Frankfurt am Main

N. Döbert, K. Balzer, J. Diener, R. Vaupel, K. Wegscheider, F. Grünwald

Ziel

Im Rahmen einer Screening-Aktion wurden im Jahr 2006 Mitarbeiter von Sanofi Aventis Deutschland GmbH untersucht. Dabei wurden neue Schilddrüsendaten bezüglich des sonomorphologischen Befundes, der Thyreo-Peroxidase-Antikörper (TPO-AK) und der Schilddrüsenfunktion erhoben.

Methodik

Insgesamt wurden 700 Mitarbeiter sonomorphologisch untersucht und ihre TSH-Werte und TPO-AK bestimmt.

Ergebnisse

Bei 40,7% der Studienteilnehmer (n=285) fand sich ein pathologischer Sonographiebefund: Struma bei 13,7%, Knoten bei 35,6% und Knotenstruma bei 8,6%. Erhöhte Serum-TSH-Werte lagen bei 3,9% der Teilnehmer vor, erniedrigte bei 0,6%. Die TPO-AK waren bei 13% erhöht. Nur 1,4% (n=10) zeigten erhöhte TPO-AK in Kombination mit erhöhten TSH-Werten. Bei 7,1% waren sonomorphologische Auffälligkeiten mit erhöhten TPO-AK assoziiert. Erhöhte TPO-AK wurden signifikant häufiger bei Teilnehmern mit pathologischem Sonographiebefund (54,9%) als bei Teilnehmer ohne sonographische Auffälligkeiten (45,1%) (p=0,003) beobachtet.

Zusammenfassung

Pathologische Sonographiebefunde sind in Deutschland unverändert relativ häufig. Die Ergebnisse der vorliegenden Studie sind vergleichbar mit früheren Studien [1]. Es fand sich eine Korrelation zwischen erhöhten TPO-AK und pathologischem Sonographiebefund. Ursache dafür könnte die verbesserte Iodversorgung bzw. das gehäufte Vorliegen hypertropher Stadien der Autoimmunthyreoiditis sein.

Literatur

[1] Reiners C., Wegschneider K., Schicha H. et al.: Prevalence of thyroid disorders in the working population of Germany: ultrasonography screening in 96,278 unselected employees. Thyroid (2004) 14: 926-932.

1.3 Diagnose, Therapie, Altersverteilung und Versorgungsform von stationären Patienten mit Schilddrüsenerkrankung

R. Lorenz, Chr. Reiners

Einleitung

Krankhafte Veränderungen an der Schilddrüse sind in der Bevölkerung der Bundesrepublik Deutschland sehr häufig. So ergaben die bundesweiten Ultraschalluntersuchungen an 96.278 erwachsenen Bundesbürgern im Rahmen der „Schilddrüseninitiative Papillon“, dass bei 33,2% der Untersuchten krankhafte Veränderungen (vergrößerte Schilddrüse und/oder Knoten) an der Schilddrüse zu finden sind [1]. Dies ergibt bei 67,7 Millionen erwachsenen Bundesbürgern im Jahr 2005 [2] hochgerechnet etwa 22,5 Millionen Patienten mit Schilddrüsenerkrankung. Wie häufig sich hierdurch eine stationäre Behandlungsnotwendigkeit ergibt, ist bisher nur ungenau bekannt. Seit der verpflichtenden Einführung eines diagnosebezogenen Fallpauschalensystems (DRG-System) im Jahr 2004 für den stationären Krankenhausbereich werden jedoch systematisch Daten zur Diagnose und Behandlung der stationären Patienten durch das Institut für Entgelt im Krankenhaus (InEK) gesammelt. Im Rahmen der Begleitforschung (gemäß §17b Abs. 8 KHG (Krankenhausgesetz)) wurde im April 2007 eine allgemein zugängliche Datenbank für das Datenjahr 2005 im Internet veröffentlicht [3]. Hierdurch entsteht erstmals eine Transparenz, wie häufig bei der Volkskrankheit Schilddrüsenveränderung eine stationäre Behandlung notwendig wird.

Methodik

Extraktion, Zusammenfassung und Bewertung von Daten der Begleitforschung des InEK in Bezug auf Patienten mit Schilddrüsenerkrankung aus dem aktuellsten verfügbaren Datenjahr 2005. Von 1.725 der 1.884 Krankenhäuser mit Datenübermittlungspflicht (entspricht 91,6%) liegen die Daten vor, so dass eine nahezu vollständige Erfassungsrate vorhanden ist. Die Datenqualität ist sehr hoch; von 18.076.469 Fällen mussten nur 95.100 (0,53%) wegen Fehler abgewiesen werden.

Ergebnisse

Im Jahr 2005 wurden 153.944 Patienten mit einer Schilddrüsenerkrankung als Hauptdiagnose stationär aufgenommen. Dies entspricht 0,86% aller 17.981.369 stationären Behandlungsfälle. Als die häufigsten Schilddrüsenerkrankungen fanden sich die ICD-Diagnosenkodes E04 (sonstige nicht-toxische Struma, 73.435 Fälle), E05 (Hyperthyreose, 55.488 Fälle) und C73 (Schilddrüsenkarzinom, 17.017 Fälle). Bei der Behandlungsform übertraf die chirurgische Therapie mit 99.554 Operationen die konservative Therapie mit 54.390 Fällen. Als eindeutig häufigste konservative Behandlungsform wurde die Radioiodtherapie insgesamt 46.851 mal angewandt. Die Altersverteilung der Schilddrüsenpatienten ergab folgende prozentuale Anteile: Altersgruppe 0-19 Jahre 1,0%; 20-39 Jahre 14,4%; 40-59 Jahre 40,8%; 60-79 Jahre 39,2%; sowie 80 Jahre und älter 4,6%. Die stationäre Behandlung erfolgte überwiegend in einer Hauptabteilung (96,4%) und nur in 3,6% der Fälle belegärztlich.

Schlussfolgerungen

Es konnte eine aktuelle, nahezu vollständige Übersicht zur Häufigkeit der stationären Behandlung von Schilddrüsenerkrankungen erstellt werden. Die häufigste Diagnose war die „sonstige nicht-toxische Struma“. Die Therapie erfolgte fast doppelt so häufig chirurgisch wie konservativ. Die wichtigste konservative Behandlungsform war die Radioiodtherapie. Die höchste Patientenzahl fand sich in der Altersgruppe zwischen 65 und 69 Jahren. Die belegärztliche Behandlung hat zahlenmäßig eine untergeordnete Bedeutung gegenüber der Behandlung in einer Hauptabteilung.

Literatur

[1] Schilddrüseninitiative Papillon. [cited 2007-May-27]; Available from: *http://www.schilddruese.de.*

[2] Statistisches Bundesamt Deutschland. [cited 2007 Oct-03]; Available from: *http://www.destatis.de.*

[3] Institut für das Entgelt im Krankenhaus (InEK). [cited 2007 May-27]; Available from: *http://www.g-drg.de.*

2 Struma nodosa und maligne Schilddrüsenerkrankungen

2.1 Grundlagen und Diagnostik von Schilddrüsenknoten: An der Schnittstelle zum Malignom

2.1.1 Schilddrüsenmalignom – Molekulare Grundlagen und deren praktische Bedeutung

M. Eszlinger, K. Krohn, R. Paschke

Um eine bestmögliche Behandlung von Patienten mit nodulären Schilddrüsenveränderungen zu gewährleisten, fokussiert deren Abklärung auf zwei Hauptaspekte: einerseits den Ausschluss eines Schilddrüsenmalignoms und, in Regionen mit im Mittel gerade ausreichender Iodversorgung, auf den Ausschluss einer Hyperthyreose. Während die Sonographie zur Beurteilung von Größe und Struktur der Schilddrüse sowie in der ultraschallgestützten Feinnadel-Aspiration und der Verlaufskontrolle von Schilddrüsenknoten zur Anwendung kommt, ist ihre Bedeutung für die Dignitätsbeurteilung eines Schilddrüsenknotens eingeschränkt. Verschiedene Ultraschallcharakteristika, wie das Auftreten von Mikrokalzifizierungen, Hypoechogenität, unregelmäßige Begrenzung, fehlender Halo, solide Struktur und intranoduläre Vaskularisation sind mit einem erhöhten Schilddrüsenmalignomrisiko assoziiert. Jedoch variieren Sensitivität, Spezifität, positiver und negativer Prädiktionswert für diese Charakteristika von Studie zu Studie stark und keine dieser Eigenschaften ist sowohl durch hohe Sensitivität als auch durch einen hohen positiven Prädiktionswert für Schilddrüsenkarzinome gekennzeichnet [1]. Aber auch die Feinnadel-Aspirationszytologie, das derzeit sensitivste und spezifischste Hilfsmittel in der präoperativen Differentialdiagnose von Schilddrüsentumoren [2], liefert in bis zu 20% der Fälle den nicht weiter differenzierten Befund einer follikulären Proliferation, für welchen die Differentialdiagnose follikuläres Adenom versus follikuläres Karzinom nur histologisch geklärt werden kann [3]. Daher ist der Anteil von Schilddrüsenkarzinomen unter den operativ entfernten Knoten sehr gering. Darüber hinaus ist auch die histopathologische Differenzierung von follikulären Adenomen und Karzinomen durch eine hohe Interobserver-Variabilität gekennzeichnet (z. B. Übereinstimmung der Pathologen bezüglich des Auftretens von Gefäß- bzw. Kapselinvasion entsprechend den WHO-Kriterien [4] 0.2, bzw. 0.27 [5]). Weiterhin konnte gezeigt werden, dass für große Knoten mindestens 10 Gewebeblöcke untersucht werden müssen, um zuverlässig zwischen follikulären Adenomen und Karzinomen zu unterscheiden [6].

Obwohl in den letzten Jahren viele immunhistologische Marker zur besseren Unterscheidung von benignen und malignen Schilddrüsentumoren vorgeschlagen wurden [7], zeigen viele dieser Marker überlappende Charakteristika zwischen kalten Schilddrüsenknoten und differenzierten Schilddrüsenkarzinomen, was ihre Verwertbarkeit als Marker stark limitiert. Ein wichtiger Grund für dieses diagnostische Dilemma ist in der mangelnden Kenntnis der molekularen Ätiologie der benignen, follikulären Schilddrüsentumoren, speziell der kalten Schilddrüsenknoten, begründet. Szintigraphisch alte Knoten treten in Form von follikulären Adenomen bzw. adenomatösen Knoten auf und machen in Populationsuntersuchungen ca. 85% der benignen Schilddrüsentumoren aus. Obwohl Eigenschaften, wie eine erhöhte Proliferation [8] und eine reduzierte Iodaufnahme, als Folge einer Fehlinsertion des Natrium-Iodid-Symporters (NIS) [9] in den kalten Knoten identifiziert wurden, ist deren molekulare Ursache noch weitestgehend unbekannt. Im Gegensatz zu den kalten Knoten ist die molekulare Ätiologie der heißen Schilddrüsenknoten durch die Identifizierung konstitutiv aktivierender TSH-Rezeptor-Mutationen in ca. 60% der Knoten charakterisiert [10]. Darüber hinaus konnten in follikulären Schilddrüsenkarzinomen (FTC) sowohl aktivierende RAS-Mutationen (in ca. 40–53% der FTCs) [11] als auch ein Fusions-Onkogen zwischen PAX8 und PPARγ (in ca. 25–63% der FTCs) [12] nachgewiesen werden. Allerdings sind die genauen molekularen Prozesse, durch die PAX8/PPARγ zur Tumorentstehung beiträgt, ebenfalls noch unbekannt [13]. Papilläre Schilddrüsenkarzinome (PTC) sind hauptsächlich durch Mutationen und Rearrangements entlang der MAPK-Kaskade gekennzeichnet (13–43% RET-Rearrangements, 29–69´% BRAF-Mutationen) [14]. Obwohl die Aufklärung der molekularen Ätiologie von ca. 60% der follikulären und papillären Schilddrüsenkarzinome neue Perspektiven für die Klassifizierung der Schilddrüsentumoren lieferte, wurde schnell deutlich, dass die Inzidenz der verschiedenen, in FTCs und PTCs nachgewiesenen somatischen Mutationen von Studie zu Studie variiert [14] und unterschiedliche Methoden des Mutationsnachweises durch unterschiedliche Sensitivitäten gekennzeichnet sind [15,16]. Das führte dazu, dass RET-Rearrangements, die als PTC spezifisch galten, auch in Fällen der Hashimoto-Thyreoiditis [17] und die vermeintlich FTC-spezifischen PAX8/PPARγ-Rearrangements in einigen follikulären Adenomen nachgewiesen wurden [18-20]. Basierend auf diesen Ergebnissen stellen sich verschiedene Fragen, beispielsweise nach dem Detektionslimit der üblichen Methoden des Mutationsnachweises, nach der Gültigkeit der histologischen Klassifizierung der Schilddrüsentumoren oder auch, ob es sich bei den follikulären Adenomen mit PAX8/PPARγ-Rearrangement eventuell um missklassifizierte, follikuläre Karzinome handeln könnte.

Die Komplexität der Tumorklassifizierung mittels des Nachweises von somatischen Mutationen wird durch Ergebnisse jüngster Studien erhöht, welche zeigen, dass bei Kolorektalkarzinomen und Mammakarzinomen im Durchschnitt 9 bzw. 12 somatische Mutationen in unterschiedlichen Kandidatengenen auftreten [21]. Des Weiteren konnte eine hohe Frequenz verschiedener Onkogen-Mutationen in einer Vielzahl verschiedener Karzinome nachgewiesen werden [22]. Daher ist es sehr wahrscheinlich, dass auch in den Schilddrüsenkarzinomen mehrere somatische Mutationen für die Ausprägung des Tumors verantwortlich sind.

Möglicherweise lassen sich in Zukunft durch die diagnostische Anwendung von Gensignaturen die oben geschilderten Probleme lösen. In jüngsten Genexpressions-Studien des Mammakarzinoms [23,24] und des Lungenkarzinoms [25] konnten Genexpressions-Signaturen identifiziert und zur Klassifizierung verwandt werden, die mit hoher Sicherheit zwischen unterschiedlichen Risikogruppen unterscheiden und somit einen entscheidenden Beitrag zu einer optimalen Therapiegestaltung leisten können. Im Bereich der Schilddrüsenforschung konnten ebenfalls erste Gensignaturen identifiziert werden, die nach entsprechender Validierung von diagnostischer Bedeutung sein könnten. Beispielsweise konnte in einem PTC-Datensatz eine Signatur bestehend aus 20 Genen identifiziert werden, die nicht nur zwischen PTC und gesundem Schilddrüsengewebe differenzieren kann, sondern auch die Karzinome von heißen und kalten Schilddrüsenknoten unterscheidet [26,27].

Gegenwärtig eröffnet sich zudem jenseits der mRNA-Genexpressions-Signaturen ein weiteres, diagnostisch sehr interessantes Arbeitsfeld. In zwei kürzlich publizierten Arbeiten konnte eine hohe Diversität in den Expressionsmustern der microRNA (miRNA) verschiedener Karzinome identifiziert werden [28,29]. Da diese Diversität zudem in einer relativ kleinen Anzahl von miRNAs begründet liegt, kann von einem hohen diagnostischen Potential der miRNAs ausgegangen werden. Außerdem können miRNAs, im Gegensatz zu mRNAs, in guter Qualität aus formalinfixierten Paraffinblöcken extrahiert und quantifiziert werden [30], was ihr diagnostisches Potential weiter erhöht. Erste Studien an Schilddrüsenkarzinomen stützen diese Befunde. Mittels Prädiktionsanalyse konnten fünf miRNAs identifiziert werden, die in PTCs gegenüber dem normalen Umgebungsgewebe überexprimiert werden, und mit deren Hilfe eine eindeutige Prädiktion der Karzinome möglich ist [31]. In einer weiteren Untersuchung konnten vier miRNAs identifiziert werden, die in follikulären Adenomen und follikulären Karzinomen differentiell exprimiert werden [32].

Zusammenfassend kann festgestellt werden, dass die gegenwärtig etablierten Determinanten (Histologie, Immunhistologie, Tumorstaging) zur Diagnose, Klassifikation und Prognose von Tumoren in Zukunft durch weitere molekulare Determinanten, wie genetische Veränderungen (Punktmutationen, Rearrangements), differentielle Genexpression (mRNA/miRNA-Signaturen)), bioinformatische Klassifizierungen und Untersuchungen auf Proteinebene (Expression, Modifikation) ergänzt werden wird. Die Verwendung einer Kombination aus histologischen und molekularen Markern wird zu einem Fortschritt in der Definition von Schilddrüsentumoren führen und dazu beitragen, histologische Grenzfälle ungewisser Malignität besser zu definieren und dadurch die Therapie zu optimieren.

Literatur

[1] Frates M.C., Benson C.B., Charboneau J.W. et al.: Management of thyroid nodules detected at US: Society of Radiologists in Ultrasound consensus conference statement. Radiology (2005) 237: 794-800.

[2] American Association of Clinical Endocrinologists and Associazione Medici Endocrinologi medical guidelines for clinical practice for the diagnosis and management of thyroid nodules. Endocr Pract (2006) 12: 63-102.

[3] Gharib H.: Changing concepts in the diagnosis and management of thyroid nodules. Endocrinol Metab Clin North Am (1997) 26: 777-800.

[4] Chan J.K.C., Hirokawa M. et al.: Tumours of the Thyroid and Parathyroid: Follicular adenoma. In: DeLellis R.A., Lloyd R.V., Heitz P.U., Eng C. WHO Classification of Tumours: Pathology & Genetics of Tumours of Endocrine Organs, Lyon, IARCPress (2004) 98-103.

[5] Franc B., de la Salmonaiere P., Lange F. et al.: Interobserver and intraobserver reproducibility in the histopathology of follicular thyroid carcinoma. Hum Pathol (2003) 34: 1092-1100.

[6] Lang W., Georgii A., Stauch G. et al.: The differentiation of atypical adenomas and encapsulated follicular carcinomas in the thyroid gland. Virchows Arch A Pathol Anat Histol (1980) 385: 125-141.

[7] Faggiano A., Caillou B., Lacroix L. et al.: Functional characterization of human thyroid tissue with immunohistochemistry. Thyroid (2007) 17: 203-211.

[8] Krohn K., Stricker I., Emmrich P. et al.: Cold thyroid nodules show a marked increase in proliferation markers. Thyroid (2003) 13: 569-575.

[9] Neumann S., Schuchardt K., Reske A. et al.: Lack of correlation for sodium iodide symporter mRNA and protein expression and analysis of sodium iodide symporter promoter methylation in benign cold thyroid nodules. Thyroid (2004) 14: 99-111.

[10] Paschke R., Ludgate M.: The thyrotropin receptor in thyroid diseases. N Engl J Med (1997) 337: 1675-1681.

[11] Fagin J.A.: Minireview: branded from the start-distinct oncogenic initiating events may determine tumor fate in the thyroid. Mol Endocrinol (2002) 16: 903-911.

[12] Kondo T., Ezzat S., Asa S.L.: Pathogenetic mechanisms in thyroid follicular-cell neoplasia. Nat Rev Cancer (2006) 6: 292-306.

[13] Gregory P.J., Wang X., Allard B.L. et al.: The PAX8/PPARgamma fusion oncoprotein transforms immortalized human thyrocytes through a mechanism probably involving wild-type PPARgamma inhibition. Oncogene (2004) 23: 3634-3641.

[14] Kondo T., Ezzat S., Asa S.L.: Pathogenetic mechanisms in thyroid follicular-cell neoplasia. Nat Rev Cancer (2006) 6: 292-306.

[15] Trulzsch B., Krohn K., Wonerow P. et al.: DGGE is more sensitive for the detection of somatic point mutations than direct sequencing. Biotechniques (1999) 27: 266-268.

[16] Zhu Z., Ciampi R., Nikiforova M.N. et al.: Prevalence of RET/PTC rearrangements in thyroid papillary carcinomas: effects of the detection methods and genetic heterogeneity. J Clin Endocrinol Metab (2006) 91: 3603-3610.

[17] Rhoden K.J., Unger K., Salvatore G. et al.: RET/papillary thyroid cancer rearrangement in nonneoplastic thyrocytes: follicular cells of Hashimoto's thyroiditis share low-level recombination events with a subset of papillary carcinoma. J Clin Endocrinol Metab (2006) 91: 2414-2423.

[18] Cheung L., Messina M., Gill A. et al.: Detection of the PAX8-PPAR gamma fusion oncogene in both follicular thyroid carcinomas and adenomas. J Clin Endocrinol Metab (2003) 88: 354-357.

[19] Marques A.R., Espadinha C., Catarino A.L. et al.: Expression of PAX8-PPAR gamma 1 rearrangements in both follicular thyroid carcinomas and adenomas. J Clin Endocrinol Metab (2002) 87: 3947-3952.

[20] Nikiforova M.N., Biddinger P.W., Caudill C.M. et al.: PAX8-PPARgamma rearrangement in thyroid tumors: RT-PCR and immunohistochemical analyses. Am J Surg Pathol (2002) 26: 1016-1023.

[21] Sjoblom T., Jones S., Wood L.D. et al.: The consensus coding sequences of human breast and colorectal cancers. Science (2006) 314: 268-274.

[22] Thomas R.K., Baker A.C., Debiasi R.M. et al.: High-throughput oncogene mutation profiling in human cancer. Nat Genet (2007) 39: 347-351.

[23] Fan C., Oh D.S., Wessels L. et al.: Concordance among gene-expression-based predictors for breast cancer. N Engl J Med (2006) 355: 560-569.

[24] Wang Y., Klijn J.G., Zhang Y. et al.: Gene-expression profiles to predict distant metastasis of lymph-node-negative primary breast cancer. Lancet (2005) 365: 671-679.

[25] Thomas R.K., Baker A.C., Debiasi R.M. et al.: High-throughput oncogene mutation profiling in human cancer. Nat Genet (2007) 39: 347-351.

[26] Eszlinger M., Wiench M., Jarzab B. et al.: Meta- and reanalysis of gene expression profiles of hot and cold thyroid nodules and papillary thyroid carcinoma for gene groups. J Clin Endocrinol Metab (2006) 91: 1934-1942.

[27] Jarzab B., Wiench M., Fujarewicz K. et al.: Gene expression profile of papillary thyroid cancer: sources of variability and diagnostic implications. Cancer Res (2005) 65: 1587-1597.

[28] Lu J., Getz G., Miska E.A. et al.: MicroRNA expression profiles classify human cancers. Nature (2005) 435: 834-838.

[29] Volinia S., Calin G.A., Liu C.G. et al.: A microRNA expression signature of human solid tumors defines cancer gene targets. Proc Natl Acad Sci U S A (2006) 103: 2257-2261.

[30] Nelson P.T., Baldwin D.A., Scearce L.M. et al.: Microarray-based, high-throughput gene expression profiling of microRNAs. Nat Methods (2004) 1: 155-161.

[31] He H., Jazdzewski K., Li W. et al.: The role of microRNA genes in papillary thyroid carcinoma. Proc Natl Acad Sci U S A (2005) 102: 19075-19080.

[32] Weber F., Teresi R.E., Broelsch C.E. et al.: A limited set of human MicroRNA is deregulated in follicular thyroid carcinoma. J Clin Endocrinol Metab (2006) 91: 3584-3591.

33. Baselga J. Targeting tyrosine kinases in cancer: the second wave. Science 2006; 312(5777): 1175-1178.

34. Baudin E, Schlumberger M. New therapeutic approaches for metastatic thyroid carcinoma. Lancet Oncol 2007; 8(2): 148-156.

35. Milano A, Chiofalo MG, Basile M, Salzano dL, Pezzullo L, Caponigro F. New molecular targeted therapies in thyroid cancer. Anticancer Drugs 2006; 17(8): 869-879.

2.1.2 Neue Entwicklungen in Zytologie und Histologie

K.W. Schmid

Im Rahmen einer groß angelegten Studie an Schilddrüsengesunden [1] wurde 2004 festgestellt, dass 34,2% der Frauen und 32% der Männer in Deutschland einen Schilddrüsenknoten >0,5cm und/oder eine Struma aufwiesen; Knoten >0,5cm fanden sich bei 23,4% der deutschen Bevölkerung (Frauen 26,1%, Männer 20,1%). Falls Knoten der Schilddrüse operiert werden, handelt es sich dabei bei 45–77% um hyperplastische Strumaknoten, bei 15–40% um gutartige Adenome und bei 5–15% um Schilddrüsenmalignome, wobei diese Angaben in Abhängigkeit der Iodversorgung der Bevölkerung stark variieren. In Gebieten mit Iodmangel besteht aufgrund der deutlich höheren Operationsfrequenz eine niedrigere Karzinomrate, in absoluten Zahlen ist das Schilddrüsenkarzinom im Jodmangelgebiet jedoch signifikant häufiger [2, 3].

Rolle des Pathologen bei der Beurteilung von Schilddrüsenknoten

Dem Pathologen kommt beim Management von Patienten mit Schilddrüsenknoten, bei denen es sich um Hyperplasien und Tumoren sowie selten auch um entzündliche Prozesse handeln kann, eine entscheidende Rolle zu [4]. Präoperativ nimmt die Feinnadel-Biopsie (FNB) der Schilddrüse eine wichtige Position bei der Entscheidung zur Operation und/oder bei der Verifizierung eines klinischen Malignitätsverdachtes ein [5, 6]. Auch die intraoperative Gefrierschnittdiagnostik mit Auswirkung auf die Operationsstrategie und -radikalität sollte als Standard angesehen werden [7, 8]. Postoperativ sind beim Vorliegen eines Schilddrüsenkarzinoms weiterführende Therapien und die Prognose entscheidend vom Befund (Tumortyp, Staging) des Pathologen abhängig [9]. Darüber hinaus ist beim Vorliegen eines Schilddrüsenkarzinoms die Zeitspanne, in der der Pathologe dem Chirurgen diesen Befund mitteilt, von entscheidender Bedeutung; Zweiteingriffe zur Restthyreoidektomie sollen aus operationstechnischen Gründen in der Regel nach spätestens 72 Stunden (oder erst wieder nach 6 Wochen) erfolgen [10].

Tumoren der Schilddrüse stellen sich dem Pathologen in der Regel in zwei makroskopischen Formen dar: Häufiger werden sich Tumoren als Knoten präsentieren, wobei es sich dabei um hyperplastische oder adenomatöse Strumaknoten (keine Tumoren im engeren Sinne [11]), um echte Adenome oder um relativ zirkumskripte (primäre oder sekundäre) Malignome der Schilddrüse handeln kann [12]. Die Dignitätsbeurteilung dieser Knoten kann in der Regel nur histologisch und manchmal nur unter Zuhilfenahme der Immunhistochemie erfolgen. Bei den selteneren, schon makroskopisch unscharf begrenzten Tumoren besteht bereits aufgrund dieses Aspektes der dringende Verdacht auf Malignität. Von breit-invasiven differenzierten, gering differenzierten und anaplastischen Tumoren (überwiegend epithelialer, seltener mesenchymaler Natur oder Lymphome) müssen insbesondere verschiedene Entzündungsformen der Schilddrüse abgegrenzt werden [13]. Die differentialdiagnostische Vorgangsweise in der Histologie hat sich daher an folgenden Fragen und Kriterien zu orientieren:

- Zeigt der oder die Knoten eine gut definierte und vollständige Kapsel?
- Bestehen die zytologischen Kriterien des papillären Schilddrüsenkarzinoms?
- Finden sich Gefäßeinbrüche und/oder Kapseldurchbrüche?
- Ausdehnung (pT-Kategorie) eines eventuell bestehenden malignen Tumors

Makroskopisch unscharf begrenzte „Tumoren" der Schilddrüse sind zu einem Gutteil primäre Malignome (breit-invasive differenzierte Karzinome, gering differenzierte Schilddrüsenkarzinome, anaplastische Karzinome, Sarkome, Lymphome). Differentialdiagnostisch sind in solchen Fällen insbesondere entzündliche Prozesse der Schilddrüse (subakute Thyreoiditis de Quervain, Hashimoto-Thyreoiditis), die manchmal auch das perithyreoidale Weichgewebe mit einbeziehen können (sklerosierende Perithyreoiditis Riedel), abzugrenzen. Metastasen in der Schilddrüse können, wie auch in anderen Organen, umschrieben („Knoten") oder lymphangisch ausgebreitet („breit-invasiv") sein.

Die oben beschriebene Vorgehensweise erlaubt dem Pathologen bereits in vielen Fällen eine Beurteilung der betreffenden Läsion am HE-Schnitt. Zur befriedigenden Abklärung spezieller Fragen kann jedoch der Einsatz der Immunhistochemie notwendig sein; prinzipiell sollte jeder ungewöhnliche Tumor der Schilddrüse immunhistochemisch untersucht werden. Die folgenden Antigene sind in der Schilddrüsendiagnostik hilfreich; in der Praxis wird meist nur ein beschränktes Repertoire an Antikörpern zur Detektion dieser Antigene zur Verfügung stehen:

- Thyreoglobulin zum Nachweis des Follikelzellursprungs eines Schilddrüsentumors
- Calcitonin zum Nachweis eines medullären Karzinoms sowie einer C-Zell-Hyperplasie; Calcitonin ist auch in ca. 50% kleinzellig-anaplastischer Bronchialkarzinome sowie fokal in hyperplastischen Nebenschilddrüsen nachweisbar.

- CEA ist üblicherweise in medullären Karzinomen positiv; insbesondere bei gering differenzierten medullären Karzinomen ist CEA dem Calcitonin als immunhistochemischer Marker überlegen.
- Chromogranin-A ist ein genereller neuroendokriner Marker. Chromogranin-A ist positiv in medullären Karzinomen, Metastasen neuroendokriner/kleinzellig-anaplastischer Karzinome der Schilddrüse, Paragangliomen der Schilddrüse sowie in normalen, hyperplastischen und neoplastischen Nebenschilddrüsen.
- Thyroid-transcription-factor-1 (TTF-1) kann bei Metastasierung beim Nachweis des Schilddrüsenursprungs eines Tumors hilfreich sein. Es ist ein nukleär positiver Marker in normalem, hyperplastischem und neoplastischem Schilddrüsengewebe; medulläre Karzinome können auch TTF-1-negativ sein. Cave: U. a. sind kleinzellig-anaplastische und Adenokarzinome der Lunge und dementsprechend auch ihre Metastasen für TTF-1 positiv!
- Endothelzellmarker (CD31, Faktor VIII, CD34 u. a.) werden zum Nachweis eines malignen Hämangioendothelioms (Angiosarkoms) der Schilddrüse eingesetzt.
- Zytokeratine zum Nachweis der epithelialen Natur eines Tumors (Pan-Zytokeratin, CK18, CK19); in anaplastischen Karzinomen gelingt trotz Antigen-Retrievals der Zytokeratin-Nachweis nicht in allen Fällen. Cave: Das Angiosarkom der Schilddrüse kann wie Angiosarkome anderer Lokalisationen eine aberrante Zytokeratin-Expression zeigen.
- CD45 (Leucocyte common antigen, LCA) sollte bei allen „kleinzellig-anaplastischen" Tumoren der Schilddrüse zum Nachweis/Ausschluss eines malignen Lymphoms eingesetzt werden. Cave: Plasmozytome sind teilweise CD45-negativ.
- CD45R0, CD20, CD 10, bcl-2, sowie Antikörper gegen die Leichtketten Kappa und Lambda werden beim Verdacht auf ein malignes Lymphom eingesetzt.
- Parathormon zum Nachweis (ektopen) Nebenschilddrüsengewebes.

Zum Nachweis/Ausschluss eines medullären Schilddrüsenkarzinoms (MTC) sollte immunhistochemisch zumindest ein Antikörper gegen Calcitonin eingesetzt werden; wünschenswert wäre ein Panel von Antikörpern gegen Calcitonin, CEA, Chromogranin-A und Thyreoglobulin, um insbesondere gering differenzierte und „atypische" MTC zu erfassen [14, 15]. Zum gegenwärtigen Zeitpunkt besitzen Untersuchungen mit Antikörpern gegen Proliferationsmarker (MIB-1 bzw. Ki67, PCNA), Onkogene und Tumorsuppressorgene (z. B. p53) bezüglich Diagnose, Prognose und Therapieentscheidung keinen Aussagewert.

Feinnadel-Biopsie (FNB)

Die Aufgabe der FNB der Schilddrüse ist primär die Abklärung kalter Knoten ab einer Größe von 1cm. Nach WHO-Angaben kann bei zytologisch „negativem Befund" bei etwa 75% der Patienten auf eine weitere Abklärung bzw. Operation verzichtet werden [16]. Die Einführung der FNB hat in Ländern mit niedriger Prävalenz für Schilddrüsenknoten, wie den USA, die Anzahl der chirurgischen Eingriffe um etwa 50% reduziert [17, 18].

Bei der Beurteilung der FNB der Schilddrüse steht im Gegensatz zur zytologischen Untersuchung anderer Organe (z. B. der Lunge), nicht die Vermeidung der falschpositiven Fälle im Vordergrund. Vielmehr besteht das Ziel darin, möglichst wenige Karzinome nicht der Operation zuzuführen. Aufgrund des Umstandes, dass zytologisch zellreiche Hyperplasien und Adenome nicht von gekapselten follikulären Schilddrüsenkarzinomen unterschieden werden können, müssen auch postoperativ histologisch als gutartig eingestufte follikuläre Läsionen zur Operation empfohlen werden. Für eine Reihe von Läsionen (Kolloidknoten, Blutungszysten, diverse Thyreoiditisformen, papilläre, medulläre, gering differenzierte und anaplastische Schilddrüsenkarzinome sowie großzellige, maligne Lymphome und Metastasen) gelingt es aber mittels der FNB bereits häufig eine eindeutige Diagnose mit dem entsprechenden Einfluss auf das weitere klinische Management zu stellen. Adenomatoide Hyperplasien, Adenome und (minimalinvasive) follikuläre Karzinome werden zytologisch als „follikuläre Neoplasien" zusammengefasst. Im Endemiegebiet entsprechen 10–30% aller zytologisch als adäquat eingestuften Präparate dieser Kategorie und werden dementsprechend zur histologischen Abklärung (= Operation) empfohlen. Bei den Operierten dieser Patientengruppe werden allerdings „nur" 15–30% follikuläre Karzinome gefunden.

Bei der FNB der Schilddrüse gibt es prinzipiell zwei Techniken der Materialgewinnung, deren diagnostische Treffsicherheit nahezu identisch ist. Die mit Abstand am häufigsten eingesetzte Methode ist die Feinnadel-Aspiration (FNA), bei der durch Erzeugung eines Unterdrucks das Material aus der Schilddrüse aspiriert wird. Routinemäßig werden mechanische Hilfen (wie Halter für die Spritze) verwendet, es kommen aber auch spezielle Saugpumpen zur Verbesserung des Sogs zum Einsatz. Zunehmend wird auch die Technik der Feinnadel-Nichtaspiration (FNNA) eingesetzt, bei der die traumatische Schädigung sowie die Kontamination des Untersuchungsmaterials durch Blut deutlich reduziert werden. Hierbei wird eine Kanüle langsam in den betreffenden Knoten vorgeschoben und anschließend zur Erzeugung einer Kapillarwirkung 5-10 Sekunden lang einige Millimeter hin- und herbewegt. Dies induziert einen Kolloid- und Zellmaterialfluss in die Kanüle, die anschließend herausgezogen und auf eine luftgefüllte Spritze gesteckt wird. Das in der Kanüle befindliche Material kann dann entweder auf einen Objektträger aufgetragen oder in ein geeignetes Fixans eingebracht werden. Anschließend sollte die Nadel mit RPMI oder speziellen Lyseflüssigkeiten gespült werden, um auch das Restmaterial für die Herstellung eines Zellblocks, einer Dünnschichtzytologie oder einem Zytospin verwenden zu können. Bei der FNA wird für jede punktierte Läsion eine fächerförmige Nadelführung unter Aufrechterhaltung des Sogs empfohlen. Insbesondere nicht-palpable, kleinere Läsionen werden mittels Ultraschall-Führung punktiert. Das Resultat der Materialgewinnung hängt nicht nur von der Größe und Natur der Läsion, sondern auch in hohem Maß von der Geschicklichkeit des die Punktion durchführenden Arztes und der Erfahrung des Zytopathologen ab. Die nötige Routine kann nur bei einer jährlichen Mindestzahl an Fällen und einer ausreichenden Zahl an Korrelationen der zytologischen Fälle mit den histologischen Befunden erworben werden.

Die Abklatschzytologie (Imprintzytologie) wird intraoperativ als Zusatzinformation zum Gefrierschnitt durchgeführt [19]. Sie erlaubt u. a. auch die intraoperative Diagnose der follikulären Variante des papillären Karzinoms.

Fehler können im Rahmen der Punktion, aber auch beim konventionellen Ausstrichverfahren bei der weiteren Verarbeitung des gewonnenen Materials auftreten. Das Punktat muss so schonend wie möglich, unter Vermeidung von zu hohem Druck, aus der Spritze ausgestrichen werden. Die Problematik, dass zwar suffizientes Material aus der Schilddrüse aspiriert wurde, dieses aber im Anschluss durch mangelhafte Ausstrichtechnik (partiell) diagnostisch unbrauchbar gemacht wurde, führte zur Entwicklung von alternativen Methoden, bei denen nach umgehendem Transfer des gewonnenen Materials in entsprechende Fixier- und Lyselösungen ein automatisiertes und damit standardisiertes Aufbringen des zytologisch zu untersuchenden Materials auf Glasobjektträger erfolgt (Dünnschichtmethode [6, 20, 21]).

Zytologische Beurteilung

Die zytologische Diagnosestellung erfolgt unter Berücksichtigung der klinischen Angaben und des makroskopischen Aspekts des Punktats. Das Untersuchungsmaterial wird als inadäquat („zytologisch unverwertbar“) eingestuft, wenn es weniger als 5 Zellverbände mit jeweils mindestens 10 Thyreozyten enthält (Ausnahmen: klinisches Bild eines Kolloidknotens oder einer Blutungszyste [22]). Bei entsprechender Punktions- und Ausstrichtechnik ist mit 10–15% inadäquaten FNBs zu rechnen; dieser Befund sollte zur Repunktion führen. In den als zytologisch adäquat eingestuften Präparaten werden die Beschaffenheit der vorhandenen Thyreozyten (Zellanordnung, Zellzahl und Morphologie der Zellen) und der Zellhintergrund (Kolloid, Blut, Lymphozyten, Riesenzellen, Epitheloidzellen etc.) zur Beurteilung herangezogen. Die abschließende Diagnose umfasst die Kategorien „zytologisch negativ (kein Hinweis für Malignität)", „histologisch abklärungsbedürftig (follikuläre Neoplasie)", „zytologisch malignitätsverdächtig" und „zytologisch positiv (sichere Malignität)" [6].

Weiterführende Untersuchungen

Sowohl die DNA-Zytophotometrie als auch die Durchflusszytometrie ergeben im Einzelfall keine zusätzlichen Erkenntnisse zur weiteren Diskriminierung follikulärer Neoplasien. Die Durchflusszytometrie kann jedoch zur Diagnosesicherung eines niedrig malignen Lymphoms beitragen. Die Immunzytochemie dient im Wesentlichen der Sicherung der zytologischen Diagnose und hat durch die Einführung der Dünnschichtzytologie deutlich an Aussagekraft gewonnen. Zur Differentialdiagnose der follikulären Neoplasien kann nach heutigem Kenntnisstand allerdings auch die Immunzytochemie keinen entscheidenden Beitrag leisten. Da aus FNB-Material ausreichend DNA und RNA gewonnen werden kann, stehen molekularpathologische Methoden prinzipiell für weiterführende Untersuchungen zur Verfügung. Insbesondere könnte der Nachweis einer BRAF-Mutation oder eines RET/PTC-Rearrangements in fraglichen Fällen die Diagnose eines papillären Karzinoms sichern.

Histologie und Molekularpathologie

Die 2004 veröffentliche WHO-Klassifikation der Schilddrüsentumoren [16] hat einige wichtige Änderungen erbracht. Eine maßgebliche Änderung betrifft die Definition des papillären Karzinoms. Die Diagnose des papillären Karzinoms hängt nunmehr ausschließlich vom Nachweis der für diesen Tumortyp charakteristischen Kernveränderungen ab. Der histologische Nachweis von Papillen allein, ohne entsprechende Kernveränderungen, wird nicht mehr als ausreichend angesehen. Beim papillären Karzinom kommen eine Reihe morphologisch unterschiedlicher Varianten vor (Die WHO-Klassifikation listet neben einer konventionellen Form 15 Varianten auf.), bei denen auch die diagnostischen Kernmerkmale in unterschiedlicher Qualität und Quantität auftreten. Diese Kernmerkmale umfassen Veränderungen der Kerngröße (Vergrößerung, Elongationen), der Kernkontur (Einkerbungen, Halbmondform, Pseudoeinschlüsse), des Chromatins (Aufhellungen, Milchglasaspekt) und der Kernanordnung zueinander (dachziegelartiges Überlappen, „Eier-im-Korb"-Anordnung). Für die Diagnose eines papillären Karzinoms müssen diese Kernveränderungen in einem „signifikanten Anteil" des Tumors nachweisbar sein (>50%). Die zweite wichtige Änderung ist die Aufnahme des gering differenzierten Karzinoms in die WHO-Klassifikation. Obwohl dieser Tumortyp bereits 1907 von Langhans beschrieben wurde („wuchernde Struma Langhans") und 1974 die Einführung eines intermediär differenzierten Schilddrüsenkarzinoms vorgeschlagen wurde, rückten diese Tumoren erst durch die Arbeiten von Sakamoto et al. [24] und Carcangiu et al. [25] in den Fokus des Interesses. Beim gering differenzierten Karzinom (PDTC) handelt es sich um einen malignen, epithelialen Tumor der Schilddrüse mit nur gering ausgebildeten morphologischen Merkmalen der Follikelzell-Differenzierung [16]. Histopathogenetisch können PDTC offensichtlich aus differenzierten Schilddrüsenkarzinomen oder *de novo* entstehen. Die in der WHO-Klassifikation [16] angeführten diagnostischen Kriterien lassen sich ausschließlich in der histologischen Untersuchung sicher anwenden, während zytologisch mit hoher Wahrscheinlichkeit zwar Malignität, nicht aber der exakte Tumortyp diagnostizierbar ist. Histologisch kann das PDTC einen insulären, soliden und trabekulären Aufbau zeigen, wobei in den meisten Fällen ein Nebeneinander mehrerer Formen besteht. Häufig findet man auch eine extrathyreoidale Ausbreitung und Tumoreinbrüche in Gefäße. Neben dem Wachstumsmuster werden Kriterien wie Kernatypien, Mitoserate und Nekrosen zur Diagnose herangezogen, wobei eine Mitoserate $\geq$3/10 HPF und Nekrosen als prognostisch ungünstig angesehen werden [26]. Das PDTC ist sowohl von differenzierten Karzinomen (papilläre und follikuläre Karzinome) als auch vom anaplastischen Karzinom schwierig abzugrenzen; eine kürzlich abgehaltene Konsensuskonferenz hat versucht entsprechende Empfehlungen zu erarbeiten [27]. Der immunhistochemische Nachweis von Thyreoglobulin und/oder TTF-1 spricht immer gegen ein anaplastisches Karzinom. Das PDTC kann allerdings in ein anaplastisches Karzinom übergehen, so dass beide Differenzierungsformen nebeneinander vorliegen können. Da das PDTC auch (noch) Anteile eines differenzierten Karzinoms aufweisen kann, ist der Nachweis eindeutig differenzierter Tumoranteile kein Ausschlusskriterium für einen Tumoranteil, der einem PDTC entspricht. Insbesondere PDTC mit insulärem Wachstumsmuster müssen (immunhistochemisch) von einem MTC abgegrenzt werden.

Keine relevanten Änderungen wurden für das follikuläre Adenom und das follikuläre Karzinom vorgenommen. Follikuläre Karzinome werden prognostisch relevant in minimalinvasive (gekapselte) und breit-invasive Tumoren unterteilt [28]. Die Kriterien zur Diagnose eines minimalinvasiven, follikulären Karzinoms (Gefäßeinbruch und/oder Kapseldurchbruch [29]) unterliegen, ebenso wie die Kernkriterien des papillären Karzinoms, qualitativ und quantitativ subjektiven Kriterien. Daher sollten beide Tumortypen unter dem Begriff „Tumoren mit geringem Malignitätspotential“ zusammengefasst werden [30]. Die praktische Wertigkeit dieser Bezeichnung ist jedoch als gering anzusehen, so dass zum gegenwärtigen Zeitpunkt von dieser Diagnosestellung abgeraten wird. Die in der WHO-Klassifikation vorgesehene Tumorentität des „differenzierten Karzinoms NOS (not otherwise specified)“ [16] ist jedoch beim Vorliegen von Tumoren mit den Kriterien des papillären Karzinoms (Kernmerkmale) und des follikulären Karzinoms (Gefäßeinbrüche/Kapseldurchbrüche) anzuwenden.

Molekularpathologische Untersuchungen nehmen in der Diagnostik von Schilddrüsentumoren einen immer breiteren Rahmen ein. DNA und mRNA kann sowohl aus Paraffinmaterial als auch aus Material, das mittels FNB gewonnen wurde, in ausreichender Qualität und Quantität extrahiert werden [31]. Gelegentlich ist jedoch die Gewinnung von DNA/mRNA aus Tumorzellen durch Mikrodissektion notwendig, um eine Kontamination durch nicht-neoplastisches Gewebe und Entzündungszellen zu vermeiden. Der (routinemäßige) Einsatz dieser Methoden ist jedoch heute noch auf einige entsprechend ausgestattete Zentren beschränkt. Molekularpathologisch gilt eine T1799A Missense-Mutation des BRAF-Gens [32, 33] als Nachweis für ein papilläres Karzinom. Ebenso spricht das Vorliegen eines RET-Rearrangements für diesen Tumortyp, wenngleich derartige Fusionen selten auch bei einer Hashimoto-Thyreoiditis vorkommen können [34]. Die Frequenzen der BRAF-Mutationen und der RET-Rearrangements hängen von der histologischen Variante des papillären Karzinoms ab [35–37]. Ätiopathologisch schließen sich beim papillären Karzinom das Vorliegen einer BRAF-Mutation und eines RET-Rearrangements gegenseitig aus [38]. Ein vielversprechender Ansatz zum Nachweis eines papillären Karzinoms bietet die Analyse eines Sets von microRNAs (miRNA), deren Expression beim papillären Karzinom dereguliert ist [39, 40]. Eine Reihe von histochemischen und immunhistochemischen Parametern kann statistisch zur Unterscheidung eines gekapselten follikulären Karzinoms von Adenomen herangezogen werden (Ki67, Anzahl der Mitosen, AgNORs, Galectin-3, etc.). Derzeit ist jedoch kein Marker oder keine Markerkombination in der Lage, ein gekapseltes follikuläres Karzinom von einem Adenom zu unterscheiden. Gleiches gilt für den molekularpathologischen Nachweis von Rearrangements des peroxisome-proliferator-activated-Receptor-gamma (PPAR) [16]. Ein möglicher Ansatz zur Unterscheidung eines gekapselten follikulären Karzinoms von einem Adenom sind Expressionsänderungen spezieller Sets von Genen mittels Microarray-Analyse [29, 41]. Bei den bisher durchgeführten molekulargenetischen Untersuchungen beim gering differenzierten Karzinom traten keine tumorspezifische Veränderungen [16] auf. Das anaplastische Karzinom zeigt unter den Schilddrüsenkarzinomen mit ca. 60% die höchste Rate von p53-Alterationen. In einem ähnlichen Prozentsatz wurden ß-Catenin-Mutationen beschrieben. Diagnostische Bedeutung haben diese Untersuchungen gegenwärtig jedoch nicht.

Literatur

[1] Reiners C., Wegscheider K., Schicha H. et al.: Prevalence of thyroid disorders in the working population of Germany: ultrasonography screening in 96,278 unselected employees. Thyroid (2004) 14: 926-932.

[2] Williams E.D., Doniach I., Bjarnson O. et al.: Thyroid cancer in an iodine rich area. Cancer (1977) 39: 215-222.

[3] Lind P., Kumnig G., Heinisch M. et al.: Iodine supplementation in Austria: methods and results. Thyroid (2002) 12: 903-907.
[4] Schmid K.W.: Differenzialdiagnose von Schilddrüsenknoten. Pathologe (1997) 18: 301-312.
[5] Paschke R., Reiners C., Führer D. et al.: Empfehlungen und offene Fragen in der Diagnostik und Therapie von Schilddrüsenknoten: Stellungnahme der Sektion Schilddrüse der Deutschen Gesellschaft für Endokrinologie. Dtsch Med Wschr (2005) 130: 1831-1836.
[6] Tötsch M., Quadbeck B., Görges R. et al.: Präoperative Punktionszytologie beim Schilddrüsenkarzinom. Der Onkologe (2005) 11: 40-49.
[7] Schmid K.W., Ladurner D.: Der intraoperative Gefrierschnitt der Schilddrüse. Pathologe (1997) 18: 98-101.
[8] Sheu S.-Y., Frilling A., Betzler M. et al.: Der intraoperative Gefrierschnitt der Schilddrüse – Indikation, Verlässlichkeit, Limitierungen. Viszeralchirurgie (2005) 40: 174-179.
[9] Schmid K.W., Sheu S.Y., Tötsch M. et al.: Pathologie des Schilddrüsenkarzinoms. Der Onkologe (2005) 11: 29-39.
[10] Scheumann G.F., Seeliger H., Musholt T.J. et al.: Completion thyroidectomy in 131 patients with differentiated thyroid carcinoma. Eur J Surg (1996) 162: 677-684.
[11] Sheu S.Y., Gorges R., Schmid K.W.: Hyperplasien der Schilddrüse. Pathologe (2003) 24: 348-356.
[12] Schmid K.W., Sheu S.Y., Gorges R. et al.: Tumoren der Schilddrüse. Pathologe. (2003) 24: 357-372.
[13] Sheu S.Y., Schmid K.W.: Entzündungen der Schilddrüse. Epidemiologie, Symptome und Morphologie. Pathologe (2003) 24: 339-347.
[14] Harach H.R., Wilander E., Grimelius L. et al.: Chromogranin A immunoreactivity compared with argyrophilia, calcitonin immunoreactivity, and amyloid as tumour markers in the histopathological diagnosis of medullary (C-cell) thyroid carcinoma. Pathol Res Pract (1992) 188: 123-130.
[15] Schmid K.W., Ensinger C.: „Atypical" medullary thyroid carcinoma with little or no calcitonin expression. Virchows Arch (1998) 433: 209-215.
[16] DeLellis R.A., Lloyd R.V., Heitz P.U. et al.: World Health Organization Classification of Tumours. Pathology & Genetics. Tumours of Endocrine Organs. IARC Press ed. Lyon: (2004).
[17] Rojeski M.T., Gharib H.: Nodular thyroid disease. Evaluation and management. N Engl J Med (1985) 313: 428-436.
[18] Droese M.: Punktionszytologie der Schilddrüse. 2.Auflage ed. Stuttgart, New York: Schattauer; (1995).
[19] Lang W., Atay Z., Banse A.: Schilddrüsenzytologie. Langenbecks Arch Chir (1985) 366: 55-59.
[20] Afify A.M., Liu J., al-Khafaji B.M.: Cytologic artifacts and pitfalls of thyroid fine-needle aspiration using ThinPrep: a comparative retrospective review. Cancer (2001) 93: 179-186.
[21] Michael C.W., Hunter B.: Interpretation of fine-needle aspirates processed by the ThinPrep technique: cytologic artifacts and diagnostic pitfalls. Diagn Cytopathol (2000) 23: 6-13.
[22] Guidelines of the Papanicolaou Society of Cytopathology for the Examination of Fine-Needle Aspiration Specimens from Thyroid Nodules. The Papanicolaou Society of Cytopathology Task Force on Standards of Practice. Mod Pathol (1996) 9: 710-715.

[23] Cabanne F., Gerard-Marchant R., Heimann R. et al.: Tumeurs malignes du corps thyroide. Problèmes de diagnostic histopathologique. A propos de 692 lésions recuilles par le groupe coopérateur de l´O.E.R.T.C. Ann Anat Pathol (1974) 19: 129-148.
[24] Sakamoto A., Kasai N., Sugano H.: Poorly differentiated carcinoma of the thyroid. A clinicopathologic entity for a high-risk group of papillary and follicular carcinomas. Cancer (1983) 52: 1849-1855.
[25] Carcangiu M.L., Zampi G., Rosai J.: Poorly differentiated («insular») thyroid carcinoma. A reinterpretation of Langhans' «wuchernde Struma». Am J Surg Pathol (1984) 8: 655-668.
[26] Volante M., Landolfi S., Chiusa L. et al.: Poorly differentiated carcinomas of the thyroid with trabecular, insular, and solid patterns: a clinicopathologic study of 183 patients. Cancer (2004) 100: 950-957.
[27] Volante M., Collini P., Nikiforov Y.E. et al.: Poorly differentiated thyroid carcinoma: the Turin proposal for the use of uniform diagnostic criteria and an algorithmic diagnostic approach. Am J Surg Pathol (2007) 31: 1256-1264.
[28] Lo C.Y., Chan W.F., Lam K.Y. et al.: Follicular thyroid carcinoma: the role of histology and staging systems in predicting survival. Ann Surg (2005) 242: 708-715.
[29] Schmid K.W., Farid N.R.: How to define follicular thyroid carcinoma? Virchows Arch (2006) 448: 385-393.
[30] Williams E.D. Guest Editorial: Two Proposals Regarding the Terminology of Thyroid Tumors. Int J Surg Pathol (2000) 8: 181-183.
[31] Karger S., Engelhardt C., Eszlinger M. et al.: Cytology and mRNA expression analysis of fine needle aspirates of thyroid nodules in an East German region with borderline iodine deficiency. Horm Metab Res (2006) 38: 662-667.
[32] Ciampi R., Nikiforov Y.E.: Alterations of the BRAF gene in thyroid tumors. Endocr Pathol (2005) 16: 163-172.
[33] Xing M.: BRAF mutation in thyroid cancer. Endocr Relat Cancer (2005) 12: 245-262.
[34] Nikiforov Y.E.: RET/PTC Rearrangement--a link between Hashimoto's thyroiditis and thyroid cancer...or not. J Clin Endocrinol Metab (2006) 91: 2040-2042.
[35] Ciampi R., Nikiforov Y.E.: RET/PTC rearrangements and BRAF mutations in thyroid tumorigenesis. Endocrinology. (2007) 148: 936-941.
[36] Musholt P.B., Imkamp F., von Wasielewski R. et al.: RET rearrangements in archival oxyphilic thyroid tumors: new insights in tumorigenesis and classification of Hurthle cell carcinomas? Surgery (2003) 134: 881-889.
[37) Sheu S.Y., Schwertheim S., Worm K. et al.: Diffuse sclerosing variant of papillary thyroid carcinoma: lack of BRAF mutation but occurrence of RET/PTC rearrangements. Mod Pathol. (2007) 7: 779-787.
[38] Soares P., Trovisco V., Rocha A.S. et al.: BRAF mutations and RET/PTC rearrangements are alternative events in the etiopathogenesis of PTC. Oncogene (2003) 22: 4578.
[39] He H., Jazdzewski K., Li W. et al.: The role of microRNA genes in papillary thyroid carcinoma. Proc Natl Acad Sci U S A (2005) 102: 19075-19080.
[40] Li J., Smyth P., Flavin R. et al.: Comparison of miRNA expression patterns using total RNA extracted from matched samples of formalin-fixed paraffin-embedded (FFPE) cells and snap frozen cells. BMC Biotechnol (2007) 7: 36.
[41] Weber F., Shen L., Aldred M.A. et al.: Genetic classification of benign and malignant follicular neoplasm based on a 3-gene combination. J Clin Endocrinol Metab (2005) 90: 2512-2521.

2.1.3 Rationelle Diagnostik bei Schilddrüsenknoten

K. Badenhoop

Schilddrüsenknoten kommen bei bis zu 30-50% der Erwachsenen in Deutschland vor und stellen damit ein extrem häufiges medizinisches Problem dar. Als Ursachen werden ein seit Generationen bestehender Iodmangel bzw. Iodstoffwechselstörungen angenommen. Darüber hinaus spielen weitere Faktoren (familiäre Häufungen, besonders erhöhtes Risiko bei Frauen, vermuteter Risikofaktor Rauchen) eine Rolle. Der Nachweis von Schilddrüsenknoten erfolgte in der Vergangenheit allein durch die Palpation, wobei lediglich eine Prävalenz von 4-7% gefunden wird. Diese erhöht sich um das 5 bis 10fache wenn eine Schilddrüsenuntersuchung durch Ultraschall erfolgt. In der großen Menge von überwiegend gutartigen nodösen Schilddrüsen sind solche Knoten rechtzeitig zu identifizieren, die maligne Merkmale oder Verdachtsmomente aufweisen und somit obligat einer chirurgischen Sanierung zugeführt werden müssen. Die diagnostischen Verfahren zur Unterscheidung der benignen von malignen Knoten sind etabliert und haben in Empfehlungen zur Diagnostik und Therapie von Schilddrüsenknoten [1] Eingang gefunden.

Klinische Untersuchungsverfahren

Bei der Anamnese müssen der Zeitpunkt der erstmaligen Manifestation, das Fortschreiten und die Begleiterscheinungen (Ausstrahlung von möglichen Schmerzen, Druckgefühl etc.) erfragt werden. Ebenso wichtig sind eine Familienanamnese von Schilddrüsenstörungen und Karzinomen sowie eine Dokumentation früherer Strahlentherapien der Kopf-, Hals- und Thoraxregion. Bei der körperlichen Untersuchung spielt eine palpable Veränderung der Schilddrüse bzw. von Halslymphknoten oder Indurationen eine Rolle. Bei der Palpation ist die Konsistenz des Knotens, die Verschiebung beim Schlucken sowie eine mögliche Adhärenz zu Haut bzw. Muskelgruppen zu prüfen.

Labordiagnostik

Neben Parameter der Schilddrüsenfunktion (TSH, freies T4) sollten auch Kalzium, Phospat, Parathormon und Calcitonin zu bestimmt werden. Wegen der möglichen Komorbidität eines bislang unerkannten primären Hyperparathyreoidismus bei einer Struma multinodosa sollte eine frühzeitige Diagnostik auch der Nebenschilddrüse erfolgen. Die Bestimmung des Serumcalcitonin wird empfohlen, auch wenn nur eine kleine Gruppe von Patienten mit medullärem Schilddrüsenkarzinom bzw. C-Zell-Hyperplasien identifiziert werden wird. In Ergänzung zu den meisten Empfehlungen führen wir auch die Bestimmung von Schilddrüsenantikörpern (TPO-AK, Tg-AK) durch, da kürzlich auf den möglichen Zusammenhang einer Hashimoto-Thyreoiditis mit einem Schilddrüsenkarzinom hingewiesen worden ist [2].

Schilddrüsensonographie

Bei der sonographischen Untersuchung wird durch die dreidimensionale Messung sowohl das Volumen der Gesamtschilddrüse als auch das Volumen eventueller Knoten erfasst. Die Methode liefert Angaben über die Echotextur der Schilddrüse, Lage, Anzahl und Größe von Knoten und zeigt den Status der Halslymphknoten. Mit Hilfe der Sonographie lassen sich zusätzlich die Knoten im Hinblick auf ihre Durchblutung (Duplex-Mode), eine eventuelle irreguläre Begrenzung, Kalzifikationen und zystische Strukturen überprüfen. Aktuell werden zusätzliche Parameter in klinischen Studien geprüft (Kontrastmittelsonographie, Messung der Knotenelastizität). Die Schilddrüsensonographie ist von Personen mit ausreichender Erfahrung (mehr als 300 Schilddrüsensonographien unter Anleitung) durchzuführen, sowie mit Bild und Befund zu dokumentieren.

Schilddrüsenszintigraphie

Durch eine Technetium-99m-Szintigraphie können speichernde von nicht speichernden Knoten mit ausreichender Sensitivität und Spezifität unterschieden werden, vorrausgesetzt die Knoten haben einen Durchmesser von mindestens 1 cm (0,5 ml Knotenvolumen). Die diagnostische Wertigkeit der Schilddrüsenszintigraphie hängt von der Iodbelastung des Patienten ab. Dies führt dazu, dass bei vorangegangenen Iodkontaminationen nicht mit einer diagnostisch eindeutigen Aussage gerechnet werden kann. Prinzipiell ist bei allen Knoten, die größer als 1cm im Durchmesser sind, eine Schilddrüsenszintigraphie durchzuführen.

Magnet-Resonanz-Tomographie (MRT)

Die MRT liefert, insbesondere bei Verwendung des Kontrastmittels Gadolinium, gute Daten zur Schilddrüsentopographie, -morphologie und zur Durchblutung der Schilddrüse. Darüber hinaus weist die Methode Infiltrationen in zervikales Nachbargewebe und vergrößerte Lymphknoten nach. Bei Patienten mit hochgradigem präoperativem Verdacht auf ein Schilddrüsenkarzinom und bereits nachweisbaren Lymphknoten empfiehlt sich eine MRT des Halses/ oberen Mediastinums.

Feinnadel-Biopsie und Zytologie

Die Feinnadel-Biopsie der Schilddrüsenknoten wird mit sonographischer Führung unter Aspiration durchgeführt. Alle Schilddrüsenknoten ab einem Durchmesser von 10 mm sollten punktiert werden, kleinere Knoten dann, wenn durch Palpationen, erhöhte Karzinomrisikofaktoren oder aufgrund anderer klinischer Parameter ein begründeter Verdacht besteht. Die Feinnadel-Aspirate werden direkt ausgestrichen und zusätzlich in eine Lösung (Cytolyte) gegeben, um anschließend in einem durchflusszytometrischen Verfahren untersucht zu werden. Die Kombination mit dieser zytologischen Methode erlaubt auch eine Beurteilung von Proben mit geringem Zellertrag. Bei nicht ausreichend diagnostisch verwertbarem Material wird die Feinnadel-Biopsie wiederholt. Bei Schilddrüsenknoten, die sonographisch im Verlauf kein Wachstum zeigen, ist eine Verlaufspunktion nur dann erforderlich, wenn Lymphknoten auftreten bzw. die Echotextur sich verändert. Eine neuere Arbeit [3] weist auf mögliche Veränderungen zytologischer Befunde im Langzeitverlauf hin und empfiehlt bis zu drei Verlaufspunktionen, um eine mögliche Entwicklung eines Schilddrüsenkarzinoms nicht zu übersehen. Auch bei multinodulären Strumen muss das Malignitätsrisiko jedes Knotens individuell geprüft werden, so dass ggf. mehrere Punktionen in einer Schilddrüse erfolgen [4,5].

Ergänzende Untersuchungen bei suspekter Zytologie

Bei Patienten mit zweifelhaftem zytologischen Befund wird grundsätzlich eine Schilddrüsenoperation empfohlen. Um die Operationsentscheidung zu untermauern, können zusätzliche bildgebende Verfahren zum Einsatz kommen, wie die Technetium-99m-MIBI- Szintigraphie und die Magnet-Resonanz-Tomographie (MRT). Um eine postoperative Radioiodtherapie nicht zu blockieren, sind Untersuchungen mit iodhaltigen Kontrastmitteln unbedingt zu unterlassen.

Zusammenfassung: Klinische Entscheidungsfindung bei Schilddrüsenknoten

Die entscheidenden diagnostischen Maßnahmen bei Schilddrüsenknoten sind die Sonographie und die Feinnadel-Biopsie. Bei benignem zytologischem Befund und nicht suspekten Verlaufsuntersuchungen (keine Größenzunahme, keine Veränderungen der Echotextur, keine pathologisch veränderten Halslymphknoten) ist ein konservatives Vorgehen angebracht. Szintigraphisch mehrspeichernde Knoten werden in der Regel ablativ therapiert (Operation bzw. Radioiodtherapie). Knoten, die eine Minderspeicherung bzw. eine unklare Mehr- oder Minderspeicherung aufweisen, werden feinnadel-bioptisch im Verlauf untersucht. Knoten mit zweifelhafter oder eindeutig maligner Zytologie werden operiert, es sei denn, die Operation muss aufgrund der klinischen Gesamtbetrachtung zurückgestellt werden. Die Verlaufsbeobachtung der Knoten kann von einer kombinierten Jod/L-Thyroxinbehandlung begleitet werden, um den Effekt einer Kombination aus Iod und TSH-Suppression auf das weitere Wachstum des Knotens zu prüfen.

Literatur

[1] Paschke R., Reiners C., Fuhrer D. et al.: Recommendations and unanswered questions in the diagnosis and treatment of thyroid nodules. Opinion of the Thyroid Section of the German Society for Endocrinology. Dtsch Med Wochenschr (2005) 130: 1831-1836.

[2] Rhoden K.J., Unger K., Salvatore G. et al.: RET/papillary thyroid cancer rearrangement in nonneoplastic thyrocytes: follicular cells of Hashimoto's thyroiditis share low-level recombination events with a subset of papillary carcinoma. J Clin Endocrinol Metab (2006) 91: 2414-2423.

[3] Illouz F., Rodien P., Saint-Andre J.P. et al.: Usefulness of repeated fine-needle cytology in the follow-up of non-operated thyroid nodules. Eur J Endocrinol (2007) 156: 303-308.

[4] Sangalli G., Serio G., Zampatti C. et al.: Fine needle aspiration cytology of the thyroid: a comparison of 5469 cytological and final histological diagnoses. Cytopathology (2006) 17: 245-250.

[5] Frates M.C., Benson C.B., Doubilet P.M. et al.: Prevalence and distribution of carcinoma in patients with solitary and multiple thyroid nodules on sonography. J Clin Endocrinol Metab (2006) 91: 3411-3417.

2.1.4 Wertigkeit der zytologischen Qualitätskontrolle bei der Durchführung der Feinnadel-Punktion des Schilddrüsenknotens

S. Klutmann, A. Majlessi, S. Koops

Zur Selektion operativ abklärungsbedürftiger Schilddrüsenknoten ist die Feinnadel-Punktion ein etabliertes Verfahren. Während bei auffälliger Zytologie zu einer histologischen Diagnosesicherung geraten wird, ist bei fehlendem zytologischen Nachweis maligner Zellen das weitere Vorgehen häufig konservativ. In Anbetracht dieser entscheidenden therapeutischen Konsequenz ist die Einführung interner Standards als zusätzliche Qualitätssicherung der Feinnadel-Biopsie wünschenswert.

Die Messung der Qualität der Feinnadel-Punktion wurde in der Vergangenheit schon von vielen Autoren vorgeschlagen. Goellner et al. 1987 [1] hielten das Vorhandensein von 5-6 Gruppen von >10 gut erhaltenen Follikelzellen für repräsentativ. Dagegen bewerteten Nguyen et al. 1991 [2] erst zehn große Verbände von jeweils >20 Follikelzellen als ausreichend. Andere Autoren verwiesen auf 6 Gruppen von Follikelzellen auf mindestens 2 von 6 Ausstrichen als gewünschten repräsentativen Standard [3]. Der geforderte Qualitätsstandard eines repräsentativen Aspirates ist dabei nach wie vor Gegenstand der Diskussion.

Daneben ergibt sich gerade im universitären Bereich ein weiteres Problem: Trotz der Rotation von Mitarbeitern an den verschiedenen Arbeitsplätzen und der Verantwortung zur Ausbildung in den verschiedenen Bereichen, sollte dennoch die qualitätsgerechte Durchführung der Feinnadel-Punktion immer gewährleistet sein.

Ziel dieser retrospektiven Auswertung war es daher, einen internen Qualitätsstandard in Hinsicht auf die Technik der Punktion und auf das weitere diagnostische Procedere zu bewerten.

Methoden

Retrospektiv wurden die Ergebnisse von 111 punktierten Schilddrüsenknoten ausgewertet. Diese Punktionen wurden in einem Betrachtungszeitraum von insgesamt 6 Monaten durchgeführt (Dezember 2006 bis Mai 2007). Die Durchführung der Punktion erfolgte gemäß der klinikinternen, standardisierten Arbeitsanweisung („standard operating procedure"). Zunächst wurde eine Sonographie (B-Mode-Ultraschallgerät mit Linearschallkopf, Sendefrequenz von 7,5 MHz) im Liegen bei leicht überstrecktem Kopf durchgeführt. Kriterien zur Punktion eines Knotens war die Knotengröße >1 cm im Durchmesser, die Wachstumstendenz bzw. die szintigraphische Charakterisierung des Knotens als „funktionell kalt" oder „funktionell indifferent". Zur Punktion wurden kurze Injektionsnadeln (4 cm) mit 0,64-0,75 mm Außendurchmesser (22-23 Gauge) und 20-ml-Einmalspritzen mit dicht schließendem Kolben und exzentrischem Kanülenansatz eingesetzt. Zur sicheren Führung mit einer Hand wurde ein pistolenartiger Spritzenhalter (Cameco®) verwendet. Die Punktion erfolgte unter ständiger Ultraschallkontrolle und Anwesenheit eines fachkundigen Kollegen. Jeder Knoten wurde zweimal punktiert. Die Aspirate wurden auf einem Objektträger ausgestrichen und unmittelbar nach der Punktion in 80%igem Ethanol fixiert. In der Pathologie des Universitätsklinikums erfolgte die Färbung der Präparate nach Papanicolaou. Der hausinterne Qualitätsstandard wurde wie folgt definiert: Als Grundlage für die Bewertung des Punktats als „repräsentativ" galt der Nachweis von mindestens zehn Follikelzell-Clustern (ein Cluster umfasste mindestens 10 Thyreozyten). Wurde dieser Standard nicht erfüllt, wurde das Punktat als nicht aussagekräftig bewertet. Handelte es sich um ein nicht-repräsentatives Punktat, wurde die Punktion des Knotens nach Möglichkeit wiederholt.

Ergebnisse

Insgesamt wurden die Ergebnisse von 111 Punktaten ausgewertet. 57 Punktate (51%) erfüllten dabei den internen Qualitätsstandard. Dagegen wurden 54 Punktate (49%) nach den internen Kriterien als nicht hinreichend repräsentativ bewertet. Bei 18 Patienten mit nicht-repräsentativen Befunden wurde eine erneute Punktion durchgeführt. Jede zweite Repunktion ergab nachfolgend einen repräsentativen Befund. Bei jeweils einem Repunktat wurde zytologisch der Verdacht auf eine follikuläre Neoplasie bzw. auf ein papilläres Schilddrüsenkarzinom gestellt. Eine an diesen Betrachtungszeitraum direkt anschließende Auswertung der nachfolgenden Punktionen (weitere 270 Punktate) zeigte eine deutliche Lernkurve. Der Anteil der repräsentativen Befunde konnte auf 63% gesteigert werden.

Schlussfolgerung

Die Feinnadel-Punktion von Schilddrüsenknoten ist als Drehscheibe im weiteren therapeutischen Procedere zu betrachten. Umso bedeutsamer ist es, einen gleich bleibend hohen Qualitätsstandard dieser Methode zu gewährleisten. Ist die Definition dieses Standards auch noch Gegenstand der Diskussion, sollte zwischen dem Punktierenden und dem bewertenden Pathologen ein interner Standard definiert werden. Die Etablierung dieses Standards erzielt dabei mehrere Effekte:

- Die Leistung des Einzelnen kann besser evaluiert werden, dies ist insbesondere im Bereich der Ausbildungsstätten und zur Weiterbildung essentiell.
- Die Bewertung der Befunde zeigt im Zeitverlauf eine deutliche Lernkurve des Punktierenden.
- Aufgrund der therapeutischen Tragweite sollte bei nicht-repräsentativen Befunden die Punktion wiederholt werden. Bei den Repunktionen kann etwa bei der Hälfte der Fälle ein repräsentatives Ergebnis erzielt werden.

Literatur

[1] Goellner J.R., Gharib H., Grant C.S. et al.: Fine needle aspiration cytology of the thyroid, 1980-1986. Acta cytological (1987) 31: 587-590.

[2] Nguyen G.K., Ginsberg J., Crockford P.M.: Fine-needle aspiration biopsy of the thyroid – its value and limitations in the diagnosis and management of solitary thyroid-nodules. Pathology annual (1991) 26: 63-91.

[3] Hamburger J.I.: Consistency of sequential needle-biopsy findings for thyroid-nodules-management implications. Archives of internal medicine (1987) 147: 97-99.

2.1.5 Fall-Kontrollstudie zur genetischen Prädisposition von Strumen

J. Wicht, R. Paschke

Hintergrund

Iodmangel ist der weltweit wichtigste exogene Faktor für die Ätiologie von Strumen und Schilddrüsenknoten [1, 2]. Zudem sprechen Familien- und Zwillingsstudien [3, 4, 5, 6, 7, 8], Linkage-Untersuchungen an einzelnen Familien [9, 10, 11] und ein Mikrosatelliten-Ganzgenomscan bei 18 Strumafamilien [12] für eine genetische Strumaprädisposition. Aufgrund der klinischen Beobachtung, dass Strumen gehäuft bei Patienten auftreten, deren Verwandte ersten Grades ebenfalls eine Struma aufweisen, wurde bereits seit Beginn des vorigen Jahrhunderts eine (autosomal, dominante) Vererbung von krankheitsverursachenden Genen in der Ätiologie der Struma vermutet [13, 5]. So wurde in einer griechischen Studie an 1595 Familien für Kinder, deren Eltern eine Struma hatten, eine deutlich höhere Prävalenz einer Strumaerkrankung festgestellt als bei Kindern gesunder Eltern [5]. Zwillingsstudien sprechen ebenfalls für eine genetische Prädisposition [6, 7, 8]. Brix et al. gehen von einer genetischen Prädisposition für die euthyreote Struma bei Frauen von 82% aus, während nur 18% individuellen, exogenen Faktoren zugeschrieben werden [7]. Insbesondere Untersuchungen in Gebieten mit ausreichender Iodversorgung, in denen die endemische Struma selten ist und der Iodmangel als wichtigster exogener Faktor ausgeschlossen werden kann, bestätigen die Hypothese einer genetischen Prädisposition. So wurde an der Westküste Schwedens, einer Region ohne Iodmangel, bei 41% der untersuchten Patienten mit einer Struma ein familiäres Auftreten der euthyreoten Struma beobachtet. Die familiäre Häufung war bei Patienten mit präpubertären Strumen stärker ausgeprägt [4].

Eine Linkage-Studie identifizierte erstmals bei 18 Familienangehörigen einer kanadischen Familie mit einer Knotenstruma das MNG-1-Gen auf dem Chromosom 14q als Kandidatengen [9]. In einer deutschen Familie konnte dieser Locus für die Strumagenese der familiären euthyreoten Struma bestätigt werden [10]. Zusätzlich war eine eindeutige Kopplung der Strumaerkrankung in der untersuchten Familie zum TSH-Rezeptor-Locus, der in der Nachbarschaft zum MNG-1-Locus auf dem Chromosom 14q liegt, nachweisbar [10]. Ein Mikrosatelliten-Ganzgenomscan bei 18

Strumafamilien konnte neue Kandidatenloci auf den Chromosomen 2q, 3p, 7q und 8p identifizieren. Auch zeigte sich, dass eine über mehrere Generationen positive Familienanamnese für euthyreote Strumen und ein früherer Beginn dieser Erkrankung starke Indikatoren für eine genetische Ursache der euthyreoten, familiären Struma sind [12].

Diese bisher identifizierten Kandidatenloci der familiären Struma sprechen insgesamt für eine genetische Heterogenität [10, 12]. Gen-Gen-Interaktionen oder verschiedene polygenetische Mechanismen (z. B. synergistische Effekte von verschiedenen Variationen oder Polymorphismen) erhöhen die Komplexizität der Pathogenese der euthyreoten Struma und können eine Erklärung für deren genetische Heterogenität liefern [14].

Schließlich spiegelt die Tatsache, dass die Mehrzahl der bisher untersuchten Familien eine positive Strumafamilienanamnese über mehrere Generationen hatten, voraussichtlich einen autosomal dominanten Erbgang wieder. Zudem ist es wahrscheinlich, dass aus der Kombination von triggernden Umweltfaktoren (wie Iodmangel, Rauchen, hohes Alter und weibliches Geschlecht) und einer genetischen Prädisposition eine multifaktorielle Genese der euthyreoten familiären Struma resultiert [14].

Neben den Linkage-Studien [10, 11, 12] stützt sich jedoch nur eine Zwillingsstudie [8] auf Sonographiedaten und standardisierte Familienanamnesen. Auch besteht die Möglichkeit, dass die in früheren Studien beobachtete genetische Prädisposition der Strumaentstehung auf eine Störgröße (Confounder) zurückzuführen ist. Einige frühere Familienstudien [3, 5] haben aufgrund dieser Confounder (z. B. das Alter) und die weniger zuverlässige Beurteilung der Schilddrüsengröße durch Palpation nur eine eingeschränkte Aussagekraft.

In der eigenen Assoziationsstudie wurde die genetische Strumaprädisposition daher mittels einer gematchten Fall-Kontrollstudie mit standardisierter Familienanamnese und Sonographie untersucht. Dies ist somit die erste Familienstudie zur genetischen Prädisposition der Struma, deren Untersuchungsergebnisse auf der Datenerhebung im Rahmen einer gematchten Fall-Kontrollstudie basieren. Dieses Studiendesign ermöglicht zuverlässigere Aussagen über den spezifischen Einfluss der familiären Prädisposition bei der Strumaentstehung, da der Prozess des Confoundings aufgrund von „frequency-matching" eingeschränkt wird, indem die potentiellen Störgrößen in den zu vergleichenden Gruppen gleichmäßig verteilt werden.

In den oben aufgeführten, familienbasierten Linkage-Studien konnten einige Kandidatengene für die Strumagenese identifiziert werden. Der Vorteil dieses Studiendesigns ist die gute Auffindbarkeit von monogenen Mutationen und von Mutationen mit einer hohen Penetranz. Der Nachteil des Designs besteht in der schlechten Detektion von Polymorphismen. Assoziationsstudien ermöglichen hingegen die Untersuchung der Genetik polygener Erkrankungen, zu denen auch die Struma zählt. Hierbei werden Single-Nucleotide-Polymorphism (SNPs) analysiert, welche sehr viel häufiger und in geringeren Abständen als Mikrosatelliten-Marker im Genom vorkommen. Aufgrund dessen eignen sie sich besonders für das „fine-mapping" der bereits identifizierten Kandidatenregionen [14].

Methoden

Die Rekrutierung der 376 Probanden dieser Studie erfolgte in der Medizinischer Klinik und Poliklinik III der Universität Leipzig, in der Klinik und Poliklinik für Nuklearmedizin der Universität Leipzig und in einer Erfurter Hausarztpraxis. In die Studie eingeschlossen wurden Probanden ab dem 18. Lebensjahr mit negativen TPO-AK. Als Struma (Fälle) wurden Schilddrüsenvolumina ≥23 ml bei Frauen und ≥30 ml bei Männern mit und ohne Knoten definiert. Es wurden somit nur Probanden in die Studie eingeschlossen, deren Schilddrüsenvolumen 5 ml über den von Gutekunst et al. publizierten Strumagrenzen von >18 ml bei erwachsenen Frauen und >25 ml bei erwachsenen Männern [15] lag, um den Einfluss der Interobserver-Variabilität zu berücksichtigen und um die Untersuchung auf möglichst eindeutige Phänotypen auszurichten. Als sonographisch unauffällige Schilddrüsen (Kontrollen) galten Schilddrüsenvolumina <18 ml bei Frauen und <25 ml bei Männern, ohne oder mit Knoten <10 mm.

Es wurden 188 Probanden mit euthyreoter bzw. latent hyperthyreoter Struma (TSH-Werte 4.20-0,05 mU/l) und 188 euthyreote Kontrollen mit sonographisch unauffälliger Schilddrüse rekrutiert und nach Alter und Geschlecht im Rahmen eines „frequency-matching" (gleiche Verteilung der Matchingvariablen in den zu vergleichenden Gruppen) verteilt. Die Erhebung der Familienanamnese, welche die Großeltern mütterlicher- und väterlicherseits, die Eltern, Geschwister, Kinder und den Ehepartner beinhaltete, erfolgte mittels eines standardisierten Fragebogens. Soweit möglich wurden positive Erkrankungsanamnesen durch Befunde der Hausärzte verifiziert.

Ergebnisse

50,5% der Strumaprobanden hatten eine positive Familienanamnese für Struma (euthyreot bzw. hyperthyreot, basierend auf einer Autonomie) in den direkten Vorfahrenslinien und/oder bei den Geschwistern und/oder Kindern. In der Kontrollgruppe zeigten dagegen nur 25% (p<0,001) eine Familienanamnese mit positivem

Strumabefund. Die Strumaprobanden hatten signifikant häufiger Eltern (Vater und/oder Mutter) ($p<0{,}001$) oder Geschwister ($p=0{,}004$) mit einer Struma im Vergleich zu den Probanden aus dem Kontrollkollektiv. Große Unterschiede zeigten sich vor allem bei weiblichen Verwandten ersten Grades. So war in der Strumagruppe die Anzahl der Mütter mit einer Struma deutlich erhöht ($p<0{,}001$). Weitere signifikante Unterschiede zeigten sich bei Probanden, deren Schwester(n) eine Struma hatten ($p=0{,}019$), sowie für Probanden deren Mütter und Schwester(n) eine Struma aufwiesen ($p=0{,}002$). Kinder, deren Mütter und/oder Väter eine Struma aufwiesen, hatten ein 2,74-fach erhöhtes Risiko für eine Struma und eine Strumaprävalenz von 73,25%. Die Strumaprävalenz von Kindern, deren Mütter und/oder Väter keine Struma hatten, lag bei 43,1%. Weiterhin zeigte sich, dass die Erstdiagnose der Struma bei den 95 Strumaprobanden mit einer positiven Familienanamnese im Durchschnitt in einem Alter von 32,8+/-18,89 Jahren gestellt wurde, während bei den 93 Strumaprobanden ohne eine bekannte Strumaerkrankung in der Familie das Durchschnittsalter der Erstdiagnose der Struma bei 42,33+/-20,68 Jahren lag. Dieser Unterschied war mit $p\leq0{,}001$ statistisch hoch signifikant.

Schlussfolgerung

Die Beobachtung einer signifikant häufiger positiven Familienanamnese für euthyreote bzw. hyperthyreote Strumen (basierend auf einer Autonomie) bei Strumapatienten gegenüber gematchten Kontrollen sowie die deutlich höhere Strumaprävalenz von 73,25% bei Kindern, deren Eltern eine Struma aufweisen, im Vergleich zu einer Prävalenz von 43,1% bei Kindern gesunder Eltern, verdeutlichen die große Bedeutung genetischer Faktoren bei der Strumaentstehung. So traten, analog zu früheren Familienstudien, gehäuft Strumen bei Patienten auf, deren weibliche Verwandten ersten Grades auch eine Struma aufwiesen. Das Überwiegen der Frauen mit einer Struma in der Familienanamnese ist ein wichtiger Hinweis auf mögliche modifizierende genetische Faktoren. Zusätzlich könnte dieses Ergebnis dafür sprechen, dass Frauen bezüglich der Ausprägung einer Struma eventuell eine höhere Penetranz im Vergleich zu Männern haben. Die Tatsache, dass bei einem Großteil der Probanden mit positiver Strumafamilienanamnese, bevorzugt Verwandte ersten Grades betroffen waren, ist möglicherweise ein Hinweis für einen autosomal dominanten Erbgang. Auch in früheren Studien wurde eine autosomal dominante Vererbung krankheitsverursachender Gene vermutet [5, 13, 14].

Analog zu der Beobachtung von Bayer et al., dass ein früher Krankheitsbeginn ein wichtiger Indikator für eine genetische Prädisposition in der Ätiologie der euthyreoten familiären Struma ist [12], zeigte sich auch in dieser Untersuchung, dass die Erstdiagnose einer Struma bei Patienten mit einer positiven Familienanamnese im

Durchschnitt ca. 10 Jahre früher gestellt wurde als bei Patienten ohne eine bekannte Strumaerkrankung in der Familie.

Literatur

[1] Hampel R., Kulberg T., Klein K. et al.: Goiter incidence in Germany is greater than previously suspected. Med Klin (1995) 90: 324–329.

[2] Knudsen N., Laurberg P., Perrild H. et al.: Risk factors for goiter and thyroid nodules. Thyroid (2005) 12: 879-888.

[3] Hadjidakis S., Koutras D.A., Daikos G.: Endemic goitre in greece: Familiy studies. J Med Genet (1964) 82: 82-87.

[4] Heimann P.: Familial incidence of thyroid disease and anamnestic incidence of pubertal struma in 449 consecutive struma patients. Acta Med Scand (1966) 179: 113-119.

[5] Malamos B., Koutras D.A., Kostamis P. et al.: Endemic goiter in Greece: epidemiologic and genetic studies. J Clin Endocrinol Metab (1966) 26: 688-695.

[6] Malamos B., Koutras D.A., Kostamis P. et al.: Endemic goitre in Greece: a study of 379 twin pairs. J Med Genet (1967) 4: 16-18.

[7] Brix T.H., Kyvik K.O., Hegedus L.: Major role of genes in the etiology of simple goiter in females: a population-based twin study. J Clin Endocrinol Metab (1999) 84: 3071-3075.

[8] Hansen P.S., Brix T.H., Bennedbaeck F.N. et al.: Genetic and environmental causes of individual differences in thyroid size: a study of healthy Danish twins. J Clin Endocrinol Metab (2004) 89: 2071–2077.

[9] Bignell G.R., Canzian F., Shayeghi M. et al.: Familial nontoxic multinodular thyroid goiter locus maps to chromosome 14q but does not account for familial nonmedullary thyroid cancer. Am J Hum Genet (1997) 61: 1123-1130.

[10] Neumann S., Willgeroldt H., Ackermann F. et al.: Linkage of familial euthyroid goiter to the multinodular goiter-1 locus and exclusion of the candidate genes thyroglobulin, thyroperoxidase, and Na/I symporter. J Clin Endocrinol Metab (1999) 84: 3750-3756.

[11] Capon F., Tacconelli A., Giardina E. et al.: Mapping a dominant form of multinodular goiter to chromosom Xp22. Am J Hum Genet (2000) 67: 1004-1007.

[12] Bayer Y., Neumann S., Meyer B. et al.: Genome-wide linkage analysis reveals evidence for four new susceptibility loci for familial euthyroid goiter. J Clin Endocrinol Metab (2004) 89: 4044-4052.

[13] Brain W.R.: Heredity in simple goiter. Q J Med (1927) 20: 303-313.

[14] Böttcher Y., Eszlinger M., Tönjes A. et al.: The genetics of euthyroid famial goiter. TRENDS in Endocrinology and Metaboloism (2005) 16: 314-319.

[15] Gutekunst R., Becker W., Hehrmann R. et al.: Ultrasonic diagnosis of the thyroid gland. Dtsch Med Wochenschr (1988) 113: 1109-1112.

2.1.6 Einfluss der Schwangerschaft auf die Prävalenz von Struma und knotigen Schilddrüsenerkrankungen bei Frauen in einer Region mit grenzwertigem Iodmangel

S. Karger, S. Schötz, M. Stumvoll, D. Führer-Sakel

Problemstellung

Das Zusammenspiel von Umweltfaktoren (z.B. alimentäre Iodversorgung, Strahlenexposition) bestimmt das Auftreten von Schilddrüsenerkrankungen, bei welchen es sich, gemessen an ihrer Inzidenz, vor allem um Strumen sowie knotige Schilddrüsenveränderungen handelt. Diese treten häufiger bei Frauen auf. Die Ursachen hierfür sind unklar, jedoch wird ein Zusammenhang zwischen Schwangerschaft und Inzidenz von Strumen sowie Schilddrüsenknoten gesehen [1-3].

In einer aktuellen Querschnittsstudie im mitteldeutschen Raum untersuchten wir den Einfluss einer positiven bzw. negativen Schwangerschaftsanamnese auf die Prävalenz von Strumen und knotigen Schilddrüsenerkrankungen bei Frauen, welche in einer Region mit grenzwertigem Ioddefizit aufgewachsen sind und leben.

Methodik

Es wurden insgesamt 737 Frauen im Alter von 14-84 Jahren in mehreren Städten in Sachsen und Thüringen untersucht (mobile Sonographie-Untersuchungseinheit MERCK Thyromobil). Alle Schilddrüsenultraschalluntersuchungen wurden durch einen erfahrenen Untersucher mit einem 7,5MHz Linearschallkopf ausgeführt. Das Schilddrüsenlappenvolumen wurde durch die im Gerät (Siemens Sonoline) gespeicherte Software nach dem Ellipsoidmodell (Breite x Tiefe x Länge [mm]/2) bestimmt. Die Größe einer jeden knotigen Struktur ab 3 mm Durchmesser wurde in drei Dimensionen vermessen, ihre Echogenität beschrieben und eine Einteilung in solitäre bzw. multiple knotige Veränderungen vorgenommen. Neben der Dokumentation von Alter und Body-Mass-Index (BMI) wurden alle Frauen nach einer positiven Familienanamnese bzgl. Schilddrüsenerkrankungen, einem möglichen Nikotinabusus sowie nach vorangegangenen Schwangerschaften befragt. Die statistischen Auswertungen erfolgten unter Anwendung von ANOVA sowie Pearsons Chi-Quadrat-Test.

Ergebnisse

Die Strumaprävalenz (Schilddrüsenvolumen >18ml) betrug 17,6%. Solitäre Knoten wurden in 21,2% und multiple Knoten in 24,6% aller untersuchten Frauen gefunden.

Alter

Frauen ohne Schilddrüsenknoten (n=399) hatten ein durchschnittliches Alter von 44,3 Jahren. Frauen mit einem solitären Knoten (n=156) wiesen ein Durchschnittsalter von 47,7 auf, Frauen mit multiplen Knoten (n=182) waren durchschnittlich 50,0 Jahre alt. Bei multinodulären Schilddrüsenveränderungen bestand eine eindeutige Korrelation mit dem Lebensalter, nicht jedoch bei solitären Knoten ($p<0,01$; Abb. 1). Des Weiteren konnte ein signifikanter Unterschied zwischen Altersverteilung und Strumaprävalenz beobachtet werden. Dabei wiesen Frauen mit Struma ein Durchschnittsalter von 48,6 Jahren auf, Frauen ohne Struma hingegen nur von 45,8 Jahren ($p<0,007$).

Schwangerschaft

Der Nachweis einer Struma war weder mit einer positiven (n=396; 87%) noch einer negativen (n=59; 13%) Schwangerschaftsanamnese assoziiert. Allerdings zeigte sich ein signifikanter Prävalenzanstieg für solitäre (22,2%) und multiple Knotenbildungen (23,7%) bei Frauen mit einer positiven Schwangerschaftsanamnese verglichen zu Frauen mit einer negativen Anamnese (solitäre Knoten 11,9%; multiple Knoten 16,9%) ($p<0,02$; Abb. 2a,b). Eine Assoziation zwischen knotigen Schilddrüsenerkrankungen und der Anzahl von Schwangerschaften konnte nicht gefunden werden.

Body-Mass-Index

Die Korrelation des BMI mit der Prävalenz von Strumen ergab, dass Frauen mit Struma einen signifikant höheren BMI aufweisen (27,3kg/m^2) als Frauen ohne Struma (24,8kg/m^2) ($p<0,001$). Bei der Betrachtung knotiger Schilddrüsenerkrankungen fiel auf, dass lediglich Frauen mit multiplen Schilddrüsenknoten einen signifikant höheren BMI (26,5kg/m^2) im Vergleich zu Frauen ohne Schilddrüsenbefund (24,8kg/m^2) aufwiesen ($p<0,001$). Frauen mit nachgewiesenem solitären Knoten hatten einen durchschnittlichen BMI von 25,1kg/m^2.

Familienanamnese

Eine positive Familienanamnese für Schilddrüsenerkrankungen lag bei 24,5% der Frauen mit Struma vor, im Vergleich zu 15,0% der Frauen ohne Struma ($p<0{,}003$). Ein positiver Zusammenhang zwischen Familienanamnese und knotigen Schilddrüsenerkrankungen konnte nicht gefunden werden.

Nikotinabusus

Für die Prävalenz von Strumen sowie knotigen Schilddrüsenveränderungen konnte keine Assoziation mit einem aktuellen oder früheren Nikotinabusus festgestellt werden.

Schlussfolgerungen

Knotige Schilddrüsenerkrankungen sowie Strumen lassen sich bei Frauen in bis zu 50% der Fälle in einer Region mit grenzwertigem Ioddefizit finden. Neben dem Alter sind der BMI sowie eine auffällige Strumafamilienanamnese positiv mit der Prävalenz von Strumen und knotigen Schilddrüsenerkrankungen korreliert. Dagegen war ein positiver Zusammenhang mit einem Nikotinabusus entgegen früheren Publikationen [4] in unserem Probandenkollektiv nicht nachweisbar.

Des weiteren konnte gezeigt werden, dass Schwangerschaften mit einer signifikant höheren Prävalenz von solitären und multiplen knotigen Schilddrüsenveränderungen vergesellschaftet sind. Ein diesbezüglicher Zusammenhang konnte für die Prävalenz von Strumen nicht gefunden werden.

Diese Ergebnisse stimmen mit früheren Studien überein, welche ebenfalls eine höhere Rate für knotige Schilddrüsenerkrankungen bei Frauen mit positiver Schwangerschaftsanamnese im Vergleich zu Nullipara zeigten [2], bzw. eine erhöhte Inzidenz der Erkrankung während der Schwangerschaft beobachteten [5]. Mögliche Erklärungen für diese Assoziation könnten Östrogen-vermittelte Wachstumseffekte an Thyreozyten [6], eine ß-hCG vermittelte TSH-Rezeptor-Stimulation [7] und/oder ein während der Schwangerschaft neu auftretender, relativer Iodmangel auf Grund eines erhöhten Iodbedarfs sein.

Literatur

[1] Hegedüs L., Bonnema S.T., Bennedbaek F.N.: Management of simple nodular goiter: current status and future perspectives. Endocr Rev (2003) 24: 102-132.

[2] Struve C.W., Haupt S., Ohlen S.: Influence of frequency of previous pregnancies on the prevalence of thyroid nodules in women without clinical evidence of thyroid disease. Thyroid (1993) 3: 7-9.

[3] Knudsen N., Laurberg P., Perrild H. et al.: Risk factors for goiter and thyroid nodules. Thyroid (2002) 12: 879-888.

[4] Knudsen N., Bülow I., Laurberg P. et al.: Association of tobacco smoking with goiter in a low-iodine-intake area. Arch Intern Med (2002) 162: 439-443.

[5] Kung A.W., Chau M.T., Lao T.T. et al.: The effect of pregnancy on thyroid nodule formation. J Clin Endocrinol Metab (2002) 87: 1010-1014.

[6] Manole D., Schildknecht B., Gosnell B. et al.: Estrogen promotes growth of human thyroid tumor cells by different molecular mechanisms. J Clin Endocrinol Metab (2001) 86: 1072-1077.

[7] Pekonen F., Alfthan H., Stenman U.H. et al.: Human chorionic gonadotropin (hCG) and thyroid function in early human pregnancy: circadian variation and evidence for intrinsic thyrotropic activity of hCG. J Clin Endocrinol Metab (1988) 66: 853-856.

Abbildungen

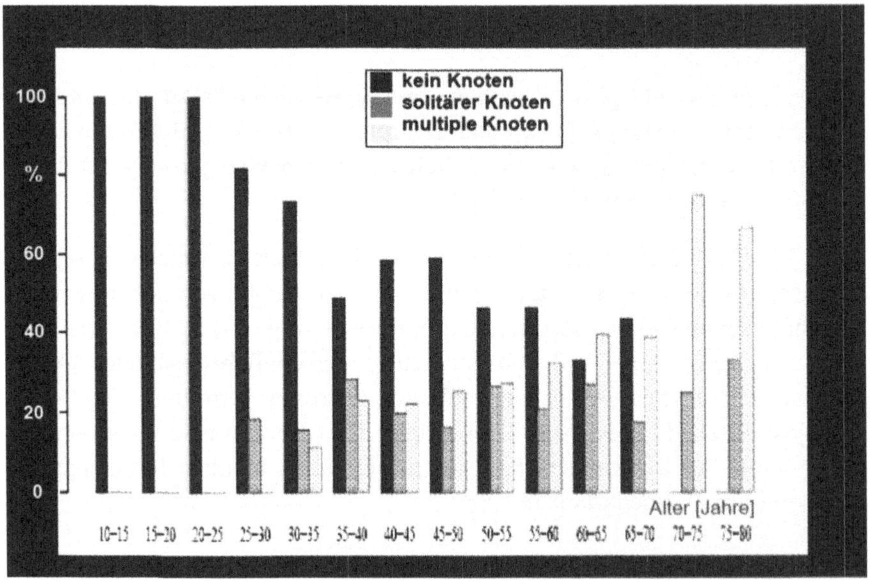

Abb. 1: Anteil der Patienten [%] ohne, mit solitären oder mit multiplen Knoten nach Altersgruppen

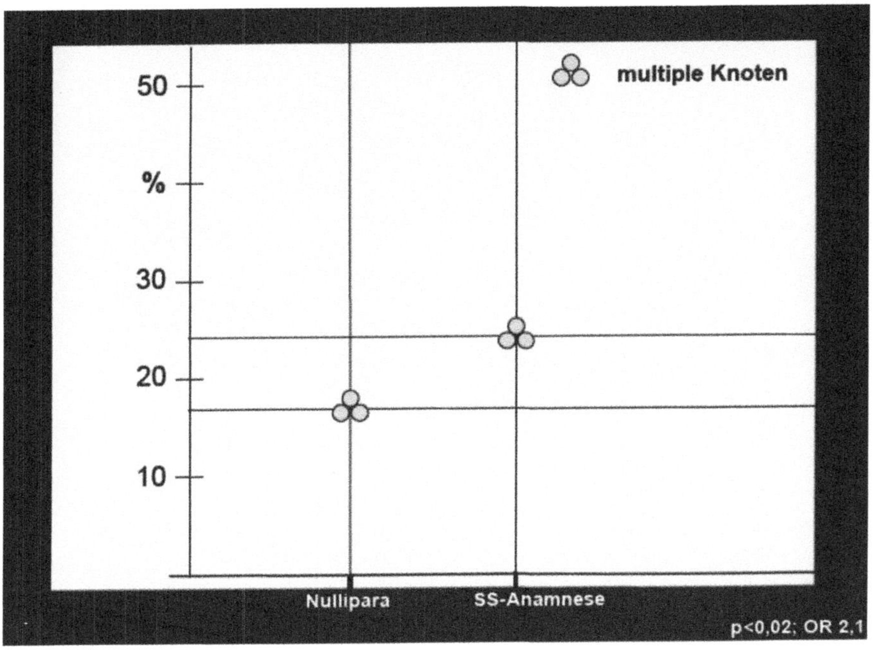

Abb. 2a: Prävalenz von multiplen Schilddrüsenknoten [%] in Abhängigkeit von einer Schwangerschaftsanamnese im Vergleich zu Nullipara

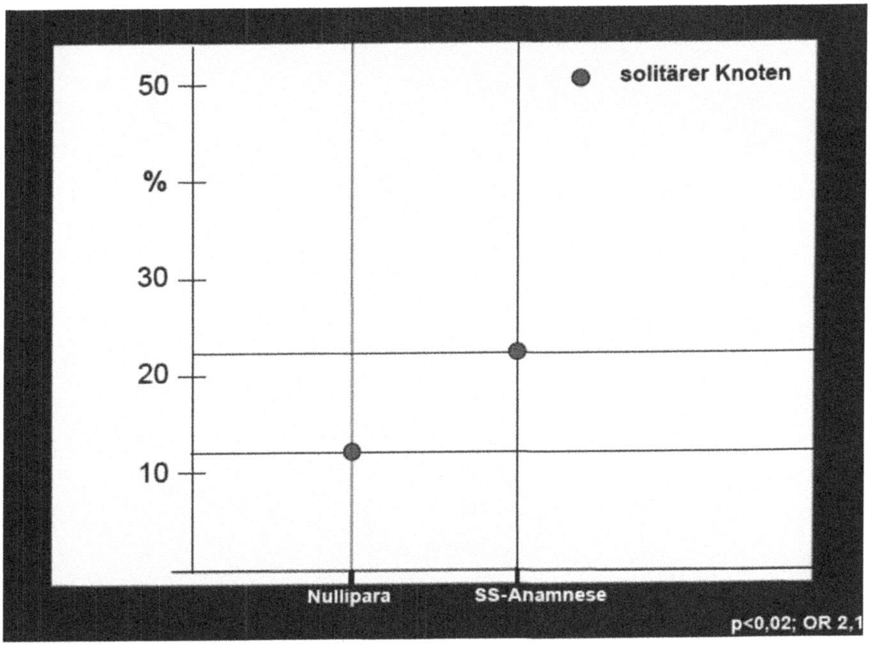

Abb. 2b: Prävalenz von solitären Schilddrüsenknoten [%] in Abhängigkeit von einer Schwangerschaftsanamnese im Vergleich zu Nullipara

2.2 Medikamentöse, nuklearmedizinische und chirurgische Strumatherapie

2.2.1 Sinn und Unsinn der internistischen Therapie

P.-M. Schumm-Draeger

Ein groß angelegtes Screening (Schilddrüseninitiative Papillon) bei fast 100.000 Männern und Frauen im Alter zwischen 18 und 65 Jahren in Deutschland ergab, dass die Prävalenz von pathologischen Schilddrüsenbefunden deutlich höher liegt als bisher vermutet und sich bei Männern und Frauen nicht signifikant unterscheidet. Allerdings sind knotige Schilddrüsenveränderungen bei Frauen (30–40%) häufiger als bei Männern (20-30%). Solche Veränderungen nehmen altersabhängig ausgeprägt zu, so dass etwa jede zweite Frau zwischen 46 und 65 Jahren einen pathologischen Schilddrüsenbefund entwickelt hat. Entgegen bisherigen Annahmen wurde durch die Papillon-Untersuchung widerlegt, dass signifikante regionale Unterschiede in der Häufigkeit von Struma- und Knotenentwicklung der Schilddrüse in Deutschland bestehen. Die gesundheitspolitische Brisanz dieses aktuellen, für Deutschland und den europäischen Raum derzeit einzigartigen Datenmaterials zur Prävalenz des Iodmangelkropfes zeigt die dringende Notwendigkeit zielgerichteter Aktionen zu Prävention, Früherkennung und zur rechtzeitigen Behandlung dieser Erkrankung [1].

Differentialdiagnostisches Vorgehen bei Struma nodosa

Während die Diagnose einer Struma diffusa sich in der Regel auf die sonographische Schilddrüsenuntersuchung und die Bestimmung des Serum-TSH-Wertes beschränkt, ist es beim Vorliegen eines Schilddrüsenknotens bzw. einer Struma nodosa von größter Bedeutung, eine rationelle und zielgerichtete Differentialdiagnostik durchzuführen. Es gilt eine Funktionsstörung der Schilddrüse auszuschließen bzw. nachzuweisen. Über 80% der Schilddrüsenknoten sind funktionell nicht aktiv und von diesen hypofunktionellen Schilddrüsenknoten sind zwischen 3 und 5% differenzierte Schilddrüsenkarzinome. Die Frage der Dignität ist im Hinblick auf eine optimale Behandlungsempfehlung so weit als möglich einzugrenzen. Immer dann, wenn eine hohe Wahrscheinlichkeit einer malignen Entartung des Schilddrüsenknotens vorliegt, sollte die Indikation zur Operation zu gestellt werden [2-8].

Die differentialdiagnostische Abklärung von hypofunktionellen Schilddrüsenknoten macht immer eine Kombination der klinischen Untersuchung, der Sonographie und Szintigraphie der Schilddrüse erforderlich. In Abhängigkeit vom Befund (bei suspekten knotigen Schilddrüsenveränderungen) müssen diese Untersuchungen durch eine weitere zytologische Abklärung ergänzt werden. Die diagnostischen und therapeutischen Schritte bei der Abklärung hyper- und hypofunktioneller Schilddrüsenknoten wurden u. a. in den aktuellen Empfehlungen (Sektion Schilddrüse der Deutschen Gesellschaft für Endokrinologie [9,10]) bewertet.

Behandlungsoptionen bei Struma diffusa

Bei der in der Bundesrepublik Deutschland sehr hohen Kropfprävalenz hat eine optimale Gestaltung des Therapiekonzeptes der Struma einen besonderen Stellenwert. Diese sollte bei Patienten nach unzureichender Prävention der Iodmangelstruma vor allem dann in eine medikamentöse Therapie münden, wenn eine euthyreote (Serum-TSH-Wert im Normbereich) und rein diffus vergrößerte Schilddrüse (sonographischer Nachweis einer Schilddrüsenvergrößerung ohne Knoten) besteht.

In den letzten Jahren haben zahlreiche klinische und experimentelle Untersuchungen gezeigt, dass Hypertrophie und Hyperplasie der Iodmangelstruma mit größter Effektivität unter einer Kombinationstherapie mit Schilddrüsenhormon und Iodid zurückgebildet werden können. Insbesondere experimentelle Studien haben gezeigt, dass die wesentliche Voraussetzung für eine erfolgreiche Rückbildung der Hyperplasie des Iodmangelkropfes die Normalisierung des intrathyreoidalen Iodgehaltes ist. Unterstützend dabei vermindert die Schilddrüsenhormongabe die Hypertrophie des Schilddrüsengewebes. Wenngleich bei Kindern bis zur Pubertät eine Monotherapie mit 100-200 µg Iodid eine gute Strumarückbildung induziert, erscheint bei Jugendlichen und Erwachsenen die Kombinationsbehandlung vorteilhafter. Da die Kombinationstherapie durch den Iodidanteil den intrathyreoidalen Iodmangel kausal ausgleicht, wird die Häufigkeit von Strumarezidiven nach Absetzen der Therapie vermindert. Im Gegensatz hierzu ist nach einer Monotherapie mit Levothyroxin, die in der Behandlung der euthyreoten Struma ohnehin keinen Platz hat, rasch eine erneute Zunahme des Schilddrüsenvolumens zu beobachten. Die Sicherheit und Verträglichkeit einer Kombinationstherapie mit Iodid und Schilddrüsenhormon ist vor allem durch die Möglichkeit niedrigerer Dosierung der Einzelkomponenten Iodid und Levothyroxin sehr gut. Ein Serum-TSH-Wert im unteren Normbereich ist anzustreben, eine TSH-Suppression muss vermieden werden. Eine besonders wichtige Indikation ist die Therapie der euthyreoten Struma diffusa nicht nur in der Pubertät und bei jungen Erwachsenen, sondern vor allem bei Frauen in der Schwangerschaft und Stillzeit sowie bei der postoperativen Rezidivprophylaxe der Iodmangelstruma. Auch hier ist die Kombinationstherapie mit Iodid und Schilddrüsenhormon vorteilhaft, um effektiv eine Strumaverkleinerung zu erreichen, bzw. ein Strumarezidiv zu verhindern [11,12].

Behandlungsoptionen bei Struma nodosa

Die benigne Struma nodosa ist einer medikamentösen Behandlung im Vergleich zur Struma diffusa schwer oder nicht zugänglich. In Abhängigkeit von der individuellen Situation des Patienten müssen definitive Behandlungsmaßnahmen (bei hypofunktionellen Schilddrüsenknoten die Schilddrüsenoperation, bei Schilddrüsenautonomie eine Beseitigung der Hyperthyreose durch Operation oder Radioiodtherapie) empfohlen werden. Grundsätzlich ist eine konservativ-medikamentöse Behandlung hypofunktioneller Schilddrüsenknoten nur dann zu erwägen, wenn es sich um nichtsuspekte Knoten bei euthyreoter Stoffwechsellage handelt. Die Ergebnisse bisheriger klinischer Studien zur Frage der medikamentösen Behandlung von Schilddrüsenknoten mit Schilddrüsenhormon und/oder Iodid liefern kontroverse Ergebnisse, so dass hier eine abschließende Beurteilung der Effektivität medikamentöser Maßnahmen noch aussteht [13,14]. Es gilt zu überdenken, in wieweit Patienten mit hypofunktionellen Schilddrüsenknoten, die nicht primär einer Schilddrüsenoperation zugeführt werden, von z. B. einer Kombinationstherapie aus Schilddrüsenhormon und Jodid profitieren könnten. Dieser Frage wird in einer klinischen Studie (LISA-Studie) in Deutschland seit Mai 2004 nachgegangen. Voraussichtlich im Jahre 2009 ist mit dem Abschluss der Untersuchung und, bei entsprechenden Ergebnissen, mit daraus ableitbaren Behandlungsempfehlungen zu rechnen. Die LISA-Studie ist eine randomisierte, doppelblinde, 4-armige, placebo-kontrollierte, multizentrische Studie an 1000 Patienten, die erstmals in dieser Form den Erfolg einer medikamentösen Behandlung der Struma nodosa überprüft. In dieser 4-armigen Studie werden Placebo mit einer Medikation aus Levothyroxin, Iodid oder der Kombination aus Levothyroxin und Iodid verglichen. Hauptzielkriterium ist die Veränderung des sonographisch gemessenen Gesamtvolumens aller Knoten über einen Behandlungszeitraum von einem Jahr. Nebenzielkriterien sind Schilddrüsenvolumen, Anzahl der Knoten und Echogenität der Knoten im Ultraschall. Die Studie wird trotz Verblindung TSH-adaptiert durchgeführt (TSH-Zielbereich 0,2-0,8 mU/l). Nach den bisher vorliegenden Ergebnissen wird der TSH-Zielwert bei etwa 90% der behandelten Patienten erreicht. Entblindete Ergebnisse dieser großangelegten Studie sind voraussichtlich im Jahre 2009 zu erwarten [15].

Falls eine medikamentöse Einstellung mit Schilddrüsenhormon und/oder Iodid bei Struma nodosa mit hypofunktionellen Schilddrüsenknoten erfolgt, sollte der Serum-

TSH-Wert in den unteren Normbereich eingestellt werden, um einen Behandlungseffekt zu erreichen. Regelmäßige Verlaufskontrollen (6-12Monate) mit Beurteilung des sonographischen Schilddrüsenbefundes sind erforderlich und machen im Falle eines Knotenwachstums eine unmittelbare Änderung des therapeutischen Vorgehens mit histologischer Abklärung des Befundes zwingend.

Aktuelle Daten einer Screening-Untersuchung (Papillon 3) belegen, dass 20% der Patienten mit einer Struma nodosa unter einer Behandlung mit Schilddrüsenhormon Werte im eindeutig pathologischen, überwiegend TSH-suppressiven Bereich zeigen und über 60% der behandelten Patienten nicht im unteren Zielbereich des Serum-TSH eingestellt sind [16]. Die Ergebnisse von Papillon 3 sind nicht nur für Schilddrüsenexperten unbefriedigend. 63% der Patienten erhielten Levothyroxin als Monotherapie, weitere 28% eine Kombinationstherapie (Levothyroxin + Iodid), weniger als 7% der untersuchten Personen wurden in einer Monotherapie mit Iodid behandelt. Bei dem größten Teil der Patienten wurde trotz häufiger und regelmäßiger Kontrollen des TSH-Wertes (2-5 mal monatlich bei mehr als 40% der Patienten) keine Dosiskorrektur der Schilddrüsenhormontherapie vorgenommen. Mehr als 20% der dokumentierten Patienten zeigten daher unter der medikamentösen Behandlung pathologische TSH-Werte (<0,3 bzw. >4,0 mU/l) und damit eine iatrogen ausgelöste Schilddrüsenfunktionsstörung im Sinne einer subklinischen Hyperthyreose (18,2%) bzw. subklinischen Hypothyreose (4%). Zusammenfassend ist aus diesen Daten zu folgern, dass ein nicht unerheblicher Teil der Patienten mit Struma diffusa oder nodosa in Deutschland nicht optimal behandelt werden. Die Fehler liegen insbesondere bei der richtigen Dosierung von Schilddrüsenhormon und der Therapiekontrolle anhand des TSH-Wertes. Darüber hinaus treten auch Fehler bei der Auswahl des therapeutischen Regimes auf, was sich am äußerst geringen Anteil der Monotherapien mit Iodid oder der Kombinationstherapien mit Iodid/Levothyroxin eindeutig ablesen lässt.

Fazit

Aktuelle Untersuchungen aus Deutschland zeigen eine hohe Prävalenz der Struma nodosa, die sich bei Männern und Frauen nicht signifikant unterscheidet und, ohne regionale Unterschiede, eine ausgeprägte altersabhängige Zunahme vor allem knotiger Schilddrüsenbefunde aufweist.

Während bei der Struma diffusa, insbesondere bei Jugendlichen und jüngeren Erwachsenen, in der Schwangerschaft und Stillzeit sowie zur postoperativen Rezidivprophylaxe mit Iodid alleine bzw. mit einer Kombination aus Iodid und Schilddrüsenhormon sehr gute Therapieerfolge erzielt werden, ist die konservativ medikamentöse

Behandlung der Struma nodosa mit hypofunktionellen Knoten umstritten und entbehrt bis heute einer evidenzgesicherten Grundlage.

Ist ein abwartend kontrollierendes Vorgehen bei Struma nodosa gerechtfertigt, sollte in mindestens 12-monatlichen Abständen der sonographische Schilddrüsenbefund überprüft und bei Größenzunahme des oder der hypofunktionellen Knoten die Indikation zur Schilddrüsenoperation gestellt werden. Eine medikamentöse Behandlung mit Schilddrüsenhormon und/oder Iodid ist für den individuellen Patienten zu überdenken. Eindeutige Aussagen zur Effektivität dieser Behandlungsmaßnahme stehen mit den Daten der LISA-Studie voraussichtlich im Jahr 2009 zur Verfügung.

In besonderem Maße muss bei der medikamentösen Behandlung der Struma darauf geachtet werden, eine TSH-suppressive Therapie zu vermeiden, sowie immer die Komponente Iodid, allein oder in Kombination mit Levothyroxin, in die Therapie einzubeziehen. Nur so können eine Optimierung der internistischen Struma-Therapie erreicht und die in Papillon 3 aufgezeigten Missstände abgebaut werden.

Literatur

[1] Reiners C., Wegscheider K., Schicha H. et al.: Prevalence of thyroid disorders in the working population of Germany: Ultrasonography screening in 96,278 unselected employees. Thyroid (2004) 14: 926–932.

[2] Hotze L.-A., Schumm-Draeger P.-M.: Schilddrüsenkrankheiten: Diagnose und Therapie. BMV 2003, 5. Auflage.

[3] Reiners C., Schumm-Draeger P.M., Geling M. et al: Schilddrüsenultraschallscreening (Initiative Papillon). Bericht über 15 zufällig entdeckte Schilddrüsenkarzinome. Der Internist (2003) 44: 412–419.

[4] Elisei R., Bottici V., Luchetti F. et al.: Impact of routine mearurement of serum calcitonin on the diagnosis and outcome of medullary thyroid cancer: Experience in 10,864 patients with nodular thyroid disorders. J Clin Endocrinol Metab (2004) 89: 163–168.

[5] Alexander E.K., Marqusee E., Orcutt J. et al.: Thyroid nodule shape and predicition of malignancy. Thyroid (2004) 14: 953–958.

[6] Frates M.C., Benson C.B., Charboneau J.W. et al.: Management of thyroid nodules detected at sonography – Society of radiologists in ultrasound consensus conference statement. Radiology (2006) 237: 794–800.

[7] Hegedus L.: Clinical practice. The thyroid nodule. N Engl J Med (2004) 351: 1764–1771.

[8] Gärtner R., Scheidhauer K., Negele T. et al.: Präoperative Diagnostik bei Struma nodosa. In: Manual Tumorzentrum München. Endokrine Tumore. W. Zuckschwerdt Verlag München, Wien, New York, 1. Auflage, 2.

[9] Paschke R., Reiners C., Führer D. et al.: Empfehlungen und offene Fragen in der Diagnostik und Therapie von Schilddrüsenknoten. Dtsch Med Wschr (2005) 130: 1831–1836.

[10] Gharib H., Papini E.: Thyroid Nodules: Assessment and Treatment. In: Endocrinology and Metabolism Clinics of North America, Vol 36, No 3, Saunders Philadelphia, (2007) 707-735.
[11] Schumm-Draeger P.M.: Schilddrüsendiagnostik und –therapie: Update 2005. Bayerisches Ärzteblatt (2005) 4: 236-243.
[12] Schumm-Draeger P.M., Encke A., Usadel K.H.: Optimale postoperative Rezidivprophylaxe der Jodmangelstruma, Internist (2003) 44: 420-432.
[13] Castro M.R., Caraballo P.J., Morris J.C.: Effectiveness of thyroid hormone suppressive therapy in benign solitary thyroid nodules: a meta-analysis. J Clin Endocinol Metab (2002) 87: 4154-4159.
[14] Richter B., Neises G., Clar C.: Pharmacotherapy for thyroid nodules. A systematic review and meta-analysis. Endocrinol Metab Clin North Am (2002) 31: 699-722.
[15] Grussendorf M., Vaupel R., Reiners C. et al. LISA-Study Group: The LISA trial-a-randomized, double-blind, placebo-controlled four-arm study of 1,000 patients with nodular goiter in Germany. Study Design and first results of feasibility. Med Klin (2005) 100: 542-546.
[16] Schumm-Draeger P.M., Vaupel R., Wegscheider K.: Papillon 3 – unzureichende Umsetzung der Empfehlungen zur medikamentösen Behandlung von Patienten mit Jodmangelstruma. Med Welt (2006) 5/57: 224–227.

2.2.2 Neue Techniken in der Schilddrüsenchirurgie

B.J. Lammers, K. Schwarz, H.Böhner, P.E. Goretzki

Einleitung

In der vergangenen Dekade haben sich in der Schilddrüsenchirurgie eine Vielzahl neuer operativer Techniken entwickelt. Die verschiedenen Technologien betreffen sowohl die unmittelbar chirurgische Anwendung als auch begleitende Zusatzuntersuchungen, wie z.B. das intraoperative Neuromonitoring zur Kontrolle der Funktion des Nervus laryngeus recurrens. In der nun folgenden Zusammenstellung ist es das Ziel, die neuesten Entwicklungen zu präsentieren und ihre Vor- und Nachteile anhand der eigenen Erfahrung und in der Literatur verfügbaren Arbeiten zu analysieren und zu bewerten. Besonderes Augenmerk wird die Operationstechnik einnehmen, da hierzu aus unserer Institution größere Datenmengen verfügbar sind.

Vessel-Sealing in der Schilddrüsenchirurgie

Die Schilddrüse ist ein extrem gut durchblutetes, hormonproduzierendes Organ und verfügt daher auch über eine Vielzahl größerer und kleinerer, venöser und arterieller Zuflüsse respektive Abflüsse. Dies macht Operationen trotz der geringen Größe der Schilddrüse durchaus sehr aufwendig. In den vergangenen 10 Jahren wurden in der Schilddrüsenchirurgie eine Vielzahl von Neuerungen entwickelt, die, obwohl sie in ihrer Wertigkeit noch nicht abschließend beurteilt werden können, in ihrer Wirksamkeit vielfach schon gut analysiert sind. Bei einer Operationsfrequenz von etwa 80.000 Schilddrüseneingriffen pro Jahr in Deutschland, ist die Relevanz dieser Neuerungen besonders hoch.

Bei den neuen Operationstechniken hat sich das Ziel der Operation, z.B. die Entfernung sämtlicher krankhafter Anteile in einer Schilddrüse, nicht geändert. Die Neuerungen zielen vielmehr darauf, zügigere und ggf. komplikationsärmere Verfahren zu entwickeln. Hierbei spielt vor allem die Patientensicherheit eine große Rolle, da die Morbidität in der Schilddrüsenchirurgie bezüglich des Nervus laryngeus recurrens und der Nebenschilddrüsenfunktion immer noch nicht zu unterschätzen ist.

Nach einer großen deutschen Sammelstatistik ist mit einer dauerhaften Schädigung von bis zu 3,5% auszugehen [1-3]. Daneben zielen die Innovationen auch auf eine Verminderung des Aufwands der Operationen. Die Versprechungen aus der Industrie dahingehend sind vielfältig, eröffnen aber durchaus Potentiale zum Einsparen von personellen und wirtschaftlichen Ressourcen.

Minimalinvasive Schilddrüsenchirurgie

Durch die Arbeiten von Paolo Miccoli und anderen [4-7] konnte die minimalinvasive Schilddrüsenchirurgie deutlich weiterentwickelt werden. Mit einem entsprechenden Instrumentarium und einer Kamera (mit einem Durchmesser von 2 mm) ist es gelungen über kleine Inzisionen (zwischen 1,5 und 2,5 cm) Operationen an Schilddrüsen mit einem Gesamtvolumen von weniger als 30 ml durchzuführen. Diese operative Strategie mit einem videounterstützten Setting hat vor allem kosmetische Vorteile, gerade junge Frauen bevorzugen kurze Inzisionen. Auf der anderen Seite sind die medizinischen Ergebnisse mit denen der normalen Chirurgie vergleichbar (siehe Tab. 1). Drei unabhängige Studien konnten zeigen, dass die frühpostoperativen und permanenten Recurrenspareseraten bei minimalinvasiven Operationstechniken in der gleichen Größenordnung wie in der offenen Chirurgie liegen. Da minimalinvasive Eingriffe häufig nur eine Seite betreffen, kommt es vergleichsweise selten zu einem permanenten Hypoparathyreoidismus. Aber auch Wundinfektionen und Nachblutungen sind weniger häufig als nach Operationen mit offener Technologie. Dies liegt sicher auch daran, dass minimalinvasive Eingriffe oft an relativ kleinen Schilddrüsen durchgeführt werden. Für Deutschland ist zu erwarten, dass lediglich etwa 10% aller Patienten für diese operative Technik in Betracht kommen. Auch in der minimalinvasiven Chirurgie gibt es eine Lernkurve, die eine gewisse Fallzahl pro Jahr notwendig macht, um entsprechende Resultate zu erzielen. Deswegen sollten mindestens 30 Operationen pro Jahr minimalinvasiv durchgeführt werden. Das beschränkt diese Operationstechnik auf wenige Kliniken, die eine Expertise in endokriner Chirurgie haben. Auch der Kostenaufwand für die apparative Ausstattung führt zu dieser Limitierung [4-8].

Offene Schilddrüsenchirurgie

Schon 1938 beschrieb Laheye, dass die Visualisierung des Nervus laryngeus recurrens notwendig ist, um ihn zu schonen. Allerdings wurde 1958 von Vosschulte postuliert, dass ein visualisierter gleichbedeutend mit einem durchtrennten Nervus laryngeus recurrens sei. Diese Einschätzung hat sich in Deutschland bis in die 80er

Jahre gehalten. Erst dann setzte sich der Grundsatz durch, dass der Nervus laryngeus recurrens vor Resektion oder gar Thyreoidektomie bis zum Eintritt in den Kehlkopf dargestellt werden sollte. Diese Neuerung reduzierte in Spezialzentren die permanente Schädigungsrate des Nervus laryngeus recurrens auf weniger als 1%.

Ende der 90er Jahre wurden Dissektionstechniken mit zunächst für die minimalinvasive Chirurgie entwickelten Geräten (Ultraschalldissektionsgeräte, Hochfrequenzgeräte) durchgeführt, die dann auch eine Optimierung für die offene Chirurgie erfuhren, um so die Operationszeiten zu verkürzen. Zu diesen Geräten gehören das Harmonic-Skalpell™ (Fa. Johnson & Johnson), das seit 1998 in der Schilddrüsenchirurgie verwendet wird, und das Hochfrequenzgerät der Firma Tyco (LigaSure Preciseclamp™), das seit 2002 zur Verfügung steht. Durch diese Geräte und durch die nun üblicherweise eingesetzte Lupenvergrößerung (mit einer Vergrößerung zwischen 2 und 2,5-fach) zur besseren Visualisierung des Nervus laryngeus recurrens, des Nervus laryngeus superior und der Nebenschilddrüse konnte eine deutliche Verkürzung der Operationszeit erzielt werden.

Prospektiv-randomisierte Studie zur Effektivität von Vessel-Sealing-Tools

In einer von uns 2003 durchgeführten prospektiven, randomisierten Studie konnten wir zeigen, dass sich durch die Benutzung von sogenannten Precise-Klemmchen eine 26%ige Operationszeitverkürzung erzielen lässt. Eine beidseitige, konventionelle Operation dauert etwa 2 Stunden, diese Zeit konnten wir auf knapp 90 Minuten reduzieren. Diese Ergebnisse sind vergleichbar mit anderen Publikationen (Tab. 2 und 3) [9-11].

In einer weiteren prospektiven Beobachtungsstudie über 12 Monate wurden 2005 alle Patienten mit I. bis III.-gradiger Struma, mit Ausnahme von Patienten mit schon präoperativ bekannter Karzinomsituation oder mit Rezidiven, eingeschlossen. Hauptziel dieser Studie waren die Operationszeit und die postoperativen Komplikationen. Jeder Operateur sollte, in Abwägung der Kosten, entscheiden, inwieweit er eine zeitsparende Operation mit Vessel-Sealing unter Zuhilfenahme von Ultracision oder LigaSure für angemessen hielt. Die Zeitersparnis sollte gegenüber einem normalen Eingriff mindestens 30 Minuten betragen. Insgesamt wurden 371 Patienten in diese Studie aufgenommen, wovon ca. 50% konventionell mit Naht und Knoten, die anderen 187 Patienten mit Vessel-Sealing versorgt wurden.

Wie zu erwarten, war in der konventionellen Gruppe (mit den für die Operateure von Anfang an erkennbar einfacheren und kürzeren Eingriffen) der Anteil der einseitig operierten Patienten deutlich erhöht. In der Vessel-Sealing-Gruppe wurde bei 151 Patienten eine beidseitige Operation durchgeführt. Obwohl die Eingriffe bei der Vessel-Sealing-Gruppe deutlich komplizierterer (größere Schilddrüsen, beidseitiger Eingriff) waren, konnten die Operationen schneller als in der Vergleichsgruppe beendet werden. Interessant war auch der Vergleich der auftretenden Komplikationen in den beiden Gruppen. Überraschenderweise zeigte sich zwar kein signifikanter aber doch nachweisbarer Unterschied bezüglich der permanenten Recurrensparese-rate, die in der konventionellen Gruppe 1,1%, in der Vessel-Sealing-Gruppe jedoch nur 0,6% betrug. Die Nachblutungsrate belief sich auf 1,7 respektive 2,8%, in beiden Gruppen war kein permanenter Hypoparathyreoidismus festzustellen. In beiden Gruppen erhielten ca. 18% frühzeitig eine Kalzium-Substitution. Bei entsprechenden Symptomen ist eine rasche Kalziumgabe strategisch sinnvoll, um eine frühzeitige Entlassung am Tag 1 oder 2 nach der Operation zu erzielen. Da der Anteil der beidseitigen Operationen und damit die Zahl der gefährdeten Nebenschilddrüsen in der Vessel-Sealing-Gruppe deutlich höher lag als in der konventionellen Gruppe, deuten die Ergebnisse darauf hin, dass der Anteil der perioperativen Komplikationen nach einer Schilddrüsenoperation mit Vessel-Sealing sinkt (Tab. 4).

Prospektive Operationsstudie Struma (POPS)

In der in diesem Jahr abgeschlossenen, dritten Studie POPS (Tab. 5) wurde ebenfalls die durchschnittliche Operationsdauer (bei ausgewählten Operateuren (n=3) von konventionell durchgeführten und Operationen mit Vessel-Sealing verglichen. Die durchschnittliche Operationszeit verkürzte sich bei Vessel-Sealing im Median auf 67 Minuten (Standardabweichung 32 min). Darüber hinaus konnten durch die Vessel-Sealing-Technologie die vorübergehenden Nebenschilddrüsenfunktionsstörungen erheblich minimiert werden. So war es in dieser Studie nur in 7 von 100 Fällen notwendig, eine Kalziumsubstitution durchzuführen (Tab. 6). Die Parathormonwerte bewegten sich in der substituierten Gruppe bei 18,5 ng/l, das durchschnittliche Kalzium betrug in dieser Gruppe 2,0 mmol/l. Lediglich ein Patient hatte am ersten postoperativen Tag einen Parathormonwert unter 15 ng/l. Kein Patient in dieser Gruppe zeigte eine dauerhafte Recurrenslähmung und nur zwei Patienten eine passagere. Eine dauerhafte Kalziumsubstitution war wegen eines permanenten Hypoparathyreoidismus nicht vonnöten. Auch andere Komplikationen traten selten auf.

Diskussion

Die interessanten Ergebnisse unserer Studien stehen im Einklang mit den Ergebnissen anderer Autoren. So konnte Petrakis [18] in einer retrospektiven Studie bei

247 Patienten nicht nur einen Zeitvorteil, sondern auch einen Vorteil für die postoperativen Serum-Kalziumwerte durch den Einsatz der Vessel-Sealing-Technologie feststellen. Zusammenfassend lässt sich damit festhalten, dass der Einsatz von Vessel-Sealing-Instrumenten zu einer deutlichen Zeitersparnis von etwa 25% bei jeder Operation führt. Inwieweit die Anwendung für Chirurgen sinnvoll ist, wird sich in der Zukunft zeigen. Unserer Auffassung nach ergeben sich ökonomische Vorteile für die Klinik, da eine 30-minütige Zeitersparnis beträchtlich ist.

Dieser Zeitvorteil erklärt möglicherweise auch die geringeren Schmerzen der Patienten, die mit der Vessel-Sealing-Technologie operiert wurden. Eine direkte thermische Schädigung haben wir nicht feststellen können. Diese wird auch von anderen Arbeitsgruppen nicht erwähnt, ist aber theoretisch durchaus vorstellbar. Der wesentliche Vorteil der neuen Technologie besteht darin, dass postoperativ ein passagerer und permanenter Hypoparathyreoidismismus seltener auftritt. Letzterer bedeutet für die Betroffenen eine lebenslange, schwerwiegende Belastung [12-17]. Obwohl diese Ergebnisse in weiteren Untersuchungen (insbesondere als Multicenterstudie) bestätigt werden müssen, ist eine positive Tendenz unserer Auffassung nach eindeutig feststellbar.

Literatur

[1] Wilson R.B., Erskine C., Crowe P.J.: Hypomagnesemia and hypocalcemia after thyroidectomy: prospective study. World J Surg (2000) 24: 722-726.

[2] Meyer T., Merkel S., Radespiel-Troeger M. et al.: Störungen des Kalziumstoffwechsels nach Schilddrüsenresektionen. Eine Analyse wesentlicher Einflussfaktoren. Zentrlabl Chir (2002) 127: 429-434.

[3] Thomus O., Sekulla C., Machens A. et al.: Validity of intra-operative neuromonitoring signals in thyroid surgery. Langenbecks Arch Surg (2004) 389: 499-503.

[4] Rosato L., Avenia N., Bernante P. et al.: Complications of thyroid surgery: analysis of a multicentric study on 14934 patients operated on in Italy over 5 years. World J Surg (2004) 28: 271-276.

[5] Miccoli P, Berti P, Materazzi G, Minuto M, Barellini L.: Minimally invasive video-assisted thyroidectomy: five years of experience. J Am Coll Surg. (2004) 199:243-8.

[6] Schabram J., Vorländer C., Wahl R.A.: Differentiated operative strategy in minimally invasive, video-assisted thyroid surgery. Results in 196 patients. World J Surg (2004) 28: 1282-1286.

[7] Miccoli P., Bellantone R., Mourad M. et al.: Minimally invasive video-assisted thyroidectomy: multiinstitutional experience. World J Surg (2002) 26: 972-975.

[8] Ikeda Y., Akami H., Sasaki Y. et al.: Are there significant benefits of minimally invasive endoscopic thyroidectomy? World J Surg (2004) 28: 1075-1078.

[9] Kubo G., Sahm M.: The role of the ultacision technique in visceral surgery. Ligature-free operation – an illusion? Zentralbl Chir (2003) 128: 1062-1065.

[10] Goretzki P.E., Krause-Paulus R., Lammers B.J. et al.: Erste Erfahrungen mit LigaSure Precise in der Schilddrüsenchirurgie. Cadeus news (2003): 1-3
[11] Goretzki P.E., Pohl P., Terörde N. et al: Neue Methoden in der Schilddrüsenchirurgie – Die ligaturfreie Präparation und Resektion mit LigaSure. Viszeralchirurgie (2005) 40: 214-218.
[12] Meurisse M., Defechereux T., Maweja S. et al.: Evaluation of the ultracision dissector in thyroid surgery. Prospective randomized study. Ann Chir (2000) 125: 468-472.
[13] Voutilainen P.E., Haglund C.H.: Ultrasonically activated shears in thyroidectomies: a randomized trial. Ann Surg (2000) 231: 322-328.
[14] Ortega J., Scala C., Flor B. et al.: Efficacy and cost-effectiveness of the Ultracision harmonic scalpel in thyroid surgery: an analysis of 200 cases in a randomised trial. J Laparoendosc Adv Surg The A (2004) 14: 9-12.
[15] Voutilainen P.E., Haapiainen R.K., Haglund C.H.: Ultrasonically activated shears in thyroid surgery. Am J Surg (1998) 175: 491-493.
[16] Marchesie M., Biffoni M., Cresti R. et al.: Ultrasonic scalpel in thyroid surgery. Chir Ital (2003) 55: 299-308.
[17] Mantke R., Pross M., Klose S. et al.: The harmonic scalpel in conventional thyroid surgery. Possibilities and advantages. Chirurg (2003) 74: 739-742.
[18] Petrakis IE et al.: LigaSure versus clamp-and-tie thyroidectomy for benign nodular disease.Head Neck (2004) 26: 903-909.

Tabellen

Tab. 1: Früh- und spätpostoperative Komplikationen (%) nach minimalinvasiver Schilddrüsenchirurgie bei Schilddrüsen mit weniger als 30 ml Volumen

	Europäische Studie (2002) [7]	Miccoli (2004) [5]	Wahl (2004)
Anzahl der Patienten	336	576	308
Komplikationen:			
Passagere Recurrensparese	2,4	3,0	1,9
Permanete Recurrensparese	0,3	1,3	0
Hypoparathyreoidismus	0,6	0,1	0,6
Wundinfektion	0,3	0	0,6

Tab. 2: Ergebnisse der prospektiv-randomisierten Studie mit LigaSure versus konventioneller Chirurgie mit Naht und Knoten

Operation	Patienten	Op-Zeit	Einzelheiten	
Konventionell	39	118 min	Freilegung	17 min
			1. SD-Seite	46 min
			2. SD-Seite	41 min
			Verschluss	14 min
Operation	Patienten	Op-Zeit	Einzelheiten	
LigaSure	39	87min	Freilegung	14 min
			1. SD-Seite	32 min
			2. SD-Seite	27 min
			Verschluss	14 min
Differenz		31 min		

Tab. 3: Prospektiv randomisierte Studien zur Operationszeit: Vessel-Sealing versus konventionelle Operationstechnologie

Autor	t min . Konventionell	t min Ligaturfrei	delta t min	delta t %	Anmerkung
Voutilainen 2000 [13]	135	99	36	27	Harmonic scalpel
Meurisse 2000 [12]	97	71	26	27	Harmonic scalpel
Ortega 2004 [14]	101	86	15	15	Harmonic scalpel
Goretzki	118	87	31	26	Ligasure

Tab. 4: LigaSure versus konventionelle Chirurgie mit Naht und Knoten. Postoperative Schmerzen (Intensität und Dauer), Drainagemengen und Hämoglobingehalt (p= nicht signifikant)

Operation	Patienten N	Schmerz Tage	Intensität 0-10	Drainage-menge	Hämoglobin-gehalt
Konventionell	20	5,8	3,2	68 ml	5,9 g/dl
LigaSure	27	3,0	2,7	75 ml	4,1 g/dl

Tab. 5: Komplikationen bei 100 prospektiv erfassten Patienten mit Vessel-Sealing (LigaSure) in der POPS-Studie

Nachblutung	0/100
Hämatom	1/100 (nicht behandlungsbedürftig)
Passagere Recurrensparese	2/100
Permanente Recurrensparese	0/100
Wundheilungsstörung	0/100
Serom	0/100
Operationszeit	67 min im Median, 75 min im Durchschnitt Range 30-210 min

Tab. 6: Nebenschilddrüsenfunktion bei 100 prospektiv erfassten Patienten mit Vessel-Sealing (LigaSure) in der POPS-Studie (n=100)

	Parathormon (ng/l)	Serum-Kalzium (mmol/l)
Präoperativ	45,0	2,40
Postoperativ	34,8	2,24

2.2.3 Nuklearmedizinische Strumatherapie

M. Luster, K. Scheidhauer

Prävalenz

Die Schilddrüseninitiative Papillon 2001-2002, bei der insgesamt 99.967 Freiwillige sonographiert wurden, erbrachte im Bundesdurchschnitt bei 33,2% der Untersuchten auffällige Befunde (Strumen oder Knoten) [1]. Während sich bei 10,1% der Untersuchten diffuse Strumen fanden, kamen bei 23,1% der Freiwilligen Knoten (mit oder ohne Strumen) vor. Dabei fanden sich derartige knotige Veränderungen bei Frauen mit 26,7% deutlich häufiger als bei Männern mit 20,8%. Auffällig war eine starke Altersabhängigkeit der knotigen Veränderungen, definiert als Herdbefund mit einem Durchmesser >5 mm (Abb. 1).

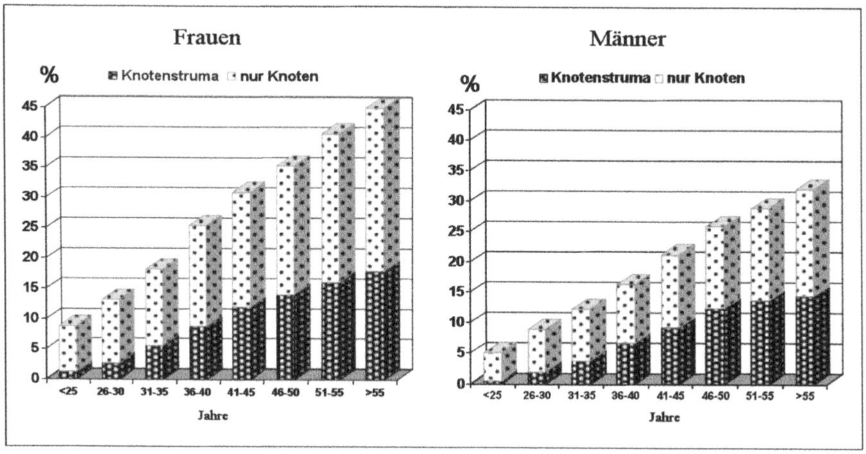

Abb. 1: Papillon-Initiative: Häufigkeit von Schilddrüsenveränderungen (%) bei 83.757 nicht-vorbehandelten Freiwilligen [aus 1]

Die Abbildung lässt erkennen, dass die Häufigkeit von Knotenstrumen bzw. knotigen Veränderungen sowohl bei Frauen als auch bei Männern mit dem Alter praktisch linear zunimmt [siehe auch 2]. Von den über 55-jährigen Frauen weisen 18% Knotenstrumen und 27% knotige Veränderungen auf (definiert als Herdbefund mit einem

Durchmesser >5 mm); die entsprechenden Häufigkeiten bei den Männern liegen bei 15% und 18%. Durchschnittlich 10% der Knoten sind funktionell autonom bei einer ausgeprägten Altersabhängigkeit der Autonomie.

Schilddrüsenknoten im Verlauf

Eine Untersuchung am Universitätsklinikum Essen bei Patienten mit Schilddrüsenknoten erbrachte, dass Schilddrüsenknoten über einen Zeitraum von 5 Jahren unabhängig vom szintigraphischen Speicherverhalten und den TSH-Spiegeln in 60-70% der Fälle an Größe zunehmen [3]. Hierauf hatte auch eine Levothyroxin-Behandlung keinen Einfluss. Eine etwas ältere Verlaufsbeobachtung an 375 Patienten mit funktioneller Autonomie und euthyreoter bzw. latenter Hyperthyreose in Göttingen und Essen über einen Zeitraum von 10 Jahren und länger machte deutlich, dass rund 40% dieser Patienten am Ende des Beobachtungszeitraums manifest hyperthyreot geworden waren (davon zwei Drittel nach Iodexposition).

Medikamentöse Behandlung, Operation oder Radioiodtherapie (RIT): Wo liegen die Vorteile der nuklearmedizinischen Therapie?

Eine Struma mit Knotenbildung ist einer medikamentösen Therapie im Sinne einer Strumaverkleinerung oder Knotenrückbildung oft nicht mehr zugänglich, lediglich das weitere Wachstum kann eventuell positiv beeinflusst werden. Damit ist häufig – in Abhängigkeit von Faktoren wie der klinischen Symptomatik, der Funktionslage, der Wachstumsdynamik und dem Malignitätsrisiko – bei hypofunktionellen Knoten eine definitive Therapie der Struma (nodosa) indiziert. Als Parenchym-reduzierende Maßnahme stehen hier als invasives Verfahren die Operation und als nicht-invasives Verfahren die RIT zur Auswahl.

In zwei Umfragen jüngeren Datums bei europäischen und US-amerikanischen Schilddrüsenexperten wurde eruiert, welche Behandlungsmethode bei solitären oder multinodulären <u>nicht-toxischen</u> Knotenstrumen präferiert wird [4,5]. Danach bevorzugten die Befragten aus Europa und den USA etwa gleich häufig eine Monotherapie mit Levothyroxin bei solitären Knoten (40% bzw. 47%) und multinodulären Knotenstrumen (52% bzw. 56%). Etwa ein Drittel der Europäer und die Hälfte der amerikanischen Experten favorisierten eine rein beobachtende Haltung bei knotigen Schilddrüsenveränderungen. Die Operation wurde von den europäischen Experten bei 23% der solitären Schilddrüsenknoten und 10% der multinodulären nicht-toxischen Strumen bevorzugt, die entsprechenden Prozentsätze lagen unter den amerikanischen Experten bei 1,4% bzw. 6,4%. Zur RIT tendierte man bei multinodulären nicht-toxischen Strumen nur mit einer Häufigkeit von 5,8% unter den europäischen bzw. 1,4% unter den amerikanischen Experten.

Legt man die Leitlinie der Deutschen Gesellschaft für Nuklearmedizin zur RIT benigner Erkrankungen zugrunde, so ergeben sich als Indikationen manifeste und latente Hyperthyreosen bei Morbus Basedow und funktioneller Autonomie [6]. Die RIT ist bevorzugt bei nicht zu großen Strumen, Fehlen von „kalten Knoten“ sowie nach Voroperation oder bei erhöhtem Operationsrisiko einzusetzen. Die einzigen Kontraindikationen bestehen im Malignitätsverdacht bei zusätzlich vorliegenden „kalten Knoten“ sowie bei Gravidität. Zunehmend werden auch insbesondere ältere Patienten mit Knotenstruma behandelt, bei denen die Organverkleinerung im Vordergrund steht.

Durchführung der Therapie

Die RIT ist eine systemische Strahlentherapie mit dem radioaktiven Jodisotop ^{131}I. Die erste Anwendung von ^{131}I beim Menschen erfolgte bereits 1942. ^{131}I wird spezifisch vom Schilddrüsengewebe sowie auch von Iod-speichernden Metastasen des Schilddrüsenkarzinoms angereichert. Es zerfällt mit der Halbwertszeit von 8,1 Tagen unter Aussendung von Beta- und Gammastrahlung zu stabilem Xenon. Bereits wenige Minuten nach oraler Aufnahme reichern sich etwa 20-80% des Jods in der Schilddrüse an, der Rest wird über den Urin sowie gastrointestinal ausgeschieden. Die Betastrahlung erzeugt 85% der gesamten Strahlenbelastung und reicht im Gewebe nur ca. 2 mm weit. Daher entsteht begrenzt auf die Schilddrüse eine hohe Energiedosis unter weitestgehender Schonung des gesunden Gewebes. Die anteilige Gammastrahlung ist relativ hochenergetisch (364 keV) und für die Umgebungsstrahlung therapierter Patienten verantwortlich. Daher schreibt die deutsche Strahlenschutzverordnung vor, dass die Behandlung nur stationär durchgeführt werden darf. Im Gegensatz dazu ist in den USA und den meisten europäischen Ländern (zumindest in niedriger Dosierung) auch die ambulante Behandlung mit Radioiod erlaubt. Die früher langen Wartezeiten von 6-24 Monaten sind allerdings mittlerweile durch zusätzliche Bettenkapazitäten und gesetzliche Erleichterungen abgebaut. Die mittlere Verweildauer für Patienten zur Strumatherapie an der Klinik und Poliklinik für Nuklearmedizin der Universität Würzburg beträgt derzeit etwa 5 Tage.

In den letzten 5 Jahren hat die Zahl der RIT in Deutschland nach Lockerung der Strahlenschutzbestimmungen von ca. 30.000 auf über 60.000 jährlich zugenommen. Die RIT gutartiger Schilddrüsenerkrankungen gilt als effektiv und sicher, ernsthafte Nebenwirkungen sind nicht bekannt.

Hauptziele der RIT sind:

- Dauerhafte Beseitigung der Hyperthyreose (beim Morbus Basedow wird eine Hypothyreose nicht als unerwünschte Wirkung betrachtet) → Erfolgsrate ca. 90%
- Verkleinerung des Volumens der Schilddrüse bzw. von Knoten → Volumenreduktionen von bis zu 50% (Abb. 2 und 3) [7,8]

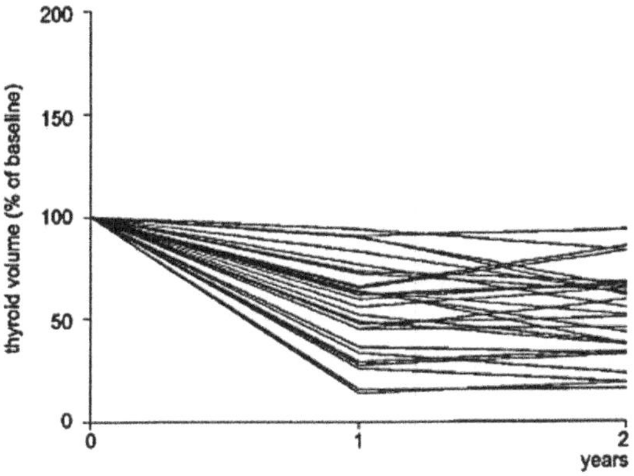

Abb. 2: Volumenreduktion nach Radioiodtherapie [aus 8]

Auch wiederholte Gaben von radioaktivem Iod sind möglich, allerdings sollten die Patienten auf die z. T. nicht unerheblichen stationären Verweildauern von bis zu 2 Wochen hingewiesen werden. Unerlässlich sind in der Vorbereitung eine individuelle Dosisabschätzung und ggf. eine Feinnadel-Punktion suspekter, szintigraphisch „kalter" Knoten. Zudem sollten die Patienten „quarantänefähig" sein und sich weitgehend selbst versorgen können. Oft empfiehlt sich eine prophylaktische Gabe nichtsteroidaler Antiphlogistika zur Vermeidung lokaler Kompressionserscheinungen.

Voraussetzung für eine sinnvolle RIT ist das Vorhandensein von funktionierendem Schilddrüsengewebe, das sich im prätherapeutischen Szintigramm darstellen lässt.

Bei manifester Hyperthyreose ist eine thyreostatische Therapie bis zur RIT und überbrückend bis zum Wirkungseintritt sinnvoll. Diese sollte aber, falls klinisch möglich, wenige Tage (2-3 Tage) vor der RIT abgesetzt werden. Bei der Behandlung einer Autonomie ist eine endogene, ggf. auch exogene Suppression, mit einem TSH$\leq$0,3 mU/l anzustreben, soweit die Strumaverkleinerung nicht im Vordergrund steht. In den Wochen vor einer RIT dürfen keine größeren Iodmengen aufgenommen werden (z. B. iodhaltige Kontrastmittel, iodhaltige Medikamente, auch Externa, Amiodaron sowie iodhaltige Multivitamin- oder Spurenelement-Kombinationen, da sonst eine RIT nicht möglich ist) ggf. ist zum Ausschluss eines Iodexzesses die Iodbestimmung im Urin angezeigt.

Zur Berechnung der individuellen Therapieaktivität dient der prätherapeutische, meist ambulant durchführbare Radioiodtest mit Messung der Retention (Uptake, effektive Halbwertzeit) und die Bestimmung des Zielvolumens (gesamte Schilddrüse, „heiße(r) Knoten“) mittels Sonographie oder ggf. Magnet-Resonanz-Tomographie bei mediastinalem Strumaanteil.

Als Nebenwirkung einer RIT tritt selten eine klinisch apparente Strahlenthyreoiditis auf, die symptomatisch behandelt wird. Ebenfalls selten kann nach der RIT einer funktionellen Autonomie eine Immunthyreopathie erstmals auftreten. Eine posttherapeutische Hypothyreose stellt im eigentlichen Sinn keine Nebenwirkung dar, sie ist zudem risikofrei durch Schilddrüsenhormongabe zu kompensieren und beim ablativen Konzept der Behandlung des Morbus Basedow sogar beabsichtigt.

Der Wirkungseintritt der RIT ist nach etwa 2-3 Monaten zu erwarten. Die Beseitigung der Autonomie erfolgt beim aktuellen Dosiskonzept nach einmaliger RIT in etwa 90% der Fälle, bei einer Hypothyreoserate (latent/manifest) von 10-20%, in Abhängigkeit von der Menge des verbliebenen gesunden Schilddrüsengewebes. Beim Morbus Basedow gelingt durch das ablative Konzept die Beseitigung der Hyperthyreose in 70-90% der Fälle, allerdings analog zur chirurgischen Therapie auch mit einer Hypothyreoserate von >90%, d. h. mit sicherer Substitutionspflichtigkeit. Bei funktionsoptimierten Konzepten ist die Beseitigung der Hyperthyreose in etwa 60-80% der Fälle gegeben, bei entsprechend geringerer Hypothyreoserate von etwa 50%, allerdings auch mit höherem Rezidivrisiko.

Als weiterer, gerade bei der Struma nodosa gewünschter Effekt kommt es durch die RIT zu einer Volumenreduktion, bei autonomer Struma und euthyreoter Struma bis auf etwa 50%, bei Morbus Basedow bis auf etwa 10-20% des Ausgangsvolumens; bei einer fokalen Autonomie ist die Volumenreduktion v. a. von der autonomen Masse abhängig [9].

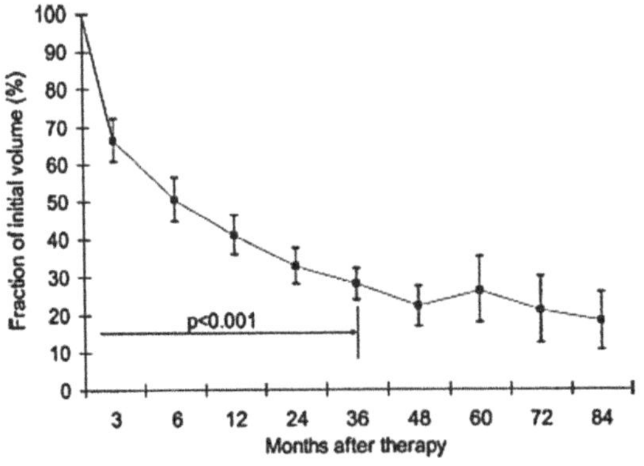

Abb. 3: Volumenreduktion nach Radioiodtherapie [7]

Nach einer RIT ist die Anpassung der medikamentösen Therapie unter Kontrolle der Stoffwechsellage (Intervalle 2-6 Wochen) bis zum Erfolgseintritt der Therapie notwendig: z. B. Fortführung einer thyreostatischen Therapie über 2-3 Monate; ggf. Absetzen einer TSH-suppressiven Therapie mit Levothyroxin. Eine Erfolgskontrolle der RIT ist nach etwa 3 Monaten entsprechend der Verpflichtung des verantwortlichen fachkundigen Arztes zur Dokumentation der Wirkung der RIT (Klinik, Schilddrüsenlabor, Sonographie, Szintigraphie) sinnvoll. Weitere Kontrollintervalle betragen 6-12 Monate (später jährlich), um die ggf. notwendige Einleitung einer Substitutionstherapie mit Levothyroxin und/oder Iodidsupplementation nicht zu übersehen. Teile der Nachsorge können an andere Ärzte (Hausarzt) übergeben werden, wenn diese der Mitteilungspflicht an den behandelnden Nuklearmediziner nachkommen.

Risiken

Somatische und genetische Folgen der Behandlung mit Strahlen stellen zumindest theoretisch potentielle Risiken für den Patienten dar [10].

Karzinom-Risiko: Die Frage der Karzinogenese wurde besonders in den USA und in Schweden untersucht. Diese Studien schließen mehrere hunderttausend Patientenjahre ein. Im Vergleich zu den Kontrollgruppen konnte bei den mit ^{131}I therapierten Patienten kein signifikant erhöhtes Karzinomrisiko, z. B. für Leukämien oder für ein Schilddrüsenkarzinom, gefunden werden, so dass die RIT auch diesbezüglich ein sicheres Therapieverfahren darstellt.

Genetisches Risiko: Die Gonadendosis bei der RIT gutartiger Schilddrüsenerkrankungen liegt in der Größenordnung von 2 cGy (2 mGy/37 MBq ^{131}I). Sie bewegt sich somit größenordnungsmäßig im Bereich von üblichen, häufig praktizierten, radiologischen Verfahren, wie z. B. intravenöse Urogramme oder Computertomographien des Beckens. Es gibt keinerlei Hinweise darauf, dass bei derartig niedrigen Expositionen ein gesteigertes Risiko für genetische Anomalien besteht. Aus strahlenhygienischer Sicht wäre es daher nicht erforderlich, Schwangerschaften in den Monaten nach einer RIT zu vermeiden. Allerdings sollte das Eintreten des Therapieeffekts der RIT abgewartet werden, da bei einer Rest- oder Rezidivhyperthyreose mit Schwangerschaftskomplikationen gerechnet werden muss. Deshalb sollte nach einer RIT zur Sicherheit eine 6monatige Karenz eingehalten werden.

Fazit und Ausblick

Zusammenfassend sollte insbesondere bei älteren, multimorbiden Patienten, neben der sicheren Ausschaltung einer eventuellen funktionellen Autonomie, an die Möglichkeit einer Strumaverkleinerung mittels Radioiodgabe gedacht werden.

In aktuellen Studien wird derzeit der Einfluss der prätherapeutischen Gabe von rekombinantem humanen TSH (rhTSH) evaluiert, insbesondere im Hinblick auf die Stimulation der Radioiodaufnahme in „kalten Knoten“. Erste Ergebnisse lassen auf eine Steigerung der Effektivität der Radioiodtherapie hoffen [11].

Literatur

[1] Reiners C., Wegscheider K., Schicha H. et al.: Prevalence of thyroid disorders in the working population of Germany: ultrasonography screening in 96,278 unselected employees. Thyroid (2004) 14: 926-932.

[2] Knudsen N., Jùrgensen T., Rasmussen S. et al.: The prevalence of thyroid dysfunction in a population with borderline iodine deficiency. Clinical Endocrinology (1999) 51: 361-367.

[3] Quadbeck B., Pruellage J., Roggenbuck U. et al.: Long-term follow-up of thyroid nodule growth. Exp Clin Endocrinol Diabetes (2002) 110: 348-354.

[4] Bonnema S.J., Bennedbaek F.N., Ladenson P.W.: Management of the nontoxic multinodular goiter: a North American survey. J Clin Endocrinol Metab (2002) 87: 112-117.

[5] Bonnema S.J., Bennedbaek F.N., Wiersinga et al.: Management of the nontoxic multinodular goitre: a European questionnaire study. Clin Endocrinol (2000) 53: 5-12.

[6] Dietlein M., Dressler J., Grünwald F. et al.: Deutsche Gesellschaft für Nuklearmedizin. Guideline for radioiodine therapy for benign thyroid diseases (version 4) Nuklearmedizin (2007) 46: 220-223.

[7] Bonnema S.J., Nielsen V.E., Hegedüs L.: Long-term effects of radioiodine on patient satisfaction in non-toxic diffuse goiter. European Journal of Endocrinology (2004) 150: 439-445.

[8] Wesche M.F., Tiel-van Buul M.M., Lips P. et al.: A randomized trial comparing levothyroxine with radioactive iodine in the treatment of sporadic nontoxic goiter. J Clin Endocrinol Metab (2001) 86: 998-1005.

[9] Le Moli R., Wesche M.F., Tiel-van Buul M.M. et al.: Determinants of longterm outcome of radioiodine therapy of sporadic non-toxic goitre. Clinical Endocrinology (1999) 50: 783-789.

[10] Reiners C.: Zum Krebs- und genetischen Risiko nach Radioiodtherapie der Hyperthyreose. Der Nuklearmediziner (1997) 5: 331-333.

[11] Huysmans D.A., Nieuwlaat W.A., Hermus A.R.: Towards larger volume reduction of nodular goitres by radioiodine therapy: a role for pretreatment with recombinant human thyrotropin? *Commentary*. Clinical Endocrinology (2004) 60: 297-299.

2.2.4 Die Operation der „komplizierten" Rezidivstruma und ihre Ergebnisse

K. Schwarz, B.J. Lammers, H. Böhner, P.E. Goretzki

Einleitung

Bei der operativen Therapie von Schilddrüsenerkrankungen ist die transiente oder permanente Lähmung des Nervus laryngeus recurrens ein typisches und für den Patienten bedeutsames Risiko. Dieses beträgt bei einem Ersteingriff in spezialisierten Zentren weniger als 1% für eine permanente Parese [1,2,3]. Je nach Ausmaß der Operation stellt die passagere Hypokalzämie mit bis zu 22% [4] oder sogar ein persistierender Hypoparathyreoidismus mit 1,5-8,5% [5] ebenfalls eine typische Operationskomplikation dar.

Bei Rezidiveingriffen an der Schilddrüse steigt der Anteil der Nervus laryngeus recurrens-Paresen (NLRP) von weniger als 1% auf bis zu 7% und der des Hypoparathyreoidismus im Vergleich zum Ersteingriff von etwa 1% auf bis zu 10%. Thomusch et al [6] zeigten in einer Multicenterstudie von 2000 mit 7.266 Patienten und 13.436 Nerves-at-risk, dass bei Rezidiveingriffen das relative Risiko einer frühpostoperativen Recurrensparese um den Faktor 3,05 und das einer permanenten Recurrensparese um den Faktor 3,44 erhöht ist. Ähnliches gilt für den Hypoparathyreoidismus, mit Erhöhung des relativen Risikos frühpostoperativ auf 1,82 und permanent auf 1,91. Nochmals erhöht ist das relative Risiko für den Morbus Basedow mit 2,8.

Die Operation der Rezidivstruma macht 6-8% aller Strumaoperationen aus und etwa 20% aller Patienten entwickeln nach Teilresektion der Schilddrüse ein Rezidiv. Gefährdete Patienten sind insbesondere Patienten unter 35 Jahren zum Zeitpunkt der Erstoperation, mit unzureichender Compliance bezüglich der postoperativen Iod/T4-Substitution und einer familiären Belastung bezüglich Schilddrüsenerkrankungen [7,8].

Aktuelle Studien zeigen, dass eine Senkung der Recurrenspareserate unter Zuhilfenahme technischer Neuerungen und einer konsequenten Darstellung des Nervus laryngeus reccurens erreicht wurde. Einigkeit besteht darüber, dass die Rezidivoperationen und insbesondere die „komplizierten" Rezidive in die Hand des Spezialisten in ausgewählten Zentren gehören. Unter komplizierten Rezidiven verstehen wir Mehrfach-Rezidive, eine vorbestehende kontralaterale Recurrensparese und III°-Rezidive mit einem Volumen von >80 ml mit retrosternalem oder intrathorakalem Anteil.

Eigene Untersuchungen bestätigen, dass bei Selektion der Operateure, konsequenter Darstellung des Nervus laryngeus reccurens mit Kontrolle durch intraoperatives Neuromonitoring (IONM) und Versuch der Identifikation der Nebenschilddrüsen (NSD), Ergebnisse zu erzielen sind, die nahezu mit der Primäroperation zu vergleichen sind und kein 5-10faches Komplikationsrisiko aufweisen.

Patienten und Methoden

Alle Patienten, die im Zeitraum von Januar 2002 bis Oktober 2007 an einer Rezidivstruma im Lukaskrankenhaus Neuss operiert wurden, gingen in die Studie ein. Indikation zur Operation waren die vergrößerte Schilddrüse, suspekte Knoten oder ein primärer/sekundärer Hyperparathyreoidismus. Angestrebt wurde eine Hemithyreoidektomie, Thyreoidektomie oder eine Near-Total-Resektion.

Die Operationen wurden unter Zuhilfenahme der Lupenbrille, des Vessel-Sealing und des IONM von vier Operateuren durchgeführt.

Insgesamt wurden 196 Patienten mit einem Rezidiv (s. Abb. 1), 168 weibliche und 28 männliche im Alter von 19 bis 87 Jahre (Median 54 Jahre) untersucht.

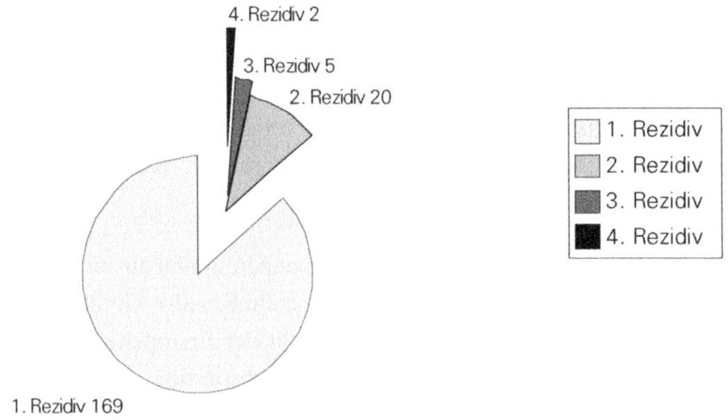

Abb. 1: Rezidivanzahl vor Studieneinschluss

17 Patienten wiesen vor dem erneuten Eingriff eine unilaterale Recurrensparese auf, eine Patientin eine bilaterale. 21 Patienten wurden wegen einer medikamentös nicht ausreichend behandelbaren Hyperthyreose bzw. eines Basedow-Rezidivs operiert.

Bei 48 (24,5%) Patienten bestand eine III°-Rezidivstruma bis hin zu einem Stridor und oberer Einflussstauung. 113 (57,6%) Patienten wurden an einer II°-Rezidivstruma operiert. 35 (17,9%) Patienten wiesen eine I°-Rezidivstruma auf, hier bestand die Indikation zur Reexploration aufgrund kalter, bzw. suspekter Knoten, einem primären Hyperparathyreoidismus (pHPT) oder einem sekundären Hyperparathyreoidismus (sHPT) (siehe Tab.1).

Tab.1: Operations-Indikation bei I°-Rezidivstruma, n=35

Feinnadelpunktion mit suspektem Befund	Kalter Knoten	Hyperthyreose/ Morbus Basedow	pHPT	sHPT
2	13	5	12	3

Ergebnisse

Bei den 196 Patienten, die an einer Rezidivstruma operiert wurden, lag die letzte Operation im Mittel 20 Jahre (1 Monat bis 66 Jahre) zurück. Zum Zeitpunkt des Rezidiveingriffes waren die Patienten im Median 54 Jahre (19-87 Jahre), zum Zeitpunkt der ersten Operation 33 Jahre (9-67 Jahre) alt. Die Altersverteilung zum Zeitpunkt der ersten Operation ist in Tab. 2 detailliert wiedergegeben. Über die Hälfte der Patienten waren bei der Primäroperation unter 35 Jahre und 25% unter 25 Jahre alt. Dieses legt nahe, dass das Alter zum Zeitpunkt der ersten Operation einen Einfluss auf die Rezidivwahrscheinlichkeit hat.

Tab. 2: Altersverteilung zum Zeitpunkt der ersten Operation:
Gesamtpatientenzahl 194; Alter von 9–67 Jahre, Median 33 Jahre,
Alter von 2 Patienten nicht bekannt

≤ 25 Jahre	26–35 Jahre	36–45 Jahre	46–55 Jahre	≥ 56 Jahre
54 (25%)	64 (33%)	50 (26%)	19 (10%)	7 (3%)

Wichtiges Ziel bei der Operation der Rezidivstruma ist die vollständige Beseitigung des Rezidives, um einem erneuten Wachstum vorzubeugen. Vor allem bei vorbestehender, meist kontralateral einseitiger Recurrensparese, sollte eine strenge Indikationsstellung gefordert werden und auf das intraoperative Neuromonitoring nicht verzichtet werden. Mit dem IONM kann auch das bilaterale Rezivdiv bei positiver Funktionskontrolle einzeitig angegangen werden. Bei sehr schweren Verhältnissen oder Signalabbruch bei anfänglich adäquater Signalgebung, sollte ein einzeitiges Vorgehen aber auch nicht erzwungen werden.

In unserem Patientenkollektiv konnten 90% der Operationen wie geplant durchgeführt werden (Tab. 3). Lediglich zehn Mal wurde auf die Resektion der zweiten Seite verzichtet, entweder stellte sich der Schilddrüsenrest bei der Exploration als zu klein (<3g) dar, oder es wurde wegen zweifelhaftem IONM ganz auf die Exploration verzichtet. Bei insgesamt 281 Nerves-at-risk betrug die Verzichtrate 3,56%, 18 mal (6,4%) erfolgte eine subtotale Resektion. Alle anderen Befunde wurden planungsgemäß operiert.

Tab. 3: Operationsziele – durchgeführte Resektionen (Tx = Thyreoidektomie)

Patienten.	NLRP prä-OP	1. Seite Tx	2. Seite TX	1. Seite subtotale. Tx	2. Seite subtotale Tx	2. Seite Verzicht	Nerves-at-risk
1. Rezidiv n=169	9 (1x post OP)	164	76	5	8	9	248
2. Rezidiv n=20	6	18	4	2	2	1	25
3. Rezidiv n=5	1 (bilateral)	5	3		1		6
4. Rezidiv n=2	2	2	1				2
Insgesamt n=196	18	189	84	7	11	10	281

Im Folgenden werden die Komplikationen nach den Eingriffen näher beleuchtet. Bei den 196 Patienten mit 281 Nerves-at-risk kam es zu sieben (2,49%) passageren Recurrensparesen und einer (0,35%) permanenten Parese. 46 (21,4%) Patienten wiesen einen passageren Hypoparathyroidismus auf. Zwei Patienen hatten einen permanenten Hypoparathyreoidismus nach der Voroperation. Wegen einer Nachblutung musste acht mal (4,08%) revidiert werden, Hämatome ohne Revision beobachteten wir vier mal (2,04%). Zwei Patienten litten unter postoperativen Wundheilungsstörungen (WHS). Bei einer Patientin mit einem sekundären Hyperparathyreoidismus kam es postoperativ zu einem Myokardinfarkt und eine Patientin verstarb nach der Operation auf der Intensivstation. Diese war mit 87 Jahren die älteste Patientin unseres Kollektivs. Mit bereits vorbestehender bilateraler Rekurrensparese, III°-Re-Re-Rezidivstruma, inspiratorischem Stridor, oberer Einflussstauung und cardialer Dekompensation wurde sie notfallmässig operiert. Sie verstarb an den Folgen der nicht zu beherrschenden kardialen Problematik. Die Komplikationen sind in Tabelle 4 dargestellt.

Tab. 4: Aufgetretene Komplikationen; Gesamtpatientenzahl n=196 mit 281 Nerves-at-risk

post OP Ca↓	Permanente NLRP	Passagere NLRP	WHS	Nachblutung mit OP	Hämatom ohne OP	Myokard-infarkt	Tod
46*	1 (0,35%)	7 (2,49%)	2 (1,02%)	8 (4,08%)	4 (2,04%)	1 (0,51%)**	1 (0,51%)

* davon 10 Patienten mit OP-Indikation Hyperparathyreoidismus
** sHPT

Bei Betrachtung der Komplikationen, zeigte sich, dass mit zunehmender Strumagröße die passagere Recurrensparese-Rate anstieg und es bei den III°-Rezidiven zu der einzigen permanenten Parese kam. Deutlich mehr passageren Hypokalzämien traten bei den III°-Strumen (29,2%) im Vergleich zu den II°-Strumen (20,35%) auf. Da bei den I°-Rezidivstrumen von insgesamt 35 Patienten 15 Patienten primär wegen eines HPT (12 pHPT, 3 sHPT) operiert wurden, zeigte sich hier mit 24,13% eine höhere Rate an Hypokalzämien im Vergleich zu den II°-Rezidiven (Tab. 5). Auch ist die Anzahl von Blutungskomplikationen und Wundheilungsstörungen bei den III°-Rezidiven gegenüber den I°- und II°-Rezidiven höher.

Tab. 5: Strumagrößen und Komplikationen

	Patienten n=	Nerves-at-risk	Passagere NLRP	Permanente NLRP	Hypo-kalzämien	Revision wegen Blutung	WHS
I°	35	49	1 (2,44%)		9 (24,13%)	1 (2,86%)	
II°	113	160	4 (2,5%)		23 (20,35%)	3 (2,73%)	
III°	48	72	2 (2,78%)	1 (1,39%)	14 (29,2%)	3 (6,25%)	2 (4,17%)
Insgesamt	196	281	7 (2,49%)	1 (0,35%)	46 (23,47%)	7 (3,57%)	2 (1,02%)

Beim Vergleich der Mehrfachrezidive mit den Einfachrezidiven, zeigte sich, dass die Mehrfachrezidiven häufiger durch eine Recurrensparese vorbelastet waren, was eine zusätzliche Anforderung an den Operateur stellte. Beide Patienten mit einem vierten Rezidiv hatten schon eine einseitige Recurrensparese mit einem kontralateralen Rezidiv. Eine Patientin mit einem dritten Rezidiv litt unter einer bilateralen Parese und sechs von 20 Patienten mit einem zweiten Rezidiv unter einer einseitigen Parese. Demgegenüber wiesen nur neun von 169 Patienten mit einem ersten Rezidiv eine vorbestehende Recurrensparese auf (Tab. 6).

Tab. 6: Vorkommen von prä- und postoperativen Recurrensparesen (NLRP) in den verschiedenen Rezidiv-Gruppen

	Operierte Seiten	Nerves-at-risk	NLRP präoperativ	Passagere NLRP postoperativ	Permanente NLRP postoperativ
1. Rezidiv	253	248	9	6	1
2. Rezidiv	26	25	6		
3. Rezidiv	9	6	1 (bilateral)		
4. Rezidiv	3	2	2	1	
Insgesamt	291	281	18	7	1

Zu den „komplizierten" Rezidiven zählten wir nicht nur die Mehrfachrezidive und Rezidive mit vorbestehender Recurrensparese sondern auch die III°-Rezidive, welche häufig deutlich retrosternal oder intrathorakal lagen. 30 Patienten wiesen eine retro- oder intrathorakale Rezidivstruma auf. 24 dieser Patienten konnten ohne Sternotomie operiert werden, sechs wurden partiell oder total sternotomiert (Tab. 7).

Tab. 7: Komplikationen bei Patienten mit retrosternalem oder intrathorakalem Rezidiv

	n=	NLRP prä-operativ	NLRP post-operativ	HPT	WHS	Hämatom	Tod
Ohne Sterno-tomie	24	6 (1x bilateral)	2 (1x passager)	7	1	1	1
Mit Sterno-tomie	6	1		2			

* einmal postoperativ gebessert

Bei den Faktoren, die eine „komplizierte" Rezidivstruma ausmachten, zeigten sich Überschneidungen der einzelnen Faktoren, die in Abb. 2 abgebildet sind.

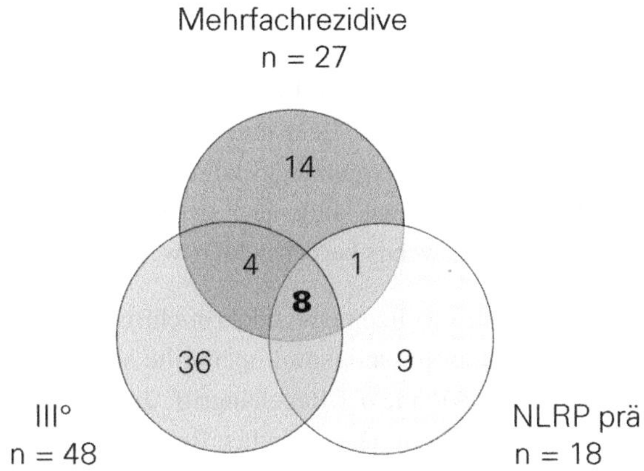

Abb. 2: „Komplizierte" Rezidive n = 72

Insgesamt wiesen von den 196 Patienten über 1/3 (36,7%) komplizierte Rezidive auf. Diese Gruppe war im Vergleich zu den übrigen Rezidiven von einer höheren Anzahl von Komplikationen betroffen (Tab. 8). Dennoch lag die Rate der passageren Recurrensparesen unter 4% und die der permanenten unter 1%. Wir beobachteten in dieser Gruppe 26,4% passagere Hypokalzämien, welche sich alle zurückbildeten, so dass kein Fall eines permanenten Hypoparathyreoidismus resultierte.

Tab. 8: Komplikationen: Komplizierte vs sonstige Rezidive

	n =	Nerves-at-risk	Passagere NLRP	Permanente NLRP	Passagere Hypokalzämie	Revision wegen Blutung	WHS	Tod
Komplizierte Rezidive	72	106	4 (3,8%)	1 (0,9%)	19 (26,4%)	5 (6,9%)	1 (1,4%)	1 (1,4%)
Übrige Rezidive	124	175	3 (1,7%)	–	27 (21,8%)	2 (1,6%)	1 (0,8%)	–
Insgesamt	196	281	7 (2,5%)	1 (0,4%)	46 (23,5%)	7 (3,6%)	2 (1,0%)	1 (0,5%)

Zusammenfassung

Schon bei der Primäroperation einer Struma sollten in die Planung der operativen Strategie patientenbezogene Faktoren wie Alter und eine familiäre Belastung bezüglich Schilddrüsenerkrankungen einbezogen werden. Insbesondere Patienten unter 35 Jahren mit einer Knotenstruma, neigen zu einem knotigen Rezidiv. Darüber hinaus sollte auch der Wunsch des Patienten zum Belassen funktionellen Restschilddrüsengewebes berücksichtigt werden.

Vorzugsweise ist die Operation der Rezidivstruma in einem endokrin-chirurgischen Zentrum vorzunehmen. Das intraoperative Neuromonitoring und eine Lupenbrille sind unverzichtbar. Bei der Rezidivoperation ist die Restthyreoidektomie der Regeleingriff, da die Mehrfachrezidive doch eine höhere Komplikationsrate aufweisen. Die einfachen Rezidive können zumeist sicher und im Ergebnis vergleichbar mit der Primäroperation angegangen werden.

Literatur

[1] Kunath M., Marusch F., Horschig P. et al.: The value of intraoperative neuromonitoring in thyroid surgery--a prospective observational study with 926 patients.Zentralbl Chir (2003) 128: 187–190.

[2] Jonas J., Bähr R.: Intraoperative neuromonitoring of the recurrent laryngeal nerve – results and learning curve. Zentralbl Chir (2006) 131: 443–448.

[3] Wahl R.A., Rimpl I.: Selective (= morphology and function dependent) surgery of nodular struma: relationship to risk of recurrent laryngeal nerve paralysis by dissection and manipulation of the nerve. Langenbecks Arch Chir Suppl Kongressband (1998) 115: 1051–1054.

[4] Steinmüller T., Ulrich F., Rayes N. et al.: Surgical procedures and risk factors in therapy of benign multinodular goiter. A statistical comparison of the incidence of complications. Chirurg (2001) 72: 1453–1457.

[5] Hermann M.: Postoperative Hypoparathyroidism Following Thyroidectomy – the Underestimated Complication. Viszeralchirurgie (2005) 40: 185–194.

[6] Thomusch O., Sekulla C., Ukkat J. et al.: Quality assurance study of benign and malignant goiter. Prospective multicenter data collection regarding 7,617 patients. Zentralbl Chir (2001) 126: 664–671.

[7] Bellatone R., Lombardi C.P., Boscherini M. et al.: Predictive factors for recurrence after thyroid lobectomy for unilateral non-toxic goiter in an endemic area: results of a multivariate analysis. Surgery (2004) 136: 1247–51.

[8] Rios Zambudio A., Rodriguez Gonzalez J.M., Galindo Fernandez P.J. et al.: Clinical recurrence of multinodular goiter after surgery. A multivariate study on the risk factors. Rev Clin Esp (2005) 205: 9–13.

2.2.5 Gesundheitsbezogene Lebensqualität nach Schilddrüsenoperation

M. Boucher, J.M. Harms, I. Wessel, C. Petri, A.K. Kaetsch, C. Adolph, A. Gorgon, D. Simon

Einleitung

Die WHO definierte bereits 1946 „Gesundheit als einen Zustand vollkommenen körperlichen, geistigen und sozialen Wohlbefindens und nicht allein als das Fehlen von Krankheit und Gebrechen“ [1]. 1997 beschrieb das deutsche Ministerium für Bildung, Forschung, Wissenschaft und Technologie den Begriff Gesundheit: „Gesundheit wird als mehrdimensionales Phänomen verstanden und reicht über den Zustand der Abwesenheit von Krankheit hinaus“.

Auch in der Chirurgie gewinnt die Messung der gesundheitsbezogenen Lebensqualität (engl. „health-related quality of life“, HRQL) als prä- und postoperatives Instrument zur Qualitätssicherung an entscheidender Bedeutung. Die Evaluation der HRQL bedeutet die Erfassung aller Auswirkungen einer Erkrankung und ihrer Behandlung in allen relevanten Dimensionen auf das Leben des Patienten. Zur Bestimmung der HRQL sollten Aspekte des physischen, psychischen und sozialen Wohlbefindens sowie der Funktionsfähigkeit im täglichen Leben gemessen werden [2]. Die HRQL sollte von den Patienten selbst erfasst werden, da die Erfahrungen des Patienten im Umgang mit der Erkrankung und die eigene Einschätzung der Beeinflussung ihres täglichen Lebens von besonderer Bedeutung sind.

Eines der Instrumente, das sowohl von der psychometrischen Qualität als auch von seiner Ökonomie und seiner Verbreitung her international führend ist, ist der Short-Form-36 Health Survey (SF36). Dieser Fragebogen stellt die gekürzte Version eines in der Medical Outcomes Study (MOS) entwickelten, umfassenden Messinstruments dar, wobei die Auswahl und Reduktion der Fragen auf einer Reihe empirisch-rigoroser Tests beruht [3-5]. Der Fragebogen, dem eine über 30-jährige Entwicklungsarbeit zugrunde liegt, hat sich in der letzten Zeit als Standardinstrument zur Erfassung der subjektiven Gesundheit herauskristallisiert, dessen Gebrauch zunehmend auch internationale Zulassungsbehörden empfehlen [6].

Die Beeinträchtigungen bei Patienten mit Schilddrüsenerkrankungen sind vielfältig. Ein beträchtlicher Anteil der Erkrankten erfährt eine Einschränkung in seinen alltäglichen Aktivitäten, nimmt seine allgemeine Gesundheit als vermindert wahr und hat eine soziale und emotionale Beeinträchtigung. Die kognitive Leistungsfähigkeit wird als eingeschränkt betrachtet und es tritt gehäuft Müdigkeit auf. Des Weiteren wird oft auch ein kosmetischer Leidensdruck beschrieben [7-9].

Die klassische Operationsindikation bei einer nodösen Struma sind lokale Kompressionserscheinungen mit Globusgefühl, Schluckstörungen oder Atemnot. Weitere Indikationen sind ein Malignitätsverdacht oder kosmetische Gründe. Ziel der operativen Behandlung ist die vollständige Entfernung des knotig veränderten Gewebes unter Schonung des normalen Schilddrüsenparenchyms. Das Resektionsverfahren wird morphologiegerecht, individuell gewählt und reicht von einer umschriebenen Knotenentfernung bis zur beidseitigen subtotalen Resektion oder, bei knotigem Umbau der gesamten Schilddrüse und bei Malignomen, sogar bis zur Thyreoidektomie. Im Hinblick auf ein mögliches Rezidiv, dessen Entwicklung durch die Menge und Beschaffenheit des bei der Erstoperation belassenen Gewebes beeinflusst wird, ist zweifelsohne die Thyreoidektomie das sicherste Verfahren. Obwohl eine Thyreoidektomie mit einem erhöhten Risiko einer Nervus laryngeus recurrens-Parese und eines Hypoparathyreoidismus einhergehen kann, findet dieses Verfahren als sicherste „Rezidivprophylaxe“, insbesondere im angloamerikanischen Raum, viele Befürworter [10, 11].

Bislang standen Daten zum prä- und postoperativen Befinden sowie zum Langzeitverlauf bei Patienten mit benignen Schilddrüsenerkrankungen aus. Zudem ist bisher unklar, ob das Resektionsausmaß das postoperative Befinden relevant beeinflussen kann oder ob neben der leitliniengerechten Entfernung von knotigen Schilddrüsenveränderungen auch der verbliebene Schilddrüsenrest von Bedeutung für das Befinden des Patienten sein kann.

Patienten und Methoden

In der vorliegenden prospektiven Studie untersuchten wir mittels des SF-36 die gesundheitsbezogene Lebensqualität bei 90 Patienten, die sich einer elektiven Operation bei einer benignen Schilddrüsenerkrankung unterzogen. Die Patienten erhielten vor dem ersten Ausfüllen des Bogens eine Einführung und Anleitung zur Bearbeitung.

Der SF-36 umfasst acht Gesundheitskonzepte [6]:

- Körperliche Funktionstüchtigkeit: Ausmaß, in dem der Gesundheitszustand körperliche Aktivitäten wie Selbstversorgung, Gehen, Treppen steigen, Bücken, Heben und mittelschwere oder anstrengende Tätigkeiten beeinträchtigt

- körperliche Rollenfunktion: Ausmaß, in dem der körperliche Gesundheitszustand die Arbeit oder andere tägliche Aktivitäten beeinträchtigt, z. B. verminderte Leistungsfähigkeit, Einschränkungen in der Art der Aktivitäten oder Schwierigkeiten bestimmte Aktivitäten auszuführen
- körperliche Schmerzen: Ausmaß an Schmerzen und Einfluss der Schmerzen auf die normale Arbeit, sowohl im als auch außerhalb des Hauses
- allgemeine Gesundheitswahrnehmung: persönliche Beurteilung der Gesundheit, einschließlich des aktuellen Gesundheitszustandes, zukünftige Erwartungen und Widerstandsfähigkeit gegenüber der Erkrankung
- Vitalität: eigene Wahrnehmung z. B. energiegeladen und voller Schwung oder müde und erschöpft
- soziale Funktionsfähigkeit: Ausmaß, in dem die körperliche Gesundheit oder die emotionalen Probleme normale soziale Aktivitäten beeinträchtigen
- emotionale Rollenfunktion: Ausmaß, in dem emotionale Probleme die Arbeit oder andere tägliche Aktivitäten beeinträchtigen, z. B. Probleme mit der Zeiteinteilung, verminderte Leistungsfähigkeit und Sorgfalt
- psychisches Wohlbefinden: Allgemeine psychische Gesundheit, einschließlich Depression, Angst, emotionale und verhaltensbezogene Kontrolle, allgemeine positive Stimmung

Die Auswertung der Daten erfolgt über die Addition der angekreuzten Itembewertungen pro Skala, wobei für einige Skalen spezielle Gewichtungen einbezogen werden. Im SF-36 werden dann alle Kategorien in Werte zwischen 0 und 100 transformiert, so dass ein Vergleich der Skalen miteinander bzw. auch über verschiedene Patientengruppen möglich ist. Wir untersuchten die HRQL am präoperativen und dritten postoperativen Tag sowie im Verlauf nach sechs Monaten. Die Ergebnisse wurden dann untereinander und mit der deutschen Normstichprobe (German Normative Value = GNV), die die Daten von ca. 3.000 Bundesbürgern umfasst, verglichen [6].

Ergebnisse

Das Durchschnittalter der Patienten betrug zum Zeitpunkt der Operation 51,8 Jahre (Median 50 Jahre). Die Geschlechterverteilung war mit 77% zu Gunsten des weiblichen Geschlechts verschoben. Die untersuchten Patienten entsprachen Klasse II in der ASA-Klassifikation. Die Vorstellung beim Hausarzt, Endokrinologen oder Nuklearmediziner erfolgte in 46% auf Grund von lokaler Beschwerdesymptomatik (19% funktionelle Beschwerden, 26% Screening oder Routineuntersuchungen, 10% keine Symptomatik). Betrachtet man die Stoffwechsellage zum Zeitpunkt der Operation, so lag beim überwiegenden Teil der Patienten eine Euthyreose (81%) vor. 17% wiesen eine latente Hyperthyreose und 2% eine Hypothyreose auf.

Tab. 1: Vergleich der Gesundheitskonzepte des SF-36 bei der deutschen Normpopulation (GNV), Patienten am präoperativen (prä-OP) und am dritten postoperativen Tag (3. Tag) und im Follow-up nach 6 Monaten (6 Monate)

	Körperliche Funktionsfähigkeit	Körperliche Rollenfunktion	Körperliche Schmerzen	Allgemeine Gesundheitswahrnehmung	Vitalität	Soziale Funktionsfähigkeit	Emotionale Rollenfunktion	Psychisches Wohlbefinden
GNV	83,7	80,6	72,7	61,0	61,2	86,8	88,9	72,4
prä-OP	83,0	75,4	81,2	70,6	56,9	81,8	72,3	66,6
3. Tag	71,3	50,7	65,5	71,4	52,8	82,4	75,5	74,5
6 Monate	87,3	83,1	83,8	72,6	60,9	87,1	85,3	72,5

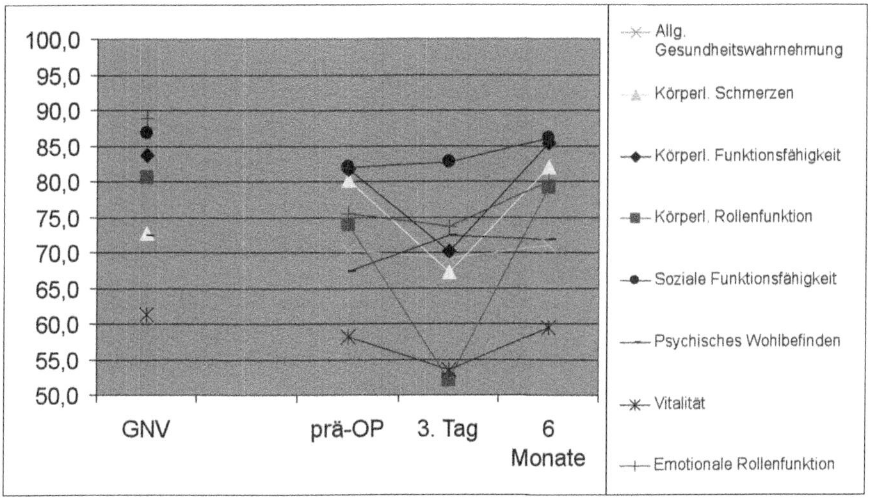

Abb. 1: Vergleich der Gesundheitskonzepte des SF-36 bei der deutschen Normpopulation (GNV), Patienten am präoperativen (prä-OP) und dritten postoperativen Tag (3. Tag) und im Follow-up nach 6 Monaten (6 Monate)

Bei der Untersuchung der präoperativen Daten zeigte sich in allen Kategorien des SF-36, außer bei der allgemeinen Gesundheitswahrnehmung und den körperlichen Schmerzen, niedrigere Werte im Vergleich zur GNV (siehe Tab. 1 und Abb. 1). Die größten Unterschiede bestanden in den Kategorien körperliche Rollenfunktion und emotionale Rollenfunktion. Bei der Beurteilung der HRQL mittels SF-36 waren am dritten postoperativen Tag die Werte für die körperliche Funktionsfähigkeit und die körperliche Rollenfunktion erniedrigt. Das psychische Wohlbefinden stieg proportional am stärksten an. Nach sechs Monaten kam es in fast allen Kategorien zu einer

Normalisierung der Werte im Vergleich zur GNV. Verbesserte Daten waren für die körperliche Funktionsfähigkeit, die körperliche Rollenfunktion und insbesondere für die körperlichen Schmerzen und die allgemeine Gesundheitswahrnehmung festzustellen.

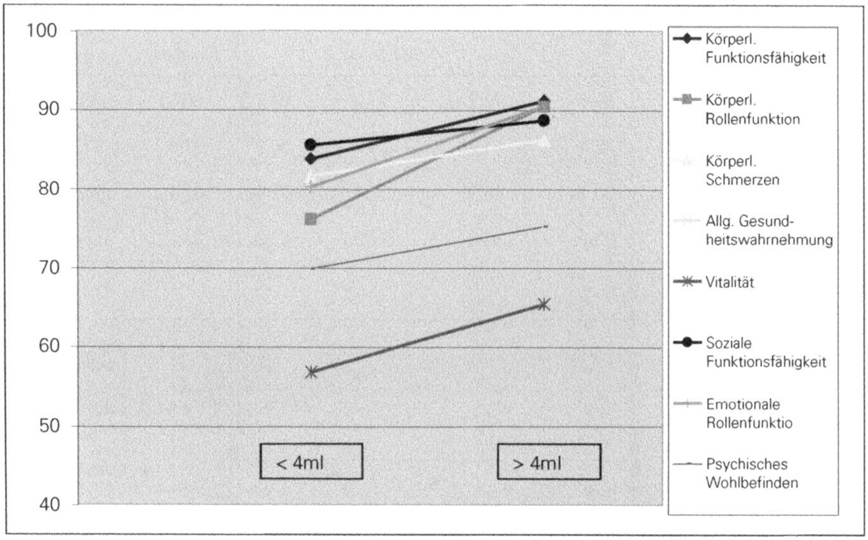

Abb. 2: Vergleich der Kategorien des SF-36 in Bezug auf die Größe des verbliebenen Schilddrüsenrestes im Follow-up nach 6 Monaten

Tab. 2: Vergleich der Kategorien des SF-36 in Bezug auf die Größe des verbliebenen Schilddrüsenrestes im Follow-up nach 6 Monaten (* $p<0.05$)

	Körperliche Funktionsfähigkeit	Körperliche Rollenfunktion	Körperliche Schmerzen	Allgemeine Gesundheitswahrnehmung	Vitalität	Soziale Funktionsfähigkeit	Emotionale Rollenfunktion	Psychisches Wohlbefinden
6 Monate <4ml	83,8	76,1	81,6	70,0	56,8	85,6	80,2	69,9
6 Monate >4ml	91,2 *	90,5 *	86,1	75,4	65,3 *	88,6	90,5	75,3

In einer Subgruppenanalyse teilten wir dann die Patienten nach verbliebenem Schilddrüsenrest größer (n=44) und kleiner 4 ml (n=46) auf. Hier zeigte sich, dass Patienten mit einem verbliebenen Schilddrüsenrest >4 ml im Follow-Up nach sechs Monaten eine bessere HRQL ($p<0.05$) in allen gemessenen Kategorien aufwiesen. Eine statistische Signifikanz ($p<0.05$) konnte bei der körperlichen Funktionsfähigkeit, der körperlichen Rollenfunktion und der Vitalität nachgewiesen werden.

Schlussfolgerung

Die prä- und postoperative gesundheitsbezogene Lebensqualität bei Patienten mit Schilddrüsenerkrankungen wurde erstmals evaluiert. Hier zeigte sich, dass der SF-36 ein sinnvolles Instrument zur Erfassung der gesundheitsbezogenen Lebensqualität bei Patienten ist, die sich zur elektiven Operation bei benignen Schilddrüsenerkrankungen vorstellen.

Des Weiteren sollte mit Hilfe der HRQL der Erfolg der Operationen bewertet werden, denn auch das postoperative Befinden sollte als Qualitätsindikator (natürlich neben der morphologiegerechten Resektion) gelten. Insgesamt kam es innerhalb von 6 Monaten zu einer Normalisierung der HRQL bei Patienten nach Schilddrüsenoperation, so dass die Beschwerden von Patienten mit knotigen Schilddrüsenveränderungen als voll reversibel zu beurteilen sind.

Die Patienten mit einem verbliebenen Schilddrüsenrest von mehr als 4 ml hatten im Follow-Up eine signifikant bessere HRQL, dies führte in den Kategorien des körperlichen Befindens (körperliche Rollenfunktion, körperliche Funktionsfähigkeit und Vitalität) zu einem statistisch signifikanten Unterschied.

Literatur

[1] Organization, C.o.t.W.H., World Health Organization. Handbook of basic documents. 5th Ed. Geneva: Palais des nations. (1952) 3-20.

[2] Watt T., Groenvold M., Rasmussen A.K. et al.: Quality of life in patients with benign thyroid disorders. A review. Eur J Endocrinol (2006) 154: 501-510.

[3] McHorney C.A., Ware J.E. Jr., Rogers W. et al.: The validity and relative precision of MOS short- and long-form health status scales and Dartmouth COOP charts. Results from the Medical Outcomes Study. Med Care (1992) 30: MS253-265.

[4] Ware J.E. Jr.: Standards for validating health measures: definition and content. J Chronic Dis (1987) 40: 473-480.

[5] Ware J.E. Jr., Sherbourne C.D.: The MOS 36-item short-form health survey (SF-36). I. Conceptual framework and item selection. Med Care (1992) 30: 473-483.

[6] Bullinger M., Kirchberger I.: SF-36 Fragebogen zum Gesundheitszustand – Handanweisung (1998) Hogrefe.

[7] Bianchi G.P., Zaccheroni V., Solaroli E. et al.: Health-related quality of life in patients with thyroid disorders. Qual Life Res (2004) 13: 45-54.

[8] Gulseren S., Gulseren L., Hekimsoy Z. et al.: Depression, anxiety, health-related quality of life, and disability in patients with overt and subclinical thyroid dysfunction. Arch Med Res (2006) 37: 133-139.

[9] Jaeschke R., Guyatt G., Cook D. et al. Spectrum of quality of life impairment in hypothyroidism. Qual Life Res (1994) 3: 323-327.

[10] Frilling A.: Schilddrüsenchirurgie. Gutartige Erkrankungen der Schilddrüse. Chirurg (2001) 72: 1378-1389.
[11] Grundlagen der Chirurgie, Beilage zu Mitteilungen der Deutschen Gesellschaft für Chirurgie (1998) 27(3).

2.3 Therapie und Nachsorge differenzierter Schilddrüsenkarzinome

2.3.1 Mikrokarzinome – Komplettierungsoperationen

K. Holzer

Einleitung und Definition

Ein Schilddrüsenkarzinom mit einer Größe von ≤1 cm wird als Mikrokarzinom definiert, unabhängig davon, ob es gekapselt ist oder nicht [1]. Die häufigsten Mikrokarzinome der Schilddrüse sind papilläre Karzinome, gefolgt von medullären Karzinomen (C-Zell-Karzinom). Die Entität des follikulären Mikrokarzinoms ist umstritten. Diese Mikrokarzinome sind bei der exakten histopathologischen Aufarbeitung häufig follikuläre Varianten eines papillären Karzinoms entsprechender Größe. Wenige Ausnahmen eines 5-9 mm großen follikulären Mikrokarzinoms mit Angioinvasion wurden beschrieben [2].

Papilläres Mikrokarzinom

In Autopsiestudien ist die Prävalenz von papillären Mikrokarzinomen hoch; sie wird in Finnland mit bis zu 35% angegeben [3]. Autopsieuntersuchungen aus Japan ergaben 11% papilläre Mikrokarzinome [4]. In den USA zeigten Autopsien bei 20-40 Jährigen in 3% der Fälle papilläre Mikrokarzinome in der Schilddrüse [5]. Auch bei Patienten, die mit vermeintlich benignen Erkrankungen der Schilddrüse (z. B. Struma multinodosa) operiert wurden, fand man in 5-25% der Fälle inzidentelle, papilläre Mikrokarzinome bei der histopathologischen Aufarbeitung [6,7]. Patienten, die wegen einer gutartigen Schilddrüsenerkrankung in der Allgemein- und Gefäßchirurgie der Universitätsklinik Frankfurt/Main zwischen 2004-2007 operiert wurden, hatten in 6% ein inzidentell gefundenes, papilläres Mikrokarzinom der Schilddrüse. Die durchschnittliche Größe der Mikrokarzinome betrug 3.56 mm, nur sechs Patienten hatten ein papilläres Mikrokarzinom größer 5 mm. Fünf Patienten hatten ein multifokales Karzinom (24%). Cheema et al. konnten ebenfalls zeigen, dass bei 24% ihrer Patienten das papilläre Mikrokarzinom multifokal auftrat. 4% dieser Patienten hatten sogar mehr als 4 Mikrokarzinome in der Schilddrüse. Darüber hinaus konnten bei 16% der Patienten Lymphknotenmetastasen nachgewiesen werden [8].

Die Prognose des papillären Mikrokarzinoms ist trotz Multifokalität und ggf. vorhandenen Lymphknotenmetastasen exzellent. In einer jüngst publizierten, japanischen Beobachtungsstudie wurden 162 Patienten mit einem histologisch nachgewiesenen papillären Mikrokarzinom nicht operiert, sondern engmaschig sonographisch kontrolliert. Bei über 70% der Patienten war kein Tumorwachstum zu verzeichnen. Bei einigen Patienten konnte sogar eine Tumorregression aufgezeigt werden [9].

Aufgrund der guten Prognose und des wenig aggressiven biologischen Verhaltens des papillären Mikrokarzinoms wurde in der interdisziplinären Leitlinie der Deutschen Krebsgesellschaft und der Deutschen Gesellschaft für Chirurgie festgelegt, dass nach subtotaler Schilddrüsenresektion ein zufällig gefundenes papilläres Mikrokarzinom keine Komplettierungsoperation im Sinne einer Thyreoidektomie und ggf. zentralen Lymphknotenausräumung notwendig macht [10]. Hier gelten aber wichtige Ausnahmen, die zu beachten sind! Patienten mit multifokalen oder Kapselüberschreitenden Mikrokarzinomen, sowie Patienten mit tastbaren oder sonographisch auffälligen Lymphknoten sollten komplettierend operiert werden. Weiterhin sollten Patienten mit bestimmten histologischen Subtypen (z. B. Tall-Cell-Variante) und familiären Karzinomen ebenfalls komplettiert werden. Nachfolgend müssen alle diese Patienten mit einer Radiojodtherapie zusätzlich behandelt werden [10].

Papilläre Mikrokarzinome können nicht nur klinisch okkult sein und inzidentell bei einer Schilddrüsenoperation gefunden werden, sondern auch primär durch eine Lymphknotenmetastasierung auffallen. Lo et al. haben Patienten mit einem papillären Mikrokarzinom und zervikalen Lymphknotenmetastasen (n=38) als klinisch „augenscheinliches“ (apparentes) Mikrokarzinom eingeordnet und 72 Patienten mit einem inzidentell gefundenen, okkulten Mikrokarzinom gegenübergestellt. Während einer mittleren Nachbeobachtungszeit von 8.2 Jahre starben in der Gruppe mit klinisch apparenten papillären Mikrokarzinomen 4 Patienten, 13 Patienten entwickelten ein lokoregionäres Rezidiv. In der Gruppe der okkulten papillären Mikrokarzinome (n=75) überlebten alle Patienten und lokoregionäre Rezidive kamen nicht vor [11].

Ito et al. konnten zeigen, dass Patienten mit einem papillären Mikrokarzinom im oberen Pol der Schilddrüse signifikant häufiger positive, laterale Lymphknoten aufwiesen [12]. Micolli et al. wiesen darauf hin, dass Patienten mit einem papillären Mikrokarzinom >5 mm eine signifikant höheren Rate an Lymphknotenmetastasen (10%, $p<0.0001$) und Kapselinfiltration (21.2%, $p<0.0001$) aufwiesen, als Patienten mit einem Mikrokarzinom ≤5 mm. Weiterhin traten größere Mikrokarzinome signifikant häufiger bilateral auf (21.2%, $p<0.0001$). Auch zeigten die Mikrokarzinome >5 mm häufiger aggressivere histologische Varianten. Deshalb schlugen die Autoren vor, papilläre Mikrokarzinome abhängig von ihrer Größe ≤5 mm und >5 mm zu betrachten und eine Komplettierungsoperation auch bei Patienten durchzuführen, die ein größeres Mikrokarzinom (>5mm) haben. Weiterhin zeigten die Autoren, dass eine Kapselinfiltration eines einseitigen Mikrokarzinoms ein signifikanter Hinweis dafür ist, dass ein weiteres Karzinom auf der anderen Schilddrüsenseite zu finden ist [13].

Abschließend muss auf das familiäre, papilläre Schilddrüsenkarzinom hingewiesen werden, das auch als Mikrokarzinom vorliegen kann. Es wird diagnostiziert, wenn zwei oder mehr Verwandte ersten Grades ein Schilddrüsenkarzinom entwickeln. Eine genetische Testung gibt es bis heute nicht. Patienten mit familiären, papillären Mikrokarzinomen haben häufiger einen aggressiveren Tumortyp mit lokaler Invasion, Multifokalität und extrathyreoidalem Tumorwachstum und sollten, falls nicht aufgrund der primären Anamnese bereits durchgeführt, eine Komplettierungsoperation mit zentraler Lymphknotenausräumung erhalten [14].

Zusammenfassend ist festzuhalten, dass bei einem inzidentell gefundenen, papillären Mikrokarzinom eine Komplettierungsoperation und zentrale Lymphknotenausräumung nicht zwingend erforderlich ist. Ausnahmen sind aber zu beachten: Patienten mit einem kapsel- überschreitenden Wachstum des Mikrokarzinoms, klinisch bzw. sonographisch auffälligen Lymphknoten oder multifokalen Mikrokarzinomen müssen einer Komplettierungsoperation und zentraler Lymphknotenausräumung zugeführt werden. Weiterhin ist darauf zu achten, dass papilläre Mikrokarzinome familiären Ursprungs und Patienten mit besonders aggressiven histologischen Tumortypen (z. B. Tall-Zell-Variante) komplettierend operiert werden. Außerdem sollte sich bei allen Patienten nach der Komplettierungsoperation eine Radiojodtherapie anschließen.

Medulläre Mikrokarzinome (C-Zell-Mikrokarzinome)

C-Zell-Mikrokarzinome können sporadisch und heriditär assoziiert auftreten. In den folgenden Ausführungen soll ausschließlich auf das sporadische C-Zell-Mikrokarzinom eingegangen werden. Entsprechend der interdisziplinären Leitlinie der Deutschen Krebsgesellschaft und der Deutschen Gesellschaft für Chirurgie [10] werden Patienten mit einem C-Zell-Mikrokarzinom thyreoidektomiert und die zentralen sowie beidseitig lateralen Lymphknoten ausgeräumt. In der o. g. Leitlinie wird nicht weiter bezüglich eines C-Zell-Mikrokarzinoms und seiner operativen Therapie differenziert. Die heutige Evidenzlage reicht aber noch nicht aus, um auch beim sporadischen C-Zell-Mikrokarzinom eine Komplettierungsoperation und zentrale sowie laterale Lymphknotenausräumung zu empfehlen [15].

Hamy et al. publizierten 2005 eine prospektive Multicenterstudie von 43 Patienten, die ein sporadisches, medulläres Mikrokarzinom mit einer durchschnittlichen Tumorgröße von 4.1 mm (0.2-9 mm) hatten. 11 der 43 Patienten hatten multifokale

Mikrokarzinome. Alle Patienten wurden hinsichtlich ihres RET-Protoonkogen-Status untersucht und waren negativ (=sporadisches Karzinom). Alle Patienten wurden thyreoidektomiert und primär oder im Rahmen eines Komplettierungseingriffes einer zentralen Lymphknotenausräumung zugeführt. Postoperativ entwickelten 4.6% der Patienten einen Hypoparathyreoidismus und 2.3% der Patienten hatten eine permanente Nervus laryngeus recurrens Läsion. Es wurden insgesamt 652 zentrale Lymphknoten entfernt und histologisch untersucht. 601 dieser Lymphknoten waren unauffällig und nicht karzinomatös entartet. 2 von 43 Patienten wiesen 6/25 bzw. 11/26 pathologische Lymphknoten auf. Diese Patienten zeigten bereits präoperativ stark erhöhte basale Calcitonin-Werte (191 pg/ml bzw. 728 pg/ml). Weiterhin waren klinisch auffällige Lymphknoten tastbar. Hamy et al. schlossen aus diesen Untersuchungen, dass bei Patienten, die erst in der definitiven histologischen Untersuchung ein C-Zell-Mikrokarzinom diagnostiziert bekommen, von einer Komplettierungsoperation und Lymphknotenausräumung abgesehen werden kann, wenn der postoperativ durchgeführte Pentagastrin-Test negativ ist [16].

Auch Peix et al. schlugen beim C-Zell-Mikrokarzinom <5 mm ein moderates Vorgehen vor. Sie konnten postoperativ bei 15 Patienten weder einen pathologischen basalen Calcitonin-Wert noch einen pathologischen Pentagastrin-Test beobachteten. Wenn diese beiden Voraussetzungen erfüllt waren, wurden Patienten mit einer subtotalen Schilddrüsenresektion oder einer Thyreoidektomie nicht komplettiert und es wurde von einer Restentfernung der Schilddrüse und einer zentralen Lymphknotenausräumung abgesehen. Im weiteren Verlauf musste ein Patient komplettiert werden, weil es in der Nachsorge nach 48 Monaten postoperativ zu einem Anstieg des basalen Calcitonin-Wertes kam und der Pentagastrin-Test pathologisch wurde. In der Komplettierungsoperation zeigten sich dann 3 von 29 Lymphknoten befallen. Wenn ein Patient bei einem sporadischen C-Zell-Mikrokarzinom nicht komplettierend operiert wird, muss sichergestellt werden, dass eine korrekte und langfristige Tumornachsorge (Calcitonin, Pentagastrin-Test, Sonographie, CEA) durchgeführt wird, um Rezidive früh zu erfassen und dann einer Operation zuzuführen [17].

Auch Raffel et al. haben sich 2004 der Frage der Komplettierungsoperation bei inzidentell gefundenen C-Zell-Mikrokarzinom angenommen. Nur einer von 12 Patienten (durchschnittlichen Nachbeobachtungszeit 4.6 Jahren) entwickelte trotz subtotaler Schilddrüsenresektion, fehlender Komplettierungsoperation und nicht durchgeführter zentraler Lymphknotenausräumung eine pathologische Erhöhung des Calcitonin-Wertes und des CEA. Hier wurde eine Komplettierungsoperation 3 Monate später angeschlossen. Zusammenfassend wurde auch von dieser Arbeitsgruppe diskutiert, dass Patienten mit einem sporadischen, inzidentell gefundenen C-Zell-Mikrokarzinom, bei einem negativen basalen Calcitonin-Wert, einem nicht-pathologischen Pentagastrin-Test und unauffälliger klinischer und sonographischer Untersuchung nicht zwingend nachoperiert werden müssen. Auch hier wurde eine langfristige Tumornachsorge von 10-15 Jahren empfohlen [18].

Wichtig ist es, darauf hinzuweisen, dass wie beim papillären Mikrokarzinom auch beim C-Zell-Mikrokarzinom Lymphknotenmetastasen (10-20%) auftreten können [19]. Neben einer aufmerksamen klinischen und sonographischen Untersuchung ermöglicht aber bei diesem Tumortyp der Tumormarker Calcitonin und ein Pentagastrin-Test eine gute postoperative, biochemische Überwachung.

Komplettierungsoperation

Jeder Chirurg, der bereits einmal eine Komplettierungsoperation durchgeführt hat, weiß, wie schnell es im Schilddrüsenbett postoperativ zu Verklebungen kommt. Das Auffinden von wichtigen Strukturen, wie Stimmbandnerv oder Nebenschilddrüsen, ist damit erschwert. Bereits bei der Restentfernung der Schilddrüse kann dies zu Problemen führen. Eine komplettierende Lymphknotenausräumung im zentralen Kompartiment bei vorausgegangener Thyreoidektomie kann technisch noch schwieriger sein. Auf Grund dieser Erfahrung empfiehlt es sich, eine geplante Komplettierung möglichst innerhalb von 72-120 Stunden postoperativ anzuschließen. Wenn dies nicht möglich ist, sollte mit der Komplettierungsoperation ca. 3 Monate gewartet werden. Exzellente, aber retrospektive Zahlen wurden von einer französischen Arbeitsgruppe vorgestellt, die primäre Thyreoidektomien (n=5.104) mit einem Zweiteingriff an der Schilddrüse verglichen (n=685). Unter den Zweiteingriffen befanden sich 225 Patienten mit einer Komplettierungsoperation nach Diagnose eines differenzierten Schilddrüsenkarzinoms. Zweiteingriffe an der Schilddrüse ergaben eine signifikant höhere Morbiditätsrate (3.8% versus 2.2%, p=0.01) beim Vergleich mit der primären Thyreoidektomie. Es wurden mehr permanente Hypokalzämien (2.5 versus 1.8%, nicht signifikant) und eine signifikant höhere permanente Recurrenspareserate (0.5 versus 1.5%, p<0.001) postoperativ diagnostiziert [20]. Vergleicht man diese Morbiditätszahlen der primären Thyreoidektomie mit Zahlen aus einer multizentrischen Studie von Thomusch et al. (2003) so fällt auf, dass diese deutschen Studie zu einer weitaus höheren Komplikationsrate nach primärer Thyreoidektomie kommt (permanente Hypoparathyreoidismusrate 10%, permanente Recurrensparese 2.3%). Diese Zahlen zeigen, dass Komplettierungseingriffe an der Schilddrüse durch Operateure durchgeführt werden sollten, die in der Schilddrüsenchirurgie erfahren sind. Weiterhin sollten technische Hilfsmittel wie Lupenbrille und Neuromonitoring eingesetzt werden. Dass die Morbiditätszahlen in der komplettierenden Schilddrüsenchirurgie weitaus höher sein können, zeigen Zahlen aus der Publikation von Erdem et al.. Hier kam es bei 17% der Patienten zu permanenten Recurrensparesen und bei bis zu 15% zu einem permanenten Hypoparathyreoidismus [21].

Zusammenfassend ist zu sagen, dass eine komplettierende Operation eines Mikrokarzinoms nicht generell abgelehnt oder befürwortet werden kann. Man sollte den Patienten dringend zu einer Komplettierung raten, wenn bei einem papillären Mikrokarzinom klinisch und sonographisch auffällige Lymphknotenmetastasen vorliegen oder ein kapselüberschreitendes Wachstum histologisch diagnostiziert wurde. Bei einer positiven Familienanamnese oder bei einem multifokalen, papillären Mikrokarzinom sollte ebenfalls zu einem Zweiteingriff geraten werden. Bei einem inzidentell gefundenen C-Zell-Mirkokarzinom kann nach einem Ausschluss einer heriditären Genese (RET-Protoonkogen negativ!) und bei einer negativen klinischen und sonographischen Untersuchung der Lymphknoten, einem negativen postoperativen basalen Calcitonin-Wert sowie einem fehlenden Anstieg des Pentagastrin-Tests gegebenfalls auf eine Komplettierungsoperation verzichtet werden. Wichtig ist die sorgfältige Aufklärung des Patienten. Sie sollte ihm die Angst vor dem zufällig gefundenen Mikrokarzinom nehmen und auf die sehr gute Prognose der Mikrokarzinome der Schilddrüse hinweisen. Alle möglichen Therapieoptionen müssen mit dem Patienten erörtert werden, um dann eine für den Patienten maßgeschneiderte Behandlung (Komplettierungsoperation oder Tumornachsorge) herauszuarbeiten.

Literatur

[1] Hedinger C.H.R., Williams E.D., Sobin L.H.: WHO Histologic typing of thyroid tumors. New York: Springer Verlag; (1988) 9-10.

[2] Baloch Z.W., LiVolsi V.A.: Microcarcinoma of the thyroid. Adv Anat Pathol (2006) 13: 69-75.

[3] Harach H.R., Franssila K.O., Wasenius V.M.: Occult papillary carcinoma of the thyroid. A "normal" finding in Finland. A systematic autopsy study. Cancer (1985) 56: 531-538.

[4] Yamamoto Y., Maeda T., Izumi K. et al.: Occult papillary carcinoma of the thyroid. A study of 408 autopsy cases. Cancer (1990) 65: 1173-1179.

[5] Komorowski R.A., Hanson G.A.: Occult thyroid pathology in the young adult: an autopsy study of 138 patients without clinical thyroid disease. Human Pathol (1988) 19: 689-696.

[6] Sakorafas G.H., Stafyla V., Kolettis T. et al.: Microscopic papillary thyroid cancer as an incidental finding in patients treated surgically for presumably benign thyroid disease. J Postgrad Med (2007) 53: 23-26.

[7] Carlini M., Giovannini C., Castaldi F. et al.: High risk for microcarcinoma in thyroid benign diseases. Incidence in a one year period of total thyroidectomy. J Exp Clin Cancer Res (2005) 24: 231-236.

[8] Cheema Y., Olson S., Elson D. et al.: What is the biology and optimal treatment for papillary microcarcinoma of the thyroid? Journal of Surgical Research (2006) 134: 160-162.

[9] Ito Y., Uruno T., Nakano K. et al.: An observation trial without surgical treatment in patients with papillary microcarcinoma of the thyroid. Thyroid (2003) 13: 381-387.

[10] Interdisziplinäre Leitlinie der Deutschen Krebsgesellschaft und der Deutschen Gesellschaft für Chirurgie: Maligne Schilddrüsentumoren, 3. Auflage, (2002)
[11] Lo C.Y., Chan W.F., Lang B.H. et al.: Papillary micrcarcinoma: Is there any difference between clinically overt and occult tumors? World J Surg (2006) 30: 759-766.
[12] Ito Y., Tomoda C., Uruno T. et al.: Papillary micrcarcinoma of the thyroid: How should it be treated? World J Surg (2004) 28: 1115-1121.
[13] Miccoli P., Minuto M.N., Ugolini C. et al.: Intrathyroidal differentiated thyroid carcinoma: Tumor size-based surgical concepts. World J Surg (2007) 31: 888-894.
[14] Sippel R.S., Caron N.R., Clark O.H.: An evidence-based approach to familial nonmedullary thyroid cancer: Screening, clinical management and follow-up. World J Surg (2007) 31: 924-933.
[15] Moley J.F., Fialkowski E.A.: Evidenced-based approach to the management of sporadic medullary thyroid carcinoma. World J Surg (2007) 31: 946-956.
[16] Hamy A., Pessaux P., Mirallie E. et al.: Central neck dissection in the management of sporadic medullary thyroid microcarcinoma. EJSO (2005) 31: 774-777.
[17] Peix J.L., Braun B., Saadat M. et al.: Occult micro medullary thyroid carcinoma: Therapeutic strategy and follow-up. World J Surg (2000) 24: 1373-1376.
[18] Raffel A., Cupisti K., Krausch M. et al.: Incidentally found medullary thyroid cancer: Treatment rationale for small tumors. World J Surg (2004) 28: 397-401.
[19] Beressi N., Campos J.M., Beressi J.P. et al.: Sporadic medullary microcarcinoma of the thyroid: A retrospective analysis of eighty cases. Thyroid (1988) 8: 1039-1044.
[20] Lefevre J.H., Tresallet C., Leenhardt L. et al.: Reoperative surgery for thyroid disease. Langenbecks Arch Surg (2007) 392: 685-691.
[21] Erdem E., Gülcelik M.A., Kuru B. et al.: Comparison of completion thyroidectomy and primary surgery for differentiated thyroid carcinoma. EJSO (2003) 29: 747-749.

2.3.2 Rationale der leitliniengerechten Radioiodtherapie differenzierter Schilddrüsenkarzinome

M. Dietlein, M. Luster

Einleitung

Die nuklearmedizinische Behandlung des differenzierten Schilddrüsenkarzinoms kann auf eine mehr als 60 Jahre währende medizinisch-klinische Erfahrung zurückgreifen. Umfangreiche retrospektive Studien zur Radioiodtherapie (RIT) konnten im Langzeitverlauf eine signifikante Reduktion der lokoregionären Rezidivrate [30, 81, 82, 116] und der krankheitsassoziierten Mortalität [10, 82, 116, 119, 141] im Vergleich zur alleinigen operativen Behandlung belegen. Diese Offenkundigkeit in der Wirksamkeit der RIT ist ein Grund, warum randomisierte Studien aus ethischen Gründen nur für eng umschriebene Fragestellungen zu rechtfertigen wären. Zusätzlich spielen die niedrige Inzidenz, die Tumorbiologie und die meist günstige Prognose des differenzierten Schilddrüsenkarzinoms eine wichtige Rolle, warum prospektiv randomisierte Studien nicht verfügbar sind und daher Empfehlungen zur Behandlung des differenzierten Schilddrüsenkarzinoms mit einer RIT auf begrenzten Evidenzgraden basieren:

- Das Schilddrüsenkarzinom ist aus monozentrischer Sicht ein vergleichsweise seltener Tumor.
- Die Prognose des differenzierten Schilddrüsenkarzinoms ist gut bis exzellent [69].
- Prognostische Unterschiede in der lokalen Rezidivrate und in der Mortalitätsrate werden selbst in gemischten Kollektiven aus Low-risk und High-risk Patienten erst nach einem Nachsorgeintervall von mehr als 10 Jahren nachweisbar [119].
- Bei der guten Prognose des Schilddrüsenkarzinoms können logischerweise nur kleine Unterschiede im Überleben oder im rezidivfreien Überleben erwartet werden, so dass bei einer statistischen Fallzahlplanung eine sehr hohe Zahl an Probanden erforderlich wird.
- Ein „augenscheinlich“ erfolgreiches Therapiekonzept aus Operation und RIT in Frage zu stellen, würde im Falle einer Randomisierung keine Akzeptanz bei Therapeuten und Patienten finden, zumal die Frage, ob diese erfolgreiche Strategie berechtigterweise zu verändern ist, erst nach mehr als 10 Jahren beantwortet werden könnte [82].

- Die Subgruppe an Problempatienten ist klein und zusätzlich in sich heterogen. Erst in dieser Konstellation (z. B. Metastasen ohne Iodspeicherung und ohne operativ-kurativen Therapieansatz) könnte eine multizentrische, randomisierte Studie unter ethischen und statistischen Aspekten einen Sinn machen. Eine genaue Risikobeschreibung der Patienten wird eine Voraussetzung sein, um eine Übertragbarkeit der Studienergebnisse auf die Patientenversorgung zu gewährleisten [67].
- Selbst als alle formalen Voraussetzungen für einen *Randomized clinical trial* (RCT) in einer Hochrisikogruppe für die *Scientific community* der Schilddrüsenexperten in der MSDS-Studie geschaffen worden waren, blieb die Akzeptanz eines solchen Vorgehens beim Einsatz der adjuvanten, perkutanen Strahlentherapie so gering, dass der Randomisationsarm letztendlich geschlossen werden musste [9, 10].

Indikation: Ablative Radioiod-(^{131}I)-Therapie von postoperativ verbliebenem Restschilddrüsengewebe

Die ablative ^{131}I-Therapie wird zur vollständigen Elimination von postoperativ verbliebenem Schilddrüsenrestgewebe durchgeführt und hat das Ziel, die lokoregionäre Rezidivrate und im Langzeitverlauf die Mortalitätsrate zu verringern, zuvor unentdeckte Metastasen aufzuspüren sowie die Nachsorge bzw. den frühzeitigen Nachweis eines Rezidivs mittels der ^{131}I-Ganzkörper-Szintigraphie und (stimulierter) Thyreoglobulin-(Tg)-Messungen zu erleichtern. Umfangreiche retrospektive Studien zur ablativen ^{131}I-Therapie konnten im Langzeitverlauf von über 10 Jahren eine signifikante Reduktion zum einen der lokoregionären Rezidivrate [30, 81, 82, 116] zum anderen der krankheitsassoziierten Mortalität [30, 82, 116, 119, 141] zeigen. Prospektive, randomisierte Studien zum Einsatz der ^{131}I-Therapie versus Placebo bezüglich des Outcomes gibt es nicht. Die ablative ^{131}I-Therapie ist beim differenzierten Schilddrüsenkarzinom sowohl in der High-risk Gruppe (pT3, pT4, jedes N1, jedes M1) als auch in der Low-risk Gruppe (pT1>10 mm, pT2) eine Standardprozedur. Eine ablative ^{131}I-Therapie ist auch beim kleinen papillären Schilddrüsenkarzinom ≤10 mm, bei Multifokalität, bei Lymphknotenmetastasen und bei Fernmetastasen indiziert.

Besonderheiten beim kleinen, papillären Schilddrüsenkarzinom

In die Very-low-risk Gruppe fallen die Patienten mit einem solitären, papillären Karzinom ≤1 cm. Der Nutzen einer ablativen ^{131}I-Therapie in der Very-low-risk Gruppe wird kontrovers diskutiert und ist nicht durch prospektive Studien belegt [32, 116].

Da bei einem papillären Karzinom ≤1cm nicht regelhaft eine totale oder fast totale Thyreoidektomie erfolgt, ist bei einem größeren verbliebenen Schilddrüsenrest eine ablative ^{131}I-Therapie nicht indiziert. Für Patienten nach einer subtotalen Thyreoidektomie bei einem kleinen papillären Schilddrüsenkarzinom existieren zwar einzelne Beobachtungsstudien mit einer geringeren lokoregionären Rezidivrate nach adjuvanter ablativer ^{131}I-Therapie [23, 99, 109, 126], insgesamt rechtfertigt die Datenlage aber nicht den generellen Einsatz der ablativen ^{131}I-Therapie in der Very-low-risk Gruppe. In einer neueren Studie stieg die Wahrscheinlichkeit lymphogener Mikrometastasen beim papillären Schilddrüsenkarzinom ab einem Schwellenwert von 5 mm Tumordurchmesser an und übertraf die Metastasenwahrscheinlichkeit eines kleinen, follikulären Schilddrüsenkarzinoms [77]. Nach einer weitgehenden Thyreoidektomie vereinfacht eine ablative ^{131}I-Therapie die Nachsorge und kann dann in Abhängigkeit von anderen prognostischen Faktoren (Nähe des Tumors zur Schilddrüsenkapsel, Familiarität, perkutane Vorbestrahlung der Halsweichteile, Tumordurchmesser 5-10 mm, ggf. histologische Varianten des differenzierten Schilddrüsenkarzinoms, ggf. molekulargenetische Marker) mit dem Patienten diskutiert werden. Auch sind der Wunsch und das Sicherheitsbedürfnis des Patienten zu berücksichtigen. Selbst in Kombination mit den genannten Prognosefaktoren erreichen die Daten zur ablativen ^{131}I-Therapie in der Very-low-risk Gruppe nur einen geringen Evidenzgrad und rechtfertigen keine harte Empfehlung für oder gegen eine ablative RIT.

Besonderheiten beim kleinen, follikulären Schilddrüsenkarzinom

Da nach den Daten von Machens et al. [77] kleine, follikuläre Schilddrüsenkarzinome nur sehr selten eine regionale oder distante Metastasierung aufweisen, gelten für die Abwägung, ob bei einem kleinen, follikulären Schilddrüsenkarzinom (≤1 cm, cN0, cM0) eine ablative ^{131}I-Therapie durchgeführt werden sollte, ähnliche Überlegungen wie beim kleinen, papillären Schilddrüsenkarzinom (≤1cm, cN0, cM0) [109]. Die Datenbasis für oder gegen eine eindeutige Empfehlung hinsichtlich einer ablativen ^{131}I-Therapie ist begrenzt, da kleine follikuläre Schilddrüsenkarzinome eine Rarität darstellen. Im Gegensatz zum papillären Schilddrüsenkarzinom tritt beim follikulären Schilddrüsenkarzinom das Patientenalter als Prognosefaktor deutlicher hervor [47], so dass insbesondere bei Patienten ≥50 Jahren die Indikation zur ablativen ^{131}I-Therapie großzügig gestellt werden sollte, da erst hierdurch der M0-Status belegt werden kann.

Indikation: Radioiod-(^{131}I)-Therapie von Metastasen

Bei der Behandlungsplanung von Metastasen sind die Möglichkeiten einer Operation [60, 144], einer ^{131}I-Therapie, einer perkutanen Strahlentherapie und eines kontrollierten Zuwartens (bei Patienten mit stabiler, asymptomatischer Erkrankung) und einer systemischen Therapie (z. B. Chemotherapie) zu prüfen. Hierbei sind die Aspekte Heilung, Lebensverlängerung, Palliation mit geringer Morbidität, potentielle Nebenwirkungen einer Behandlung, Verteilungsmuster der Metastasen, Patientenalter und Patientenwunsch zu berücksichtigen. Die Ergebnisse einer ^{131}I-Therapie sind umso besser, je kleiner die Tumormasse und je höher der Differenzierungsgrad ist. Die ^{131}I-Therapie besitzt auch bei inoperablen sowie nicht vollständig operativ entfernbaren Tumoren gute palliative Effekte, wenn eine Radioiodspeicherung besteht.

Therapiestrategie bei lokoregionären Lymphknotenmetastasen

Als primäre Therapieoption ist zunächst die operative Behandlung zu prüfen. Auch bei nachgewiesener Iodspeicherung werden lokoregionäre Lymphknotenmetastasen, die anhand der Sonographie, der CT oder der MRT zu lokalisieren sind, typischerweise operativ entfernt. ^{131}I wird bei Iod-speichernden Metastasen zur Therapiekontrolle nach Operation eingesetzt oder als alternatives Therapieverfahren, falls keine Operation geplant ist. Konstellationen für den Verzicht auf eine Lymphknotendissektion sind eine geringe Tumormasse, eine fehlende Abgrenzbarkeit in der morphologischen Bildgebung und/oder der zusätzliche Nachweis von Fernmetastasen, die ohnehin einer ^{131}I-Therapie bedürfen.

Therapiestrategie bei mikronodulären, Iod-speichernden Lungenmetastasen

Die Entscheidung über eine ^{131}I-Therapie basiert im Wesentlichen auf dem Durchmesser der Lungenmetastasen, auf der vorhandenen oder fehlenden Iodspeicherung, auf dem Ansprechen auf eine frühere ^{131}I-Therapie und auf der Wachstumsdynamik der Lungenherde in der CT [106]. Pulmonale Mikrometastasen (nicht immer sichtbar im CT) sollten im Intervall von 6(-12) Monaten mit ^{131}I behandelt werden, solange eine ^{131}I-Speicherung vorhanden ist. In dieser Subgruppe bestehen die besten Aussichten auf eine komplette Remission [55, 112, 121]. Strahlenpneumonitis oder Strahlenfibrose sind seltene Komplikationen einer hochdosierten ^{131}I-Therapie bei vorhandener Iodspeicherung disseminierter Lungenmetastasen. Eine sich entwickelnde Lungenfibrose kann die Durchführung weiterer ^{131}I-Therapien limitieren.

Therapiestrategie bei makronodulären, Iod-speichernden Lungenmetastasen

Makronoduläre Lungenmetastasen (typischerweise bereits im konventionellen Röntgen-Thorax sichtbar) sollten bei erwiesener Iodspeicherung ebenfalls mit ^{131}I behandelt werden. Die Höhe der Therapieaktivität und die Anzahl der ^{131}I-Therapien beruht auf einer individuellen Entscheidung, in die das Ansprechen auf vorangegangene ^{131}I-Therapien, die Krankheitsprogression, das Patientenalter, die Metastasengröße, das Fehlen oder der Nachweis anderer Metastasen und die Erfolgsaussichten anderer Therapieoptionen einfließen [112, 121]. Ein Ansprechen auf eine ^{131}I-Therapie spricht für eine Wiederholung der ^{131}I-Therapie, auch wenn komplette Remissionen bei makronodulären Lungenmetastasen nur selten erzielt werden.

Therapiestrategie bei Lungenmetastasen ohne Iodspeicherung

Der Nutzen für den routinemäßigen Einsatz einer ^{131}I-Therapie oder einer anderen spezifischen Therapie bei Lungenmetastasen ohne Iodspeicherung ist unzureichend belegt. Die Möglichkeit der atypischen, gewebeschonenden Resektion von Lungenmetastasen ist frühzeitig zu prüfen. Bei der Einstufung als ^{131}I-negative Metastase ist die geringere Sensitivität einer Ganzkörper-Szintigraphie mit 100–400 MBq ^{131}I oder mit ^{123}I im Vergleich zu einem ^{131}I-Posttherapie-Szintigramm zu bedenken. Dies spricht für die einmalige probatorische Therapie mit 4-11 GBq ^{131}I, um bei posttherapeutisch fehlender ^{131}I-Speicherung auf weitere ^{131}I-Therapien zu verzichten. Eine Therapieresponse auf ^{131}I wird bei FDG-positiven Lungenmetastasen weniger wahrscheinlich [152, 153].

Im Falle einer langsamen Progredienz der pulmonalen, ^{131}I-negativen Metastasen bietet sich häufig ein konservatives Vorgehen unter einer TSH-suppressiven Schilddrüsenhormonmedikation an. Die konventionelle Chemotherapie mit Doxorubicin oder Chemotherapiekombinationen erreicht eine Rate partieller Remissionen von nicht mehr als 25% [118]. Im Stadium der fortgeschrittenen, endobronchialen, pulmonalen Metastasierung sind die Therapieoptionen einer Stent-Implantation, einer endobronchialen Laserablation oder einer palliativen Strahlentherapie endobronchialer Tumoren zu erwägen.

Therapiestrategie bei Knochenmetastasen

Kriterien für eine Auswahl einer geeigneten Therapiestrategie bei Knochenmetastasen sind das Risiko einer pathologischen Fraktur (gewichtstragende Skelettabschnitte), das Risiko neurologischer Komplikationen (Wirbelsäule), die Schmerzsymptomatik, das Speicherverhalten für ^{131}I und die potentielle Strahlenexposition des blutbildenden Knochenmarks bei Iod-speichernden Metastasen. Die komplette, operative Resektion isolierter Knochenmetastasen führt zu einem verbesserten Outcome [7, 156]. Die ^{131}I-Therapie von Iod-speichernden Knochenmetastasen verbessert ebenfalls die Überlebensrate [7, 121] und ist daher empfehlenswert. Symptomatische Knochenmetastasen, die nicht oder nur unvollständig reseziert werden können, sollten durch eine Kombination verschiedener Therapieverfahren (^{131}I-Therapie, perkutane Strahlentherapie, interventionelle Therapie, systemische Therapie) behandelt werden.

Therapiestrategie bei Hirnmetastasen

Die operative Resektion und die perkutane Strahlentherapie sind die wesentlichen Therapieverfahren bei Hirnmetastasen [21, 87]. Nur wenige Daten existieren zur Effektivität einer ^{131}I-Therapie. Daher wird die komplette, operative Resektion von ZNS-Metastasen unabhängig von ihrer ^{131}I-Speicherung empfohlen, da durch die Operation eine Verbesserung der Überlebensrate zu erreichen ist. Sind die ZNS-Metastasen den operativen Verfahren nicht zugänglich, empfehlen sich die perkutane bzw. die stereotaktische Strahlentherapie. Wird die ^{131}I-Therapie von Iod-speichernden ZNS-Metastasen in Erwägung gezogen, werden zuvor eine perkutane Strahlentherapie und die begleitende Glucocorticoid-Gabe empfohlen, um die Auswirkungen einer Metastasenschwellung und eines Begleitödems durch die TSH-Stimulation und die ^{131}I-Strahlung zu minimieren [76].

Indikation: Radioiod-(^{131}I)-Therapie bei Anstieg des Thyreoglobulin-Spiegels ohne Tumornachweis

Zeigt die Bildgebung keine Metastasen, sollte bei einer Kombination aus klar erhöhtem Thyreoglobulin-Spiegel und einem Thyreoglobulin-Anstieg im Verlauf eine ^{131}I-Therapie erwogen werden, sofern keine höhergradige Knochenmarkdepression durch hohe akkumulierte ^{131}I-Gesamtaktivitäten bzw. andere Therapien vorliegt [9]. Ein verbindlicher Thyreoglobulin-Grenzwert oder Thyreoglobulin-Anstieg, oberhalb dessen eine probatorische ^{131}I-Therapie ratsam ist, kann nicht angegeben werden. Die Studien zu einer probatorischen ^{131}I-Therapie haben vorwiegend Patienten mit einem Thyreoglobulin-Spiegel nach Hormonentzug ≥10 ng/ml eingeschlossen, was ungefähr einem Thyreoglobulin-Wert >5 ng/ml unter rekombinanter humaner TSH-(rhTSH)-Stimulation entspricht [43, 57, 83, 93, 94, 147]. Ziel der probatorischen ^{131}I-Therapie ist es, entweder die Metastasen bei hoher ^{131}I-Aktivität zu lokalisieren und ggf. zu operieren oder bei operativ nicht-behandelbaren Metastasen auf die Wirkung von Radioiod zu setzen. Mit einer solchen Strategie gelingt die Metastasenlokalisation bei etwa 50% der Patienten mit einem erhöhten Thyreoglobulin-Spiegel, aber zuvor unauffälliger diagnostischer ^{131}I-Ganzkörper-Szintigraphie unter einer niedrigen ^{131}I-Aktivität [123, 147]. Trotz negativer posttherapeutischer ^{131}I-Ganzkörper-Szintigraphie kann die ^{131}I-Therapie zu einer Abnahme des Thyreoglobulin-Spiegels führen [93, 101], eine Überlebensverlängerung ist aber nicht eindeutig belegt [57, 152]. Wird unter der probatorischen ^{131}I-Therapie eine nicht-resektable Metastasierung lokalisiert und kann eine Tumorverkleinerung durch die ^{131}I-Therapie erreicht werden, sollte die ^{131}I-Therapie wiederholt werden, solange eine ^{131}I-Speicherung und ein Therapieresponse erkennbar ist sowie der Nutzen die Nebenwirkungen übersteigt. Gelingt auch mit einer probatorischen ^{131}I-Therapie keine Metastasenlokalisation, sollte eine FDG-PET durchgeführt werden [100]. Die Sensitivität und Spezifität der FDG-PET wird durch eine rhTSH-Stimulation [19, 100] und durch die CT-Fusion [92] gesteigert.

Kontraindikationen zur Radioiod-(^{131}I)-Therapie

Absolute Kontraindikationen sind Gravidität und Stillperiode. Um die Strahlenexposition für das Kind und für die Brust zu minimieren, sollte das Stillen mindestens 6–8 Wochen vor einer ^{131}I-Therapie beendet worden sein. Wegen der potentiellen Strahlenexposition im Falle laktierender Mammae ist das vorübergehende Abpumpen der Frauenmilch keine Alternative. Relative Kontraindikationen ergeben sich aus folgenden Konstellationen:

- Höhergradige Knochenmarkdepression, sofern eine Hochdosistherapie geplant ist.
- Erhebliche Einschränkung der Lungenfunktion, sofern eine relevante pulmonale ^{131}I-Speicherung zu erwarten ist.
- Erhebliche Xerostomie bei nachgewiesener Funktionseinschränkung der Speicheldrüsen, insbesondere bei fraglicher ^{131}I-Speicherung.

Patientenvorbereitung zur Radioiod-(^{131}I)-Therapie (Ablation, Metastasen)

TSH-Stimulation

Die ablative ^{131}I-Therapie und die ^{131}I-Therapie von Metastasen erfordern eine TSH-Stimulation. Nicht-kontrollierte Studien zeigen bei TSH-Werten >30 mU/l nach endogener Stimulation durch Verzicht oder Entzug einer Schilddrüsenhormonmedikation einen ausreichenden Iod-Uptake im Tumorgewebe [26].

Bei der ablativen ^{131}I-Therapie und bei der ^{131}I-Ganzkörper-Szintigraphie ist als Alternative die Injektion von rhTSH in Deutschland zugelassen. In einer randomisierten Studie konnte mit der Verabreichung einer Standardaktivität von 3,7 GBq ^{131}I eine äquivalent hohe Ablationsrate beim Vergleich zwischen endogener TSH-Stimulation (TSH >30 mU/l) und exogener TSH-Stimulation durch Gabe von rhTSH (2 mal 0,9 mg i.m.) erzielt werden; Einschlusskriterien dieser Studie waren Schilddrüsenkarzinome in einer Low-risk Konstellation; Kriterien der erfolgreichen Ablation waren ein Tg/rhTSH <2 ng/ml und ein ^{131}I-Uptake <0,1% 12 Monate nach der ^{131}I-Ablation [97]. Vorteile einer ablativen RIT unter rhTSH sind eine höhere Lebensqualität durch Verkürzung der Hypothyreose [90] und eine geringere Strahlenexposition des Patienten infolge einer um etwa 35% geringeren Blutaktivität [50, 97]. Vorteile der endogenen TSH-Stimulation ergeben sich im Fall von Iod-speichernden nodalen oder distanten Metastasen, wenn die ^{131}I-Applikation sowohl zu einer Ablation als auch zu einer ^{131}I-Therapie der Metastasen führt. Ein weiterer Vorteil der endogenen TSH-Stimulation ist das breitere Zeitfenster für die ^{131}I-Gabe, wenn nach dem Ablationsscan zusätzlich eine ^{131}I-Therapie von Metastasen beabsichtigt ist. Dass die posttherapeutische ^{131}I-Ganzkörper-Szintigraphie unter endogener TSH-Stimulation eine höhere Sensitivität als unter exogener TSH-Stimulation aufweist, ist in Einzellfällen beobachtet worden [38].

Da gleichwertige Ablationsraten unter einer TSH-Stimulation durch Hormonentzug oder rhTSH in der randomisierten Zulassungsstudie für Patienten aus der Low-risk Gruppe unter 3,7 GBq ^{131}I belegt sind, werden entweder der Hormonkarenz oder die rhTSH-Stimulation für Patienten aus der Low-risk Gruppe empfohlen. Auch für Patienten aus der High-risk Gruppe ohne vermutete Metastasen können entweder der Hormonentzug oder die rhTSH-Stimulation eingesetzt werden. Es existieren aber keine kontrollierten Studien zur ablativen ^{131}I-Therapie unter rhTSH in der High-risk Gruppe. Ist histopathologisch, bildgebend oder klinisch eine Metastasierung nachgewiesen oder zu vermuten, hat die endogene TSH-Stimulation grundsätzlich Vorrang. Nur in besonderen Konstellationen ist eine rhTSH-Stimulation zur RIT von Metastasen vorzuziehen.

Iodarme Diät

Über einen Zeitraum von 4-8 Wochen vor der ablativen ^{131}I-Therapie/^{131}I-Therapie von Metastasen dürfen keine stark iodhaltigen Medikamente (z. B. iodhaltige Röntgenkontrastmittel, iodhaltige Desinfektionsmittel, Iodidmedikation, iodhaltige Augentropfen) oder stark iodhaltige Nahrungsmittel (z. B. Multivitamin- und Spurenelement-Kombinationen, Seetang) verabreicht bzw. eingenommen werden. Eine iodarme Diät (wenn möglich <50 µg/Tag alimentäres Iod, Verzicht auf Seefisch, Iodsalz) wird 2 Wochen vor einer ablativen ^{131}I-Therapie/^{131}I-Therapie von Metastasen empfohlen [78, 79, 102], um den ^{131}I-Uptake in Schilddrüsenresten und in Metastasen zu erhöhen, wenngleich eine Verbesserung der Erfolgsrate bei der ^{131}I-Therapie durch die veränderte alimentäre Iodzufuhr nicht bewiesen ist. Das kurzzeitige Absetzen einer Levothyroxin-Medikation 2 Tage vor der rhTSH-Gabe ist eine weitere Möglichkeit, die Iodzufuhr prätherapeutisch zu verringern [5].

Ausschluss Schwangerschaft und Laktation

Nach ablativer ^{131}I-Therapie/^{131}I-Therapie von Metastasen wird die Vermeidung einer Schwangerschaft durch konsequente Kontrazeption für 6-12 Monate bei gebärfähigen Patientinnen empfohlen. Bei einer Konzeption in diesem Zeitraum scheint die Rate an Früh- und Fehlgeburten höher zu sein als bei einer Konzeption ≥12 Monate nach RIT [122]. Bei Patienten mit einem Schilddrüsenkarzinom ist der Lebenszyklus der Spermatozoen von 4 Monaten Basis einer Empfehlung, innerhalb dieser Zeit eine Zeugung zu vermeiden [96].

Weitere Maßnahmen der Familienplanung

Falls hohe akkumulierte Therapieaktivitäten (15 GBq ^{131}I und mehr) zu erwarten sind, wird für Patienten ohne abgeschlossene Familienplanung die Kryokonservierung von Sperma empfohlen [26, 63]. Eine gute Hydratation mit häufiger Entleerung der Harnblase und das Vermeiden einer Obstipation reduzieren die testikuläre Strahlenexposition. Es existieren keine Daten, ob die Asservierung von Eizellen vor wiederholten, hochdosierten ^{131}I-Therapien ein praktikables Verfahren darstellt.

Sonstige notwendige Informationen

Über die Bestimmung weiterer Laborparameter (Differentialblutbild, Kreatinin), die Nahrungskarenz vor und nach oraler Radioiodapplikation, Maßnahmen zur Verringerung der Strahlenexposition an Speicheldrüsen, Darm und Harnblase sowie die Gabe von Glucocorticoiden bei zerebralen oder spinalen Metastasen mit Kompressionsgefahr informiert die Verfahrensanweisung zur RIT beim differenzierten Schilddrüsenkarzinom der Deutschen Gesellschaft für Nuklearmedizin [33].

Therapiekonzepte und Dosimetrie bei der Radioiod-(^{131}I)-Therapie (Ablation, Metastasen)

Vorbemerkung zum "Stunning"

„Stunning“ wird als ein reduzierter ^{131}I-Uptake oder eine schnellere ^{131}I-Kinetik während einer ^{131}I-Therapie als Folge einer prätherapeutischen, diagnostischen ^{131}I-Gabe definiert, oft als Resultat einer visuellen Interpretation von Unterschieden zwischen prä- und posttherapeutischen Szintigrammen. Stunning könnte eine Folge der Bestrahlung Jod-speichernden Gewebes und daraus resultierender hoher Energiedosen in kleinen Volumina sein [64].

Studien über ein ^{131}I-induziertes Stunning von Schilddrüsenkarzinomgewebe haben dazu geführt, dass auf eine prätherapeutische ^{131}I-Diagnostik zunehmend verzichtet wird. Ein Stunning wird vorzugsweise bei diagnostischen ^{131}I-Aktivitäten von 74-400 MBq ^{131}I [64, 83, 85, 88, 89, 95, 98] und bei längeren Zeitintervallen zwischen Diagnostik und Therapie beobachtet [52]. Hingegen ist die Datenlage zu niedrigen Aktivitäten (37-100 MBq ^{131}I) kontrovers [64].

Diagnostische Aktivitäten von 100-400 MBq ^{131}I besitzen den Vorteil einer höheren Sensitivität für Iod-speichernde Metastasen [22, 67, 88, 89]. Die Genauigkeit einer prätherapeutischen ^{131}I-Ganzkörper-Szintigraphie mit niedrigeren, diagnostischen ^{131}I-Aktivitäten vor der Ablation ist gering. Daher sollte die prätherapeutische Anwendung von ^{131}I auf die quantitative Szintigraphie der Schilddrüsenloge und der Halsregion oder auf Messungen zur Biokinetik begrenzt werden. Hierzu reichen in der Regel Aktivitäten von 1-10 MBq ^{131}I aus. Bei diesen Aktivitäten ist ein Stunning nicht zu erwarten.

Eine prätherapeutische, quantitative Szintigraphie kann zusätzliche Informationen liefern, wenn die Größe des Schilddrüsenrestgewebes durch den Operationsbericht und die Sonographie nur unzureichend abzuschätzen ist und wenn das Ergebnis der quantitativen Szintigraphie die Therapieentscheidung oder die Höhe der ^{131}I-Therapieaktivität beeinflusst. Bei einem ^{131}I-Uptake 24 h nach Applikation >20% bzw. bei einer größeren Restschilddrüse von über 5-10 ml in der Sonographie oder in der MRT ist eine Reoperation in Abhängigkeit von den lokalen Verhältnissen (insbesondere bezüglich der Resektabilität und der Integrität der Nervi recurrentes) sowie vom Allgemeinzustand des Patienten zu diskutieren.

Eine mögliche diagnostische Alternative zu ^{131}I ist ^{123}I, das mit dem Nachteil höherer Kosten und einer wesentlich kürzeren Halbwertszeit behaftet ist und damit zur Messung der Biokinetik ungeeignet ist; vorteilhaft ist ein weitgehend fehlender Stunning-Effekt von ^{123}I [52]. Soll eine ^{123}I-Ganzkörper-Szintigraphie durchgeführt werden, sind Aktivitäten um 40-200 MBq ^{123}I anzuwenden. Ein weiterer Nachteil ist die niedrigere Sensitivität der ^{123}I-Szintigraphie gegenüber der ^{131}I-Szintigraphie [52, 145].

Das PET-Radiopharmakon ^{124}I mit Aktivitäten zwischen 40-100 MBq ist eine weitere Alternative zur Lokalisation von Schilddrüsenresten bzw. zur prätherapeutischen Dosimetrie [40, 46, 61, 128], wobei zu diesem Nuklid bisher keine systematischen Daten zum Stunning gesammelt wurden; ein Effekt kann aber aufgrund der hohen lokal deponierten Energie und der Halbwertszeit von 4,2 Tagen nicht mit Sicherheit ausgeschlossen werden.

Therapie mit Standardaktivitäten

^{131}I-Therapie zur Ablation von Restschilddrüsengewebe: Dabei werden Standardaktivitäten zwischen 2 und 3,7 GBq zur ablativen ^{131}I-Therapie in Hypothyreose bzw. eine Standardaktivität von 3,7 GBq zur ablativen ^{131}I-Therapie unter rhTSH verwendet, wenn keine Dosisabschätzung Anwendung findet. Innerhalb des Spektrums zwischen 2 GBq und 3,7 GBq ^{131}I gehen die höheren Aktivitäten tendenziell mit höheren Erfolgsraten einer vollständigen Ablation einher [4, 27, 56, 113]. Heutzutage wird der Erfolg einer Ablation von Schilddrüsenrestgewebe über einen fehlenden oder sehr niedrigen ^{131}I-Uptake (z.B. <0,1%) bei einem stimulierten Tg <2 ng/ml im Rahmen einer diagnostischen ^{131}I-Ganzkörper-Szintigraphie nach 3-6 Monaten definiert. Ist eine R1-Resektion anzunehmen oder dokumentiert, besteht ein aggressiver Subtyp des differenzierten Schilddrüsenkarzinoms oder besteht eine Hochrisiko-Konstellation, können höhere Standardaktivitäten bis 7,4 GBq ^{131}I eingesetzt werden.

^{131}I-Therapie von Metastasen: Die Aktivität für eine ^{131}I-Therapie von Metastasen beruht entweder auf empirisch festgelegte Standardaktivitäten in Höhe von 4-11 GBq ^{131}I oder auf dosimetrische Verfahren.

Dosimetrische Verfahren

Herddosis-basierte Therapie: Die zu erzielende Herddosis für eine sichere Ablation beträgt 300 Gy [79, 80]. Um diese Dosisberechnungen durchzuführen, muss die Biokinetik des ^{131}I in den Schilddrüsenresten mittels ^{131}I bestimmt werden. Für eine prätherapeutische Abschätzung der Aktivität, die zu einer bestimmten Herddosis in dem Zielvolumen führt, wird in der Regel eine adaptierte Version der Quimby-Marinelli-Formel verwendet. In letzter Zeit wurde von einigen Autoren [46, 128] eine prätherapeutische Dosimetrie mittels ^{124}I durchgeführt. Eine Beschreibung der Messverfahren und Details der Berechnung können der Verfahrensanweisung zum

Radioiodtest der Deutschen Gesellschaft für Nuklearmedizin entnommen werden [35].

Ein Problem ist die prätherapeutischen Massenbestimmung des zu therapierenden Schilddrüsenrests, die entweder aus dem ^{124}I-Scan [40] oder, im Falle planarer Bildgebung bzw. Sondenmessungen, mittels anderer, höher aufgelöster, morphologischer Bilder, wie z.B. CT, MRT oder Ultraschall ermittelt wird. Diese Verfahren sind jedoch bei der ^{131}I-Ablation von Schilddrüsenresten kurz nach der Operation selten verlässlich [50].

Bei kleinen Läsionen könnte für die Tumordosimetrie eventuell auch das so genannte „nodule module" für die Berechnung der Energiedosis bei kugelförmigen homogenen Aktivitätsverteilungen von OLINDA/EXM benutzt werden [138]. Hierbei ist zu beachten, dass bei einem Durchmesser der Läsion unter ca. 5 mm die Reichweite der Betateilchen des ^{131}I bei der Dosisberechnung nicht mehr vernachlässigt werden kann, da ein Teil der Energie außerhalb der Läsionen deponiert wird [70].

Blutdosis-basierte Therapie: Diese auf einer prätherapeutischen Abschätzung der zu erwartenden Blutdosis basierende Methode zur RIT, die ursprünglich von Benua et al. [6] eingeführt und von Leeper [68] weiterentwickelt wurde, wird seither in einigen Zentren angewendet [143, 146] und erlaubt eine Abschätzung der Energiedosis auf das hämatopoetische System, d.h. es wird die Blutdosis als Surrogatmaß für die Knochenmarkdosis bestimmt. Als Ergebnis wurde an einer großen Gruppe von Patienten gezeigt, dass bei einer Blutdosis von weniger als 2 Gy keine ernsthaften Nebeneffekte der Therapie auftreten [6, 68, 143, 146]. Diese Energiedosis wird durch die Erfassung patientenspezifischer Daten über vier oder mehr Tage nach der Verabreichung einer prätherapeutischen Aktivität von 5-10 MBq ^{131}I berechnet. Konsekutiv gemessen werden die spezifische Aktivität von Blutproben und die Ganzkörperaktivität im Patienten mittels einer kalibrierten Sonde bzw. einer Gammakamera.

Ergebnisse zur prä- und posttherapeutischen Blutdosimetrie wurden kürzlich bei mehreren internationalen, multizentrischen, klinischen Studien im Rahmen der Zulassung des rhTSH vorgestellt [50, 75]. Die Vorteile der auf Blutmessungen basierenden Dosisberechnung sind neben der individuellen Abschätzung der Aktivität eine Identifizierung solcher Patienten, deren Blutdosis >2 Gy bei Verabreichung von Standardaktivitäten überschreiten würde. Bei der systemischen Therapie wurde im Fall von Lungenmetastasen eine erhöhte Komplikationsrate beobachtet, wenn die Ganzkörperretention nach 48 h größer als 3 GBq war [6].

Ein weiteres Verfahren zur systemischen RIT des Schilddrüsenkarzinoms, in dem die zu verabreichende Aktivität auf eine Knochenmarksdosis von 3 Gy begrenzt wird, ist in der Literatur beschrieben [36]. Derzeit existiert allerdings kein generell akzeptiertes und gesichertes Standardverfahren zur prä- bzw. posttherapeutischen Bestimmung der Knochenmarkdosis.

Unabhängig davon, ob eine individuelle Aktivitätsbemessung für die Blutdosis von 2 Gy – als Ersatzgröße für die Dosis am roten Knochenmark – erfolgt [6, 143, 146] oder ob eine zu erzielende Energiedosis am Tumor (> 80 Gy) für einen Therapieerfolg zugrunde gelegt wird [31, 79, 80, 128], können extreme Inhomogenitäten in der Dosisverteilung im Iod-speicherndem Gewebe selbst sowie zwischen verschiedenen Läsionen bei demselben Patienten bestehen [31, 65, 128]. Der Einfluss der dosimetrischen Konzepte auf das Outcome ist unklar [111, 117]; es existieren keine prospektiven, randomisierten Studien. Eine neuere Studie von Tuttle et al. [143] wies darauf hin, dass bei Patienten <70 Jahre bei einer Standardaktivität von 7,4 GBq eine Blutdosis von 2 Gy bei 11-15% der Fälle und bei Patienten > 70Jahren bei 22-38% der Fälle überschritten wird.

Durchführung der Radioiod-(^{131}I)-Therapie (Ablation, Metastasen)

In Deutschland sind die ablative ^{131}I-Therapie, die ^{131}I-Therapie von Metastasen und die diagnostische ^{131}I-Gabe zur ^{131}I-Ganzkörper-Szintigraphie nur unter stationären Bedingungen möglich [108, 139, 140]. Zur Durchführung der ^{131}I-Therapie und zur ^{131}I-Diagnostik existieren Verfahrensanweisungen der Deutschen Gesellschaft für Nuklearmedizin [33, 34]. Die posttherapeutische ^{131}I-Ganzkörper-Szintigraphie zum endgültigen Staging ist obligat, da die ^{131}I-Ganzkörper-Szintigraphie mit einer Therapieaktivität sensitiver ist als eine Szintigraphie mit einer diagnostischen Aktivität [42, 129, 133]. Bei größeren Schilddrüsenresten wird allerdings die Postablations-Szintigraphie durch den thyroidalen Uptake dominiert, wodurch Iodspeicherherde zervikal, mediastinal oder im oberen Thorax potentiell überlagert werden können [15]. Dann erlaubt eine spätere, diagnostische ^{131}I-Ganzkörper-Szintigraphie 3–6 Monate nach der Ablation eine optimale Beurteilung.

Glucocorticoide bei Metastasen

Bei zerebralen oder spinalen Metastasen mit Kompressionsgefahr wird grundsätzlich die Gabe von Glucocorticoiden empfohlen [76]. Auch bei disseminierter Lungenmetastasierung sollten Corticosteroide zur Verminderung des Risikos einer strahleninduzierten Lungenfibrose in Betracht gezogen werden. Vor und während der Glucocorticoid-Therapie sind eingehende Abklärungen durchzuführen. Absolute und relative Kontraindikationen der Glucocorticoidtherapie (z. B. Diabetes mellitus, Ulcus ventriculi, Ulcus duodeni, Elektrolytstörungen) sind zu berücksichtigen.

Rekombinantes humanes TSH (rhTSH) bei Metastasen

Trotz einer wachsenden Zahl nicht-randomisierter Studien zum Einsatz von rhTSH bei der ^{131}I-Therapie von Metastasen [72, 74], existiert keine zwischen Hormonentzug und rhTSH randomisierte Studie. Viele der Beobachtungsstudien berichteten über „stable disease“ oder eine partielle Remission nach der rhTSH-basierten ^{131}I-Therapie. Insgesamt reicht die Datenlage zum Outcome nicht aus, um eine rhTSH-basierte ^{131}I-Therapie bei Patienten mit Metastasen grundsätzlich zu empfehlen.

Eine rhTSH-basierte ^{131}I-Therapie kann aber im Einzelfall wegen Komorbidität, wegen eines fortgeschrittenen, metastasierten Schilddrüsenkarzinoms, wegen hypophysärer Erkrankung, wegen eines rasch notwendigen Therapieeffekts, wegen eines ungewöhnlich langsamen endogenen TSH-Anstiegs insbesondere bei älteren Patienten oder wegen schwerwiegender Symptome während einer vorangegangenen hypothyreoten Phase medizinisch angeraten sein. Im Einzelfall ist die prätherapeutische Gabe von rhTSH zusätzlich zu einer endogenen TSH-Stimulation durch Schilddrüsenhormonentzug zu erwägen, z. B. zur Verkürzung der Hypothyreosephase bei rasch wachsenden Metastasen.

Lithium bei Metastasen

Lithium verbessert die ^{131}I-Retention in Thyreozyten und Tumorzellen [103]. In einer Studie erhöhte Lithium die erzielte Dosis in Metastasen um den Faktor 2, sofern die Metastasen eine rasche Iodkinetik zeigten [62]. Da aber keine Outcome-Daten für die ^{131}I-Therapie unter Lithium vorliegen, können derzeit keine Empfehlungen für oder gegen den Einsatz von Lithium gegeben werden.

Versuch der Redifferenzierung

Ansätze, die Radioiodaufnahme zu verbessern oder wiederherzustellen, beruhen entweder auf einer genetischen Modifikation der Tumorzelle oder auf einer pharmakologischen Behandlung für eine Reinduktion der Transportproteine in die Tumorzelle [91]. Die genetische Modifikation des humanen Natrium-Iodid-Symporters (NIS) zur Verbesserung des Iod-Uptake, die Überexpression des Pax-8-Gens oder die Identifikation von Kandidatengenen im Hinblick auf den Jodid-Efflux wie Pendrin oder den „apical-iodide-transporter (AIT)“ haben in der klinischen Anwendung derzeit keinen Stellenwert [39, 104, 125, 137]. Pharmakologische Ansätze für eine Reinduktion der schilddrüsenspezifischen Transportproteine beruhen auf verschiedenen Substanzgruppen:

- Retinoide
- Retinoid-Rezeptor-Ligand Bexarotene
- Agonisten des sogenannten „peroxisome-proliferator activated receptor gamma" (PPAR-γ) wie Rosiglitazone
- Stoffgruppe der Histondeacetylase-(HDAC)-Inhibitoren wie Valproinsäure, Trichostatin A oder Depsipeptide
- Stoffgruppe der Demethylation-Inhibitoren wie 5-Azacytidin.

In vivo Untersuchungen [12, 49, 130] haben gezeigt, dass Retinoide (Vitamin-A-Abkömmlinge) das Wachstum von malignen Zellen inhibieren und ihre Differenzierung fördern können. Die Anwendung von Retinoiden zur Redifferenzierung und ggf. Verbesserung der ^{131}I-Speicherung in Metastasen mit zuvor fehlender oder therapeutisch unzureichender ^{131}I-Speicherung stellt nach den Kriterien der evidenzbasierten Medizin keine Standardbehandlung dar, kann in Einzelfällen aber eingesetzt werden, nachdem in bis zu einem Drittel aller Patienten die Induktion einer ^{131}I-Speicherung beschrieben worden ist. Darüber hinaus wird unabhängig von der ^{131}I-Speicherung eine günstige Beeinflussung des biologischen Verhaltens des Tumors diskutiert.

Zum Einsatz des Retinoid-Rezeptor-Liganden Bexarotene liegen vorläufige Ergebnisse einer Studie aus Leiden vor [132]: Bei 8/11 Patienten war eine Erhöhung des Radioiod-Uptake unter 300 mg Bexarotene und unter rhTSH-Stimulation zu erzielen. Der Einsatz dieser Stoffklasse hat keinen gesicherten Stellenwert in der Heilkunde.

Eine weitere Klasse von neuen Therapeutika zur Redifferenzierung sind die Agonisten des so genannten „peroxisome-proliferator activated receptor gamma" (PPAR-γ). Die modifizierte Expression von PPAR- γ durch den Einsatz von PPAR- γ-Agonisten zeigte *in vitro* einen positiven Effekt bei verschiedenen malignen Erkrankungen. Bei Schilddrüsentumoren konnten im Tiermodell eine Apoptose-Induktion und eine Verlangsamung des Tumorwachstums dokumentiert werden. Eine Phase-II Studie an 10 Patienten zeigte einen Radioiod-Uptake bei 4/10 Patienten und eine Abnahme des Thyreoglobulin-Spiegels bei 2/10 Patienten [58]. Der Einsatz dieser Stoffklasse hat keinen gesicherten Stellenwert in der Heilkunde.

Die Stoffgruppe der Histondeacetylase-(HDAC)-Inhibitoren wie Valproinsäure, Trichostatin A und Depsipeptide [59] wurde in experimentellen Ansätzen ebenfalls erfolgreich eingesetzt. Diese Agenzien spielen eine wichtige Rolle bei der Genregulation und sind (mit)verantwortlich für Wachstumshemmung, Apoptose, Angiogenese und Differenzierung. Der Einsatz dieser Stoffklasse hat keinen gesicherten Stellenwert in der Heilkunde.

Zur Stoffgruppe der Demethylation-Inhibitoren wie 5-Azacytidin existieren *in vitro* Daten, wonach in Schilddrüsenkarzinom-Zelllinien eine NIS-Reinduktion mit Steigerung des Radioiod-Uptake gelungen ist [149]. Der Einsatz dieser Stoffklasse hat keinen gesicherten Stellenwert in der Heilkunde.

Nebenwirkungen der Radioiod-(^{131}I)-Therapie (Ablation, Metastasen)

Auch wenn die ^{131}I-Therapie eine vergleichsweise nebenwirkungsarme Therapie ist, steigt die Wahrscheinlichkeit für Früh- oder Spätkomplikationen in Abhängigkeit von der kumulativen Dosis. Wahrscheinlich existiert keine ^{131}I-Aktivität in der Behandlung des differenzierten Schilddrüsenkarzinoms, die absolut nebenwirkungsfrei ist, noch kann eine maximale kumulative ^{131}I-Aktivität festgelegt werden, die nicht in einer speziellen Situation eingesetzt werden könnte. Es gilt der Grundsatz der Verhältnismäßigkeit, wonach der Nutzen wiederholter ^{131}I-Therapien die potentiellen Risiken [1] überwiegen muss.

Frühe Nebenwirkungen

- Lokale schmerzhafte Schwellung der Restschilddrüse, des Tumors bzw. der Metastasen (Häufigkeit: 10-20%, abhängig von der Gewebsmasse)
- Passagere Gastritis (Häufigkeit ca. 30%)
- Passagere Knochenmarkveränderungen mit Thrombo-/Leukopenie (Häufigkeit bis zu 70%, abhängig von der Therapie-Aktivität)
- Radiogene Sialadenitis (Häufigkeit ca. 30%)
- Plötzliche Tumorschwellung in Hypothyreose und unter rhTSH [13, 72, 148]

Späte Nebenwirkungen

- Xerostomie infolge chronischer Entzündung der Speicheldrüsen, Geschmacksveränderung, ggf. auch Siccasyndrom der Tränendrüsen (Häufigkeit jeweils abhängig von der kumulativen ^{131}I-Aktivität: bei Aktivitäten im Rahmen der ablativen ^{131}I-Therapie um 10-20%, bei hohen akkumulierten ^{131}I-Aktivitäten häufige Nebenwirkung). Erhöhtes Risiko von Karies und Zahnverlust infolge der Xerostomie. Patienten mit einer Xerostomie sollten zu einer verstärkten individuellen Kariesprophylaxe motiviert werden.
- Knochenmarksdepression (Häufigkeit abhängig von der kumulativen ^{131}I-Aktivität). Mehrfache ^{131}I-Therapien können zu einer persistierenden (meist geringgradigen) Erniedrigung der Neutrophilen und der Thrombozyten führen. Die Knochenmarkdosis wird auch von der Nierenfunktion beeinflusst. Vor einer ^{131}I-Therapie sollten Blutbild einschließlich Differentialblutbild und Kreatininwert bekannt sein.

- Leukämie und Sekundärmalignome mit einer Latenz von 5 und mehr Jahren (bei hohen kumulativen Therapie-Aktivitäten >22 GBq ^{131}I). Langzeitstudien nach mehrfachen, hochdosierten ^{131}I-Therapien legen ein sehr geringes, dosisabhängiges Risiko für solide Zweitmalignome (Knochen, Weichteile, Kolon, Rektum, Speicheldrüsen) und für eine Leukämie nahe [114]. Das Risiko eines Mammakarzinoms erscheint bei Frauen mit einem Schilddrüsenkarzinom erhöht [18], wobei es unklar ist, ob ein kausaler Zusammenhang oder ein Screening-Bias besteht bzw. ob eine weitere Variable hierfür verantwortlich ist. Als Konsequenz sollten alle Patienten mit einem Schilddrüsenkarzinom ermutigt werden, die altersbezogenen Vorsorgemaßnahmen wahrzunehmen; ein intensiveres Tumorscreening wird nicht empfohlen. Im Gegensatz zu dieser Beobachtung stehen die aktuellen Auswertungen einer amerikanischen Kohortenstudie an rund 29.000 Patienten aus dem amerikanischen Surveillance, Epidemiology and End Results Registry (SEER). Beim Vergleich der rund 10.000 radiojodbehandelten Patienten mit 19.000 Kontrollfällen fand sich kein erhöhtes Risiko für Zweittumoren nach RIT [8]. Aus den Daten lässt sich ableiten, dass das Risiko für strahleninduzierte Zweitkarzinome, wenn überhaupt, nur gering erhöht ist.
- Lungenfibrose bei speichernden Lungenmetastasen (Häufigkeit abhängig von der kumulativen Therapie-Aktivität und dem Ausmaß der pulmonalen Metastasierung)
- Einschränkung der männlichen Fertilität, Azoospermie (Häufigkeit abhängig von der kumulativen Therapie-Aktivität) [16,63]. Aus der ^{131}I-Therapie kann eine temporäre Reduktion der Spermatogenese und eine Erhöhung des FSH-Spiegels resultieren [54, 155]. Bei mittleren ^{131}I-Aktivitäten (um 7,4 GBq ^{131}I) weicht das Risiko einer permanenten Infertilität bzw. für Fehlgeburten und kongenitale Anomalien nicht vom spontanen Risiko ab [73, 115]. Höhere kumulative Aktivitäten (18,5–30 GBq ^{131}I) steigern das Risiko für eine permanente Erhöhung des FSH-Spiegels. Mehrfache RIT können zu einer permanenten Infertilität führen.
- Einschränkung der weiblichen Fertilität und der Ovarialfunktion: Temporäre Amenorrhoe/Oligomenorrhoe für 4–10 Monate werden bei 20–27% der menstruierenden Frauen nach der ^{131}I-Therapie in Hypothyreose beobachtet. Die Zyklusstörungen können Folge der Hypothyreose sein. Ein früheres Einsetzen der Menopause wurde beobachtet (Häufigkeit abhängig von der kumulierten Therapieaktivität) [17]. Langfristig ist die Rate an Infertilität, Fehlgeburten und fetalen Missbildungen nicht erhöht [37, 150].

Aufklärung

Inhalte der Aufklärung des Patienten sind:
- Behandlungskonzept
- Nebenwirkungen und Risiken

- Durchführung der ablativen ^{131}I-Therapie/^{131}I-Therapie von Metastasen unter stationären Strahlenschutzbedingungen
- Strahlenhygienische Maßnahmen während der ^{131}I-Therapie und nach der Entlassung
- Vermeidung einer Schwangerschaft bzw. Notwendigkeit der Kontrazeption über 12 Monate (betrifft gebärfähige Patientinnen) bzw. über 4 Monate (betrifft Patienten)
- Notwendigkeit der lebenslangen, risikoadaptierten Nachsorge
- Bei Metastasen oder bei einem Anstieg des Thyreoglobulin-Spiegels ohne Korrelat in der Bildgebung Aufklärung über verschiedene Therapieformen bzw. Behandlungsstrategien unter Berücksichtigung von Nutzen und Risiko
- Schriftliche Dokumentation der Aufklärung und des Einverständnisses.

Therapiekontrolle 3–6 Monate nach Radioiod-(^{131}I)-Ablation

Die Wahrscheinlichkeit einer positiven oder negativen ^{131}I-Ganzkörper-Szintigraphie nach ^{131}I-Ablation hängt selbst bei einem Thyreoglobulin-Spiegel <2 ng/ml von der Vortherapie und dem Erkrankungsstadium der Patienten ab [14, 28, 84, 94, 95, 142]. Für gemischte Patientengruppen und für High-risk Patienten trifft es nicht zu, dass der Thyreoglobulin-Spiegel <2 ng/ml unter TSH-Stimulation Iod-speichernde Metastasen ausschließt [3, 110]. Vielmehr spielt auch das Ergebnis der vorangegangen ^{131}I-Ganzkörper-Szintigraphie für die Risikoeinschätzung eine wichtige Rolle. Die in der Richtlinie „Strahlenschutz in der Medizin" vorgeschriebene Kontrolle des Behandlungserfolgs nach ^{131}I-Ablation kann bei den meisten Patienten nicht durch die Bestimmung des Thyreoglobulin-Spiegels unter TSH-Stimulation ersetzt werden. Nur unter eindeutig definierten Voraussetzungen kann auf eine ^{131}I-Ganzkörper-Szintigraphie zur Erfolgskontrolle 3–6 Monate nach einer ablativen ^{131}I-Therapie verzichtet werden [14, 85, 95, 124, 142]:

- Low-risk Patienten mit der TNM-Klassifikation pT1-2 pN0 cM0, also histopathologisch gesicherter N0 Status (Hinweis: Ohne adäquate Lymphknotendissektion erfolgt eine Zuordnung nach cN0 oder cN1 anhand Klinik und Bildgebung.) <u>und</u>
- ^{131}I-Uptake <2% bzw. visuell niedrig 3–5 Tage nach der ablativen ^{131}I-Therapie, da andernfalls die Region der lokoregionären Lymphknoten und kraniale Anteile des Thorax auf der posttherapeutischen ^{131}I-Ganzkörper-Szintigraphie durch speicherndes Restschilddrüsengewebe „überstrahlt" werden (Hinweis: Der Grenzwert für den ^{131}I-Uptake ist nicht validiert.) <u>und</u>
- ^{131}I-Ganzkörper-Szintigraphie 3–5 Tage nach der Ablation ohne verdächtige Iodspeicherherde außerhalb der Schilddrüsenloge <u>und</u>

- Thyreoglobulin unter endogener oder exogener TSH-Stimulation <2 ng/ml 3–6 Monate nach der Ablation und
- keine erhöhten anti-Thyreoglobulin-Antikörper und ungestörte Thyreoglobulin-Wiederfindung.

Sofern alle 5 Kriterien erfüllt sind, kann die in der Richtlinie „Strahlenschutz in der Medizin" vorgeschriebene Erfolgskontrolle einer ablativen ^{131}I-Therapie über das stimulierte Thyreoglobulin <2 ng/ml erbracht werden. Ist zumindest eine der genannten Voraussetzungen nicht erfüllt, sollte die Thyreoglobulin-Messung kombiniert mit der ^{131}I-Ganzkörper-Szintigraphie unter endogener oder exogener TSH-Stimulation durchgeführt werden. Unter den Gegebenheiten, dass in einem Endemiegebiet für Schilddrüsenknoten gehäuft mit dem postoperativen Zufallsbefund eines Schilddrüsenkarzinoms zu rechnen ist, dass häufig keine systematische Lymphknotendissektion im zervikozentralen Kompartiment durchgeführt worden ist [10, 127] oder dass inkomplette Resektionsverfahren angewandt worden sind, wird die Durchführung einer diagnostischen ^{131}I-Ganzkörper-Szintigraphie 3–6 Monate nach der ^{131}I-Ablation in Deutschland eine Standardprozedur bleiben.

Hinter dem zeitlichen Abstand der ^{131}I-Ganzkörper-Szintigraphie und Thyreoglobulin-Messung von 3–6 Monaten nach der ^{131}I-Ablation stehen folgende Überlegungen: Bei kompletter Remission erreichen im Verlauf des ersten Jahres nach ^{131}I-Ablation immer mehr Patienten einen stimulierten Thyreoglobulin-Spiegel <2 ng/ml. Wird also eine komplette Remission/ Heilung erwartet, so sollte die ^{131}I-Ganzkörper-Szintigraphie und die Bestimmung des stimulierten Thyreoglobulins innerhalb dieses Zeitfensters möglichst spät terminiert werden, ggf. kann der zeitliche Abstand sogar auf 6–12 Monate ausgedehnt werden. Umgekehrt sollte in der High-risk Gruppe die ^{131}I-Ganzkörper-Szintigraphie und die Bestimmung des stimulierten Thyreoglobulins innerhalb dieses Zeitfensters eher frühzeitiger geplant werden, um ggf. weitere therapeutische Maßnahmen einleiten zu können.

Strategie bei Low-risk Patienten

Definitionsgemäß sind pathologische Befunde bei Low-risk Patienten selten. Die Durchführung der ^{131}I-Ganzkörper-Szintigraphie und der Thyreoglobulin-Messung unter einer exogenen Stimulation mit rhTSH erhöht die Lebensqualität im Vergleich zu einer exogenen TSH-Stimulation durch Hormonentzug. Sollte sich unerwartet ein pathologischer ^{131}I-Speicherherd zeigen, sind vorrangig die Optionen der operativen Behandlung oder der ^{131}I-Therapie in Hypothyreose zu prüfen. Bei einem Thyreoglobulin unter rhTSH >2 ng/ml ohne Korrelat in der ^{131}I-Ganzkörper-Szintigraphie wird nach 1–4 Monaten ein Absetzen der Schilddrüsenhormon-Medikation zur Durchführung einer ^{131}I-Ganzkörper-Szintigraphie unter einer endogenen TSH-Stimulation mit höherer ^{131}I-Aktivität oder eine ^{131}I-Therapie empfohlen. Die Rationale ist, dass bei wenigen Prozent der Patienten Iodspeicherherde unter endogener Stimulation, nicht aber unter exogener Stimulation gesehen wurden [38] und dass die Sensitivität der ^{131}I-Ganzkörper-Szintigraphie mit der Höhe der ^{131}I-Aktivität steigt. Die Konstellation erhöhter Thyreoglobulin-Spiegel ohne Korrelat in der ^{131}I-Ganzkörper-Szintigraphie erfordert neben der Sonographie der Halsweichteile den Einsatz weiterer bildgebender Verfahren (z. B. MRT von Hals und Mediastinum, CT Thorax nativ, Skelettszintigraphie, FDG-PET).

Strategie bei High-risk Patienten

In der High-risk Gruppe liegt definitionsgemäß die Wahrscheinlichkeit für einen pathologischen ^{131}I-Speicherherd oder einen stimulierten Thyreoglobulin-Spiegel >2 ng/ml höher. Ob ein Absetzen der Schilddrüsenhormonmedikation oder eine exogene TSH-Stimulation gewählt wird, hängt von der individuellen Risikoeinschätzung in Kenntnis der Vorbefunde ab. Konsequenterweise ist im Falle eines stimulierten Thyreoglobulin-Spiegels >2 ng/ml ohne erkennbaren Jodspeicherherd mit niedriger ^{131}I-Aktivität zusätzlich die ^{131}I-Ganzkörper-Szintigraphie mit höherer ^{131}I-Aktivität, also bevorzugt eine ^{131}I-Therapie nach Schilddrüsenhormon-Entzug zu veranlassen. Die Konstellation erhöhter Thyreoglobulin-Spiegel ohne Korrelat in der ^{131}I-Ganzkörper-Szintigraphie erfordert neben der Sonographie der Halsweichteile den Einsatz weiterer bildgebender Verfahren (z. B. MRT von Hals und Mediastinum, CT Thorax nativ, Skelettszintigraphie, FDG-PET).

Nachsorge

Thyreoglobulin

Messtechnisch erfordert die Thyreoglobulin-Bestimmung die Verwendung eines sensitiven IRMA-Assays (funktionelle Sensitivität <1 ng/ml), standardisiert nach dem Europäischen Referenz Standard (CRM 457) [44, 45]. Nach Thyroidektomie und ablativer ^{131}I-Therapie ist das Thyreoglobulin ein sensitiver und spezifischer Tumormarker für das differenzierte Schilddrüsenkarzinom, wobei die Sensitivität durch Schilddrüsenhormonentzug oder durch eine Stimulation mit rhTSH gesteigert wird [41]. Es ist zu berücksichtigen, dass Thyreoglobulin aufgrund seiner biologischen Halbwertszeit von rund 10 Tagen für einige Wochen nach erfolgreicher Thyreoidektomie und ^{131}I-Ablation in einer niedrigen Konzentration nachweisbar sein kann. Unter einer TSH-suppressiven Medikation kann die Thyreoglobulin-Messung bei geringer Tumormasse falsch negative Befunde liefern [85, 124]. Ursachen hierfür sind anti-Thyreoglobulin-Antikörper bzw. eine gestörte Thyreoglobulin-Wiederfindung, eine fehlende Sekretion von immunreaktivem Thyreoglobulin durch die Tumorzellen eines wenig differenzierten Schilddrüsenkarzinoms [3] oder eine geringe Tumormasse, wie bei kleinen Lymphknotenmetastasen [142]. Etwa 20% der Patienten ohne klinischen Rezidivverdacht mit Thyreoglobulin-Spiegeln <1 ng/ml unter TSH-suppressiver Medikation [85] können unter TSH-Stimulation durch Hormonentzug oder unter rhTSH einen Thyreoglobulin-Wert >2 ng/ml zeigen. Bei ungefähr einem Drittel dieser Patienten kann anhand der funktionellen oder morphologischen Bildgebung ein Tumornachweis erbracht werden. Rezidivverdächtig ist insbesondere ein Anstieg des unstimulierten oder stimulierten Thyreoglobulin-Spiegels >2 ng/ml im Verlauf. Umgekehrt bleibt bei vielen Patienten die klinische Bedeutung grenzwertig erhöhter, konstanter Thyreoglobulin-Werte unklar, insbesondere wenn nur unter TSH-Stimulation messbar. International wird der Thyreoglobulin-Spiegel >2 ng/ml unter TSH-Stimulation als ein praktikabler Grenzwert für die Suche nach persistierendem Tumorgewebe und ggf. eine probatorische ^{131}I-Therapie akzeptiert [28, 51, 71, 84, 85, 154]. In Abhängigkeit vom angewandten Assay und Labor kann der geeignete Thyreoglobulin-Schwellenwert geringfügig variieren [136].

Anti-Thyreoglobulin-Antikörper finden sich bei bis zu 20% der Patienten mit einem differenzierten Schilddrüsenkarzinom [134] und bei 10% der Bevölkerung [53] und führen zu fälschlich niedrigen Werten bei der Thyreoglobulin-Quantifizierung mit immunometrischen Assays [135]. Ein Verschwinden erhöhter anti-Thyreoglobulin-Antikörper wird vielfach innerhalb von 2–3 Jahren nach Thyreoidektomie/^{131}I-Ablation beobachtet, so dass eine Persistenz oder ein Wiederauftreten zirkulierender anti-Thyreoglobulin-Antikörper als indirekte Hinweise auf einen vitalen Tumor zu deuten sind [20, 24]. Daher ist eine Messung der anti-Thyreoglobulin-Antikörper bei jeder Thyreoglobulin-Messung zu empfehlen. Der Einsatz des „Wiederfindungs-Tests" ist kontrovers diskutiert worden [2, 134], wird aber ganz überwiegend empfohlen.

Supersensitive Thyreoglobulin-Assays scheinen Vorteile gegenüber Standardverfahren aufgrund ihrer höheren Nachweisempfindlichkeit zu haben [48, 131, 157]. Die Frage, ob die supersensitive Thyreoglobulin-Bestimmung unter Levothyroxin-Medikation die Thyreoglobulin-Bestimmung unter einer TSH-Stimulation ersetzen kann, ist derzeit noch offen.

Die Thyreoglobulin-Messung unter endogener oder exogener TSH-Stimulation (ohne messbare anti-Thyreoglobulin-Antikörper) erlaubt im Falle einer vorangegangenen unauffälligen ^{131}I-Ganzkörper-Szintigraphie weniger invasive Nachsorgekonzepte. Die Einstufung als krankheitsfreier Zustand basiert auf der initialen Therapie, dem klinischen Befund, der Bildgebung und tumorspezifischer Laborwerte:

- Totale oder „fast totale" Thyroidektomie, adäquate Lymphadenektomie,
- erfolgreiche ablative Radioiodtherapie,

- kein Tumorverdacht bei der körperlichen Untersuchung,
- keine Iodspeicherung außerhalb der Schilddrüsenloge auf der ^{131}I-Ganzkörper-Szintigraphie nach Ablation und 3–6 Monate nach Ablation,
- unauffällige Sonographie der Halsweichteile,
- keine Erhöhung des Thyreoglobulin-Spiegels unter Hormon-Medikation bzw. unter TSH-Stimulation und
- keine Thyreoglobulin-Antikörper und ungestörte Wiederfindung.

Das Konzept eines risikostratifizierten Einsatzes der ^{131}I-Ganzkörper-Szintigraphie ist mit leichten Modifikationen auf Low-risk und High-risk Patienten anwendbar, sofern ein krankheitsfreier Zustand erreicht worden ist.

Die Sonographie ist eine sensitive Methode zum Nachweis zervikaler Lymphknotenmetastasen beim differenzierten Schilddrüsenkarzinom [142] und kompensiert die eingeschränkte Sensitivität der Thyreoglobulin-Messung bei kleinen Lymphknotenmetastasen. Zervikale Lymphknotenmetastasen können gelegentlich trotz eines unauffälligen stimulierten Thyreoglobulin-Spiegels sonographisch sichtbar sein [28].

Hingegen werden Patienten mit erhöhtem Thyreoglobulin-Spiegel der bildgebenden morphologischen und funktionellen Diagnostik unterzogen, unter der Vorstellung, dass ein frühzeitiger Nachweis eines Rezidivs die Aussichten auf eine wirksame Behandlung verbessert.

Radioiod-(^{131}I)-Ganzkörper-Szintigraphie

Wenn das unstimulierte oder das stimulierte Thyreoglobulin über 2 ng/ml ansteigt, die ^{131}I-Ganzkörper-Szintigraphie mit niedrigen Aktivitäten aber unauffällig geblieben ist, wird eine weitere Bildgebung erforderlich (z. B. MRT von Hals und Mediastinum, CT des Thorax, Skelettszintigraphie, FDG-PET). Dabei sollten jodhaltige Röntgenkontrastmittel vermieden werden, wenn eine ^{131}I-Therapie in den nächsten Monaten beabsichtigt ist. Zeigt die Bildgebung keine Metastasen, sollte bei klar erhöhtem Thyreoglobulin-Spiegel (z. B. >10 ng/ml) oder einem fortlaufenden Thyreoglobulin-Anstieg im Verlauf eine ^{131}I-Therapie (3,7–7,4 GBq ^{131}I) erwogen werden. Bei der Indikationsstellung zu einer ^{131}I-Applikation in therapeutischen Aktivitäten kann kein verbindlicher Thyreoglobulin-Grenzwert oder Thyreoglobulin-Anstieg angegeben werden. Die Studien zu einer probatorischen ^{131}I-Therapie haben vorwiegend Patienten mit einem Thyreoglobulin-Spiegel nach Hormonentzug ≥10 ng/ml eingeschlossen, was ungefähr einem Thyreoglobulin-Wert >5 ng/ml unter rhTSH-Stimulation entspricht [43, 57, 83, 93, 147]. Ziel der probatorischen ^{131}I-Therapie ist es, entweder die Metastasen bei hoher ^{131}I-Aktivität zu lokalisieren und ggf. der Operation zuzuführen oder operativ nicht-behandelbare Metastasen zu therapieren. Mit einer solchen Strategie gelingt die Metastasenlokalisation bei etwa 50% der Patienten mit einem erhöhten Thyreoglobulin-Spiegel, nachdem zuvor die diagnostische ^{131}I-Ganzkörper-Szintigraphie ohne erkennbaren Speicherherd geblieben ist [123, 147].

Nachsorge bei Low-risk Patienten

Haben die diagnostische ^{131}I-Ganzkörper-Szintigraphie und die Bestimmung des stimulierten Thyreoglobulins 3–6 Monate nach der ^{131}I-Ablation übereinstimmend unauffällige Befunde bei fehlenden anti-Thyreoglobulin-Antikörpern ergeben und besteht klinisch und sonographisch kein Rezidivverdacht, sollte bei unauffälligen Basisuntersuchungen in der weiteren Nachsorge auf die routinemäßige Durchführung weiterer ^{131}I-Ganzkörper-Szintigraphien verzichtet werden. Die nachfolgende Bewertung als krankheitsfreier Zustand beruht auf folgenden Befunden:

- Klinisch und sonographisch kein Hinweis auf ein lokoregionäres Rezidiv,
- Thyreoglobulin unter Schilddrüsenhormon-Medikation <2 ng/ml und
- keine anti-Thyreoglobulin-Antikörper und ungestörte Thyreoglobulin-Wiederfindung.

Bei Low-risk Patienten nach ablativer ^{131}I-Therapie und nach Dokumentation der erfolgreichen Ablation durch eine ^{131}I-Ganzkörper-Szintigraphie, einen stimulierten Tg-Spiegel <2 ng/ml und eine unauffällige Sonographie, ist die Notwendigkeit oder der Zeitpunkt einer weiteren stimulierten Thyreoglobulin-Messung unklar. Die routinemäßige Durchführung einer Thyreoglobulin-Messung unter endogener oder exogener TSH-Stimulation wird ohne begründeten Verdacht nicht empfohlen. Zeigen sich aber in der Nachsorge pathologische Befunde in der Sonographie, messbare Thyreoglobulin-Spiegel unter Schilddrüsenhormon-Medikation oder kommt es zu einem erstmaligen Nachweis oder Anstieg der anti-Thyreoglobulin-Antikörper, sollte die ^{131}I-Ganzkörper-Szinitigraphie unter Schilddrüsenhormonentzug oder die ^{131}I-Therapie durchgeführt werden. Die Konstellation erhöhter und ansteigender Thyreoglobulin-Spiegel ohne Korrelat in der ^{131}I-Ganzkörper-Szintigraphie erfordert den Einsatz weiterer bildgebender Verfahren (z. B. MRT von Hals und Mediastinum, CT Thorax nativ, Skelettszintigraphie, FDG-PET). Für Thyreoglobulin-positive, Iodnegative Patienten ohne Metastasenlokalisation wird der serielle Einsatz der Bildgebung und der Thyreoglobulin-Messung empfohlen; die Zeiträume richten sich nach dem Thyreoglobulin-Verlauf.

Nachsorge bei High-risk Patienten

Haben die diagnostische ^{131}I-Ganzkörper-Szintigraphie und die Bestimmung des stimulierten Thyreoglobulins 3–6 Monate nach der ^{131}I-Ablation übereinstimmend unauffällige Befunde bei fehlenden anti-Thyreoglobulin-Antikörpern ergeben und besteht klinisch und bildgebend kein Rezidivverdacht, kann bei unauffälligen Befunden in der weiteren Nachsorge auf die routinemäßige Durchführung weiterer ^{131}I-Ganzkörper-Szintigraphien verzichtet werden. Die Bewertung als krankheitsfreier Zustand beruht bei den nachfolgenden Untersuchungen auf folgenden Bedingungen:

- Klinisch und bildgebend kein Hinweis auf ein lokoregionäres Rezidiv oder Metastasen (Hinweis: Der Umfang der Bildgebung richtet sich nach der Lokalisation der etwaiger Metastasen),
- Thyreoglobulin unter Schilddrüsenhormonmedikation <2 ng/ml,
- Thyreoglobulin unter endogener oder exogener Stimulation in der Nachsorge <2 ng/ml und
- keine anti-Thyreoglobulin-Antikörper und ungestörte Thyreoglobulin-Wiederfindung.

Über die am besten geeigneten Zeiträume für eine sequenzielle Bestimmung des Thyreoglobulins unter endogener oder exogener TSH-Stimulation liegen keine evidenzbasierten Daten vor. Daher wird in Analogie zu den bisher üblichen Nachsorgeintervallen für die kombinierte Anwendung der ^{131}I-Ganzkörper-Szintigraphie und der stimulierten Thyreoglobulin-Messung vorgeschlagen, die Bestimmung des Thyreoglobulins unter endogener oder exogener TSH-Stimulation in der High-risk Gruppe etwa 1 Jahr, 3 Jahre und 5 Jahre nach der Erfolgskontrolle der ^{131}I-Ablation zu wiederholen. Geeignete Kontrollintervalle für die stimulierte Thyreoglobulin-Bestimmung sollten evaluiert werden.

Zeigen sich in der Nachsorge pathologische Befunde in der Bildgebung, messbare Thyreoglobulin-Spiegel unter Schilddrüsenhormonmedikation oder unter endogener oder exogener Stimulation oder kommt es zu einem erstmaligen Nachweis oder Anstieg der anti-Thyreoglobulin-Antikörper, sollte die diagnostische ^{131}I-Ganzkörper-Szinitigraphie unter Schilddrüsenhormon-Entzug oder die ^{131}I-Therapie durchgeführt werden. Die Konstellation erhöhter oder ansteigender Thyreoglobulin-Spiegel ohne Korrelat in der ^{131}I-Ganzkörper-Szintigraphie erfordert den Einsatz weiterer bildgebender Verfahren (z.B. MRT von Hals und Mediastinum, CT Thorax nativ, Skelettszintigraphie, FDG-PET). Für Thyreoglobulin-positive, Jod-negative Patienten ohne Metastasenlokalisation wird der serielle Einsatz der Bildgebung und der Thyreoglobulin-Messung empfohlen; die Zeiträume richten sich nach dem Thyreoglobulin-Verlauf.

Patienten mit anti-Thyreoglobulin-Antikörpern

Bei Patienten mit nachweisbaren anti-Thyreoglobulin-Antikörpern kann ein Thyreoglobulin-Spiegel unterhalb der Nachweisgrenze nicht als Beweis einer kompletten

Remission betrachtet werden. Diese Patienten werden – neben der Sonographie der Halsweichteile – im Verlauf wiederholten, diagnostischen ^{131}I-Ganzkörper-Szintigraphien zugeführt. Bei High-risk Patienten und bei Rezidivverdacht ist das Nachsorgeprogramm um die bildgebende Diagnostik (z. B. MRT von Hals und Mediastinum, CT des Thorax, Skelettszintigraphie, FDG-PET) zu erweitern. Das Verschwinden der anti-Thyreoglobulin-Antikörper im Verlauf ist als Hinweis auf eine komplette Remission zu bewerten [20] und ermöglicht einen Wechsel auf das Konzept der Nachsorge wie in den vorangegangenen Kapiteln beschrieben.

Basisuntersuchungen der Nachsorge

In der Nachsorge kommen folgende Basisuntersuchungen zur Anwendung:

- Sonographie der Halsweichteile,
- Thyreoglobulin-Messung mit einem immunometrischen Assay einschließlich Bestimmung der anti-Thyreoglobulin-Antikörper und Thyreoglobulin-Wiederfindung,
- Bestimmung der Schilddrüsenfunktionsparameter,
- Bestimmung hämatologischer Parameter nach Behandlung mit höheren ^{131}I-Aktivitäten und
- Bestimmung des Serum-Kalziums bei Hinweis auf einen Hypoparathyreoidismus.

Übliche Nachsorgeintervalle sind 6 Monate in den ersten 5 Jahren, dann lebenslang jährliche Intervalle.

Medikamentöse Begleittherapie

Die Zellen des differenzierten Schilddrüsenkarzinoms exprimieren auf ihrer Zellmembran den TSH-Rezeptor und antworten auf eine TSH-Stimulation mit einer zunehmenden Expression verschiedener schilddrüsenspezifischer Proteine (Thyreoglobulin, Natrium-Iodid-Symporter) und mit vermehrtem Zellwachstum. Dieser Befund bildet die Rationale für eine TSH-Suppression mit Levothyroxin bei Patienten mit einem differenzierten Schilddrüsenkarzinom. Eine Metaanalyse bestätigte den Nutzen einer TSH-suppressiven Medikation (relatives Risiko 0,77, 95%-Konfidenzintervall 0,60–0,88) [86]. Es liegen keine randomisierten Daten für das notwendige Ausmaß der TSH-Suppression vor. Risikostratifiziert konnten retrospektive Studien eine Verbesserung des Outcome durch eine TSH-Suppression <0,1 mU/l bei High-risk Patienten aufzeigen [25, 105], während der Nutzen für Low-risk Patienten nicht belegt ist. Nicht in allen Studien konnte die TSH-Suppression als unabhängiger Prädiktor der Krankheitsprogression bestätigt werden.

Bei Patienten mit persistierender Erkrankung sollte der TSH-Spiegel <0,1 mU/l eingestellt werden, und zwar langfristig bei Fehlen von Kontraindikationen [120]. Bei Patienten, die klinisch und laborchemisch keine Krankheitsaktivität zeigen, aber der High-risk Gruppe angehören, sollte ebenfalls eine TSH-suppressive Therapie erfolgen (z. B. TSH <0,1 mU/l). Über die Dauer einer TSH-Suppression liegen keine evidenzbasierten Daten vor. Bei Patienten ohne Krankheitsaktivität aus der Low-risk Gruppe sollte keine TSH-Suppression vorgenommen werden, sondern die medikamentöse Einstellung auf einen niedrig normalen bis erniedrigten TSH-Spiegel abzielen (z. B. TSH 0,2–1,0 mU/l). Bei Patienten ohne Krankheitsaktivität aus der Very-low-risk Gruppe sollte sich die medikamentöse Einstellung an den Grundssätzen der postoperativen Rezidivprophylaxe orientieren (z. B. TSH 0,3–1,0 mU/l).

Langfristige Behandlungsergebnisse

Die Prognose des lokal oder regional begrenzten, differenzierten Schilddrüsenkarzinoms ist bei Anwendung eines standardisierten interdisziplinären Therapieregimes (Thyreoidektomie, ablative ^{131}I-Therapie/ ^{131}I-Therapie von Metastasen, TSH-suppressive Hormontherapie) gut bis exzellent [11, 69].

Papilläres Schilddrüsenkarzinom: In einer populationsbasierten Studie aus den USA (SEER-Programm) lag die 10-Jahres-Überlebensrate für das lokal begrenzte papilläre Schilddrüsenkarzinom bei 100%, für das regional begrenzte papilläre Schilddrüsenkarzinom bei 97%. Im Falle einer Fernmetastasierung sank die 10-Jahres-Überlebensrate auf 81% [47], wobei die Patienten mit einer ausschließlich mikronodulären Lungenmetastasierung mit Iodspeicherung zu der günstigen Prognose beitragen [107]. In jüngeren oder mittleren Altersgruppen (<20 Jahre, 40–49 Jahre) wurde eine sehr hohe 10-Jahres-Überlebensrate von 99% bzw. 98% beobachtet, prognostisch ungünstig war ein höheres Lebensalter um 70 Jahre mit einer krankheitsassoziierten 10-Jahres-Überlebensrate von 86% [47].

Follikuläres Schilddrüsenkarzinom: In der SEER-Studie lag die 10-Jahres-Überlebensrate für das lokal begrenzte follikuläre Schilddrüsenkarzinom bei 98%, für das regional begrenzte follikuläre Schilddrüsenkarzinom bei 87%. Im Falle einer Fernmetastasierung sank die 10-Jahres-Überlebensrate auf 45% [47]. In jüngeren oder mittleren Altersgruppen (<20 Jahre, 40–49 Jahre) wurde eine sehr hohe 10-Jahres-Überlebensrate von jeweils 99% beobachtet, prognostisch ungünstig war ein höheres Lebensalter um 70 Jahre mit einer krankheitsassoziierten 10-Jahres-Überlebensrate von 70% [47]. Hierbei ist zu berücksichtigen, dass ältere Patienten mit einem follikulären Schilddrüsenkarzinom vermehrt Fernmetastasen aufweisen. Insgesamt sind das initiale Tumorstadium, der Differenzierungsgrad und das Patientenalter stärkere prognostische Indikatoren als die Unterscheidung der follikulären versus papillären Histologie.

Wenig differenziertes Schilddrüsenkarzinom: Die 5-Jahres- und die 10-Jahres-Überlebensrate ist für Patienten mit einem wenig differenzierten Schilddrüsenkarzinom mit 30–65% bzw. mit 25–35% beschrieben worden [151]. Prognostisch besonders ungünstig ist die Kombination aus operativ irresektablen Metastasen und fehlender Radioiodspeicherung.

Klinisches Urteil

Da Verfahrensanweisungen/Leitlinien nicht von Gesetzgebungskörperschaften erlassen werden, stellen sie keine gesetzlichen Regelungen dar. Für gewöhnlich hängt der Stellenwert, den Leitlinien vor Gericht einnehmen, von mehreren Faktoren ab, insbesondere davon, inwieweit sie wissenschaftlich fundiert sind, ein formaler Konsensusprozess eingehalten wird und inwieweit die Autorengruppe von den medizinischen und wissenschaftlichen Fachgesellschaften autorisiert ist. Grundsätzlich beziehen sich Verfahrensanweisungen/Leitlinien auf den „durchschnittlichen Patienten". Aus diesem Grund können Leitlinien das fundierte klinische Urteil beim individuellen Patienten nicht ersetzen. Nicht automatisch kann die Befolgung von Leitlinien mit guter medizinischer Praxis gleichsetzt werden.

Literatur

[1] Alexander C., Bader J.B., Schäfer A. et al.: Intermediate and long-termn side effects of high-dose radioiodine therapy for thyroid carcinoma. J Nucl Med (1998) 39: 1551-1554.

[2] Bachelot A., Cailleux A.F., Klain M. et al.: Relationship between tumor burden and serum thyroglobulin level in patients with papillary and follicular thyroid carcinoma. Thyroid (2002) 12: 707-711.

[3] Bachelot A., Leboulleux S., Baudin E. et al.: Neck recurrence from thyroid carcinoma: serum thyroglobulin and high-dose total body scan are not reliable criteria for cure after radioiodine treatment. Clin Endocrinol (2005) 62: 376-379.

[4] Bal C., Padhy A.K., Jana S. et al.: Prospective randomised clinical trial to evaluate the optimal dose of ^{131}I for remnant ablation in patients with differentiated thyroid carcinoma. Cancer (1996) 77: 1077-1081.

[5] Barbaro D., Boni G.: Radioiodine ablation of post-surgical thyroid remnants after preparation with recombinant human TSH: why, how and when. Eur J Surg Oncol (2007) 33: 535-540.

[6] Benua R.S., Cicale N.R., Sonenberg M. et al.: The relation of radioiodine dosimetry to results and complications in the treatment of metastatic thyroid cancer. AJR (1962) 87: 171.

[7] Bernier M.O., Leenhardt L., Hoang C. et al.: Survival and therapeutic modalities in patients with bone metastases of differentiated thyroid carcinomas. J Clin Endocrinol Metab (2001) 86: 1568-1573.

[8] Bhattacharyya N., Chien W.: Risk of second primary malignancy after radioactive iodine treatment for differentiated thyroid carcinoma. Annals of Otology Rhinol Laryngol (2006) 115: 607-610.

[9] Biermann M., Schober O.: Should high hTg levels in the absence of iodine uptake be treated? Eur J Nucl Med Mol Imaging (2003) 30: 160-163.

[10] Biermann M., Pixberg M.K., Dörr U. et al.: Impact of clinical practice guidelines on radioiodine therapy for differentiated thyroid carcinoma. Nuklearmedizin (2005) 44: 229-237.

[11] Biersack H.-J., Grünwald F. (eds). Thyroid cancer. 2nd Ed. Springer: Berlin (2005).

[12] Börner A.R., Petrich T., Weckesser E. et al.: Monitoring isotretinoin therapy in the thyroid cancer using ^{18}F-FDG-PET. Eur J Nucl Med Mol Imaging (2002) 29: 231-236.

[13] Braga M., Ringel M.D., Cooper D.S.: Sudden enlargement of local recurrent thyroid tumor after recombinant human TSH administration. J Clin Endocrinol Metab (2001) 86: 5148-5151.

[14] Cailleux A.F., Baudin E., Travagli J.P. et al.: Is diagnostic iodine-131 scanning useful after total thyroid ablation for differentiated thyroid cancer? J Clin Endocrinol Metab (2000) 85: 175-178.

[15] Carril J.M., Quirce R., Serrano J. et al.: Total-body scintigraphy with thallium-201 and iodine-131 in the follow-up of differentiated thyroid cancer. J Nucl Med (1997) 38: 686-692.

[16] Ceccarelli C., Battisti P., Gasperi M. et al.: Radiation dose to the testes after ^{131}I therapy for ablation of postsurgical remnants in patients with differentiated thyroid cancer. J Nucl Med (1999) 40: 1716-1721.

[17] Ceccarelli C., Benicivelli W., Morciano D. et al.: I-131 therapy for differentiated thyroid cancer leads to an earlier onset of menopause: results of a retrospective study. J Clin Endocrinol Metab (2001) 86: 3512.

[18] Chen A.Y., Levy L., Goepfert H. et al.: The development of breast carcinoma in women with thyroid carcinoma. Cancer (2001) 92: 225-231.

[19] Chin B.B., Patel P., Cohade C. et al.: Recombinant human thyrotropin stimulation of fluoro-D-glucose positron emission tomography uptake in well-differentiated thyroid carcinoma. J Clin Endocrinol Metab (2004) 89: 91-95.

[20] Chiovato L., Latrofa F., Braverman L.E. et al.: Disappearance of humoral thyroid autoimmunity after complete removal of thyroid antigens. Ann Intern Med (2003) 139: 346-351.

[21] Chiu A.C., Delpassand E.S., Sherman S.I.: Prognosis and treatment of brain metastases in thyroid carcinoma. J Clin Endocrinol Metab (1997) 82: 3637-3642.

[22] Cholewinski S.P., Yoo K.S., Klieger P.S. et al.: Absence of thyroid stunning after diagnostic whole-body scanning with 185 MBq ^{131}I. J Nucl Med (2000) 41: 1198-1202.

[23] Chow S.M., Law S.C., Chan J.K. et al.: Papillary microcarcinoma of the thyroid –

prognostic significance of lymph node metastasis and multifocality. Cancer (2003) 98: 31-40.
[24] Chung J.K., Park Y.J., Kim T.Y. et al.: Clinical significance of elevated level of serum antithyroglobulin antibody in patients with differentiated thyroid cancer after thyroid ablation. Clin Endocrinol (2002) 57: 215-221.
[25] Cooper D.S., Specker B., Ho M. et al.: Thyrotropin suppression and disease progression in patients with differentiated thyroid cancer: results from the National Thyroid Cancer Treatment Cooperative Registry. Thyroid (1998) 8: 737-744.
[26] Cooper D.S., Doherty G.M., Haugen B.R. et al.: Management guidelines for patients with thyroid nodules and differentiated thyroid cancer. Thyroid (2006) 16: 1-33.
[27] Creutzig H.: High or low dose radioiodine ablation of thyroid remnants? Eur J Nucl Med (1987) 12: 500-502.
[28] David A., Blotta A., Bondanelli M. et al.: Serum thyroglobulin concentrations and (131)I whole-body scan results in patients with differentiated thyroid carcinoma after administration of recombinant human thyroid-stimulating hormone. J Nucl Med (2001) 42: 1470-1475.
[29] David A., Blotta A., Rossi R. et al.: Clinical value of different responses of serum thyroglobulin to recombinant human thyrotropin in the follow-up of patients with differentiated thyroid carcinoma. Thyroid (2005) 15: 267-273.
[30] DeGroot L.J., Kaplan E.L., McCormick M. et al.: Natural history, treatment, and course of papillary thyroid carcinoma. J Clin Endocrinol Metab (1990) 71: 414-424.
[31] de Keizer B., Brans B., Hoekstra A. et al.: Tumour dosimetry and response in patients with metastatic differentiated thyroid cancer using recombinant human thyrotropin before radioiodine therapy. Eur J Nucl Med Mol Imaging. (2003) 30: 367-373.
[32] Dietlein M., Schober O., Schicha H.: Über- oder Untertherapie des papillären Mikrokarzinoms der Schilddrüse? Überlegungen zur ablativen Radioiodtherapie. Nuklearmedizin (2004) 43: 107-114.
[33] Dietlein M., Dressler J., Escher W. et al.: Procedure guidelines for radioiodine therapy of differentiated thyroid cancer (version 3). [German]. Nuklearmedizin (2007) 46: 213-219.
[34] Dietlein M., Dressler J., Eschner W. et al.: Guideline for ^{131}I whole-body scintigraphy for differentiated thyroid cancer (version 3). [German] Nuklearmedizin (2007) 46: 206-212.
[35] Dietlein M., Dressler J., Eschner W. et al.: Procedure guideline for radioiodine test (version 3). [German] Nuklearmedizin. (2007) 46: 198-202.
[36] Dorn R., Kopp J., Vogt H. et al.: Dosimetry-guided radioactive iodine treatment in patients with metastatic differentiated thyroid cancer: largest safe dose using a risk-adapted approach. J Nucl Med (2003) 44: 451-456.
[37] Dottorini M.E., Lomuscio G., Mazzucchelli L. et al.: Assessment of female fertility and carcinogenesis after iodine-131 therapy for differentiated thyroid carcinoma. J Nucl Med (1995) 36: 21-27.
[38] Driedger A.A., Kotowycz N.: Two cases of thyroid carcinoma that were not stimulated by recombinant human thyrotropin. J Clin Endocrinol Metab (2004) 89: 585-590.
[39] Elisei R., Vivaldi A., Ciampi R. et al.: Treatment with drugs able to reduce iodine efflux significantly increases the intracellular retention time on thyroid cancer cells stably transfected with sodium iodide symporter complementary deoxyribonucleic acid. J Clin Endocrinol Metab (2006) 91: 2389-2395.

[40] Eschmann S.M., Reischl G., Bilger K. et al.: Evaluation of dosimetry of radioiodine therapy in benign and malignant thyroid disorders by means of iodine-124 and PET. Eur J Nucl Med Mol Imaging. (2002) 29: 760-767.
[41] Eustatia-Rutten C.F., Smit J.W., Romijn J.A. et al.: Diagnostic value of serum thyroglobulin measurements in the follow-up of differentiated thyroid carcinoma, a structured meta-analysis. Clin Endocrinol (2004) 61: 61-74.
[42] Fatourechi V., Hay I.D., Mullan B.P. et al.: Are posttherapy radioiodine scans informative and do they influence subsequent therapy of patients with differentiated thyroid cancer? Thyroid (2000) 10: 573-577.
[43] Fatourechi V., Hay I.D., Javedan H. et al.: Lack of impact of radioiodine therapy in thyreoglobulin-positive, diagnostic whole-body scan-negative patients with follicular cell-derived thyroid cancer. J Clin Endocrinol Metab (2002) 87: 1521-1526.
[44] Feldt-Rasmussen U., Profilis C., Colinet C. et al.: Human thyroglobulin reference material (CRM 457). 1st part: assessment of homogeneity, stability and immunoreactivity. Annales Biologie Clinique (1996) 54: 337-342.
[45] Feldt-Rasmussen U., Profilis C., Colinet C. et al.: Human thyroglobulin reference material (CRM 457). 2nd part: physicochemical characterization and certification. Annales Biologie Clinique (1996) 54: 343-348.
[46] Freudenberg L., Jentzen W., Görges R. et al.: ^{124}I-positron emission tomography dosimetry in advanced differentiated thyroid cancer: therapeutic impact. Nuklearmedizin (2007) 46: in press.
[47] Gilliland F.D., Hunt W.C., Morris D.M. et al.: Prognostic factors for thyroid carcinoma: a population-based study of 15,698 cases for the Surveillance, Epidemiology and End Results (SEER) program 1973 – 1991. Cancer (1997) 79: 564-573.
[48] Görges R., Brandt-Mainz K., Freudenberg L. et al.: Kontinuierliche Sensitivitätssteigerung in der Schilddrüsenkarzinom-Nachsorge im Verlauf dreier Thyreoglobulin-IMA Generationen. Nuklearmedizin (2003) 42: 157-166.
[49] Grüning T., Tiepolt C., Zöphel K. et al.: Retinoid acid for redifferentiation of thyroid cancer – does it hold its promise? Eur J Endocrinol (2003) 148: 395-402.
[50] Haenscheid H., Lassmann M., Luster M. et al.: Iodine biokinetics and dosimetry in radioiodine therapy of thyroid cancer: procedures and results of a prospective international controlled study of ablation after rhTSH or hormone withdrawal. J Nucl Med (2006) 47: 648-654.
[51] Haugen B.R., Ridgway E.C., McLaughlin B.A. et al.: Clinical comparison of whole-body radioiodine scan and serum thyroglobulin after stimulation with recombinant human thyrotropin. Thyroid (2002) 12: 37-43.
[52] Hilditch T.E., Dempsey M.F., Bolster A.A. et al.: Self-stunning in thyroid ablation: evidence from comparative studies of diagnostic ^{131}I and ^{123}I. Eur J Nucl Med Mol Imaging (2002) 29: 783-788.
[53] Hollowell J.G., Staehling N.W., Flanders W.D. et al.: Serum TSH, T(4), and thyroid antibodies in the United States population (1988 to 1994): National Health and Nutrition Examination Survey (NHANES III). J Clin Endocrinol Metab (2002) 87: 489-499.
[54] Hyer S., Vini L., O'Connell M. et al.: Testicular dose and fertility in men following I(131) therapy for thyroid cancer. Clin Endocrinol (2002) 56: 755-758.
[55] Ilgan S., Karacalioglu A.O., Pabuscu Y. et al.: Iodine-131 treatment and high-resolution CT: results in patients with lung metastases from differentiated thyroid carcinoma. Eur J Nucl Med Mol Imaging (2004) 3: 825-830.
[56] Johansen K., Woodhouse N.J., Odugbesan O.: Comparison of 1073 MBq and 3700

MBq iodine-131 in postoperative ablation of residual thyroid tissue in patients with differentiated thyroid cancer. J Nucl Med (1991) 32: 252-254.
[57] Kabasakal L., Selcuk N.A., Shafipour H. et al.: Treatment of iodine-negative thyreoglobulin-positive thyroid cancer: Differences in outcome in patients with macrometastases and patients with micrometastases. Eur J Nucl Med Mol Imaging (2004) 31: 1500-1504.
[58] Kebebew E., Peng M., Reiff E. et al.: A phase II trial of rosiglitazone in patients with thyroglobulin-positive and radioiodine-negative differentiated thyroid cancer. Surgery (2006) 140: 960-966 discussion 966-967.
[59] Kitazono M., Robey R., Zhan Z. et al.: Low concentrations of the histone deacetylase inhibitor, depsipeptide (FR901228), increase expression of the Na(+)/I(-) symporter and iodine accumulation in poorly differentiated thyroid carcinoma cells. J Clin Endocrinol Metab (2001) 86: 3430-3435.
[60] Kloos R.T., Mazzaferri E.L.: A single recombinant human thyrotropin-stimulated serum thyroglobulin measurement predicts differentiated thyroid carcinoma metastases three to five years later. J Clin Endocrinol Metab (2005) 90: 5047-5057.
[61] Kolbert K.S., Pentlow K.S., Pearson J.R. et al.: Prediction of absorbed dose to normal organs in thyroid cancer patients treated with 131I by use of 124I PET and 3-dimensional internal dosimetry software. J Nucl Med. (2007) 48: 143-149.
[62] Koong S.S., Reynolds J.C., Movius E.G. et al.: Lithium as a potential adjuvant to ^{131}I therapy of metastatic, well differentiated thyroid carcinoma. J Clin Endocrinol Metab (1999) 84: 912-916.
[63] Krassas G.E., Pontikides N.: Gonadal effect of radiation from ^{131}I in male patients with thyroid carcinoma. Arch Androl (2005) 51: 171-175.
[64] Lassmann M., Luster M., Hänscheid H. et al.: Impact of (131)I diagnostic activities on the biokinetics of thyroid remnants. J Nucl Med (2004) 45: 619-625.
[65] Lassmann M., Hänscheid H.: Spatial dose mapping for individualizing radioiodine treatment. J Nucl Med (2007) 48: 2-4.
[66] Lee W., Mansberg R., Roberts J. et al.: The clinical effects of thyroid stunning after diagnostic whole-body scanning with 185 MBq (131)I. Eur J Nucl Med Mol Imaging (2002) 29: 1421-1427.
[67] Lee T.H., Torchiana D.F., Lock J.E.: Is zero the ideal death rate? N Engl J Med (2007) 357: 111-113.
[68] Leeper R.R.: Thyroid cancer. Med Clin North Am (1985) 69: 1079–1096.
[69] Lerch H., Schober O., Kuwert T. et al.: Survival of differentiated thyroid carcinoma studied in 500 patients. J Clin Oncol (1997) 15: 2067-2075.
[70] Li W.B., Friedland W., Pomplun E. et al.: Track structures and dose distributions from decays of ^{131}I and ^{125}I in and around water spheres simulating micrometastases of differentiated thyroid cancer. Radiat Res. (2001) 156: 419-429.
[71] Lima N., Cavaliere H., Tomimori E. et al.: Prognostic value of serial thyroglobulin determinations after total thyroidectomy for differentiated thyroid cancer. J Endocrinol Invest (2002) 25: 110-115.
[72] Lippi F., Capezzone M., Angelini F. et al.: Radioiodine treatment of metastatic differentiated thyroid cancer in patients on L-thyroxine, using recombinant human TSH. Eur J Endocrinol (2001) 144: 5-11.
[73] Lushbaugh C.C., Casarett G.W.: The effects of gonadal irradiation in clinical radiation therapy: a review. Cancer (1976) 37: 1111-1125.
[74] Luster M., Lassmann M., Haenscheid H. et al.: Use of recombinant human thyrotropin

before radioiodine therapy in patients with advanced differentiated thyroid carcinoma. J Clin Endocrinol Metab (2000) 85: 3640-3645.

[75] Luster M., Sherman S.I., Skarulis M.C. et al.: Comparison of Radioiodine Biokinetics Following the Administration of Recombinant Human Thyroid Stimulating Hormone (rhTSH) and After Thyroid Hormone Withdrawal in Thyroid Carcinoma. Eur J Nucl Med Mol Imaging. (2003) 30: 1371-1377.

[76] Luster M., Lippi F., Jarzab B. et al.: rhTSH-aided radioiodine ablation and treatment of differentiated thyroid carcinoma: a comprehensive review. Endocr Relat Cancer (2005) 12: 49-64.

[77] Machens A., Holzhausen H.J., Dralle H.: The prognostic value of primary tumor size in papillary and follicular thyroid carcinoma. Cancer (2005) 103: 2269-2273.

[78] Maxon H.R., Thomas S.R., Boehringer A. et al.: Low iodine diet in I-131 ablation of thyroid remnants. Clin Nucl Med (1983) 8: 123-126.

[79] Maxon H.R., Thomas S.R., Hertzberg V.S. et al.: Relation between effective radiation dose and outcome of radioiodine therapy for thyroid cancer. N Engl J Med. (1983) 309: 937-941.

[80] Maxon H.R., Smith H.S.: Radioiodine-131 in the diagnosis and treatment of metastatic well differentiated thyroid cancer. Endocrinol Metab Clin North Am. (1990) 19: 685-718.

[81] Mazzaferri E.L., Jhiang S.M.: Long-term impact of initial surgical and medical therapy on papillary and follicular thyroid cancer. Am J Med (1994) 97: 418-428.

[82] Mazzaferri E.L., Jhiang S.M.: Differentiated thyroid cancer long-term impact of initial therapy. Trans Am Clin Climatol Assoc (1994) 106: 151-168 discussion 168-170.

[83] Mazzaferri E.L., Kloos R.T.: Current approaches to primary therapy for papillary and follicular thyroid cancer. J Clin Endocrinol Metab (2001) 86: 1447-1463.

[84] Mazzaferri E.L., Kloos R.T.: Is diagnostic iodine-131 scanning with recombinant human TSH (rhTSH) useful in the follow-up of differentiated thyroid cancer after thyroid ablation? J Clin Endocrinol Metab (2002) 87: 1490-1498.

[85] Mazzaferri E.L., Robbins R.J., Braverman L.E. et al.: Authors' response: A consensus report of the role of serum thyroglobulin as a monitoring method for low-risk patients with papillary thyroid carcinoma. J Clin Endocrinol Metab (2003) 88: 4508-4509.

[86] McGriff N.J., Csako G., Gourgiotis L. et al.: Effects of thyroid hormone suppression therapy on adverse clinical outcomes in thyroid cancer. Ann Med (2002) 34: 554-564.

[87] McWilliams R.R., Giannini C., Hay I.D. et al.: Management of brain metastases from thyroid carcinoma: a study of 16 histopathologically confirmed cases over 25 years. Cancer (2003) 98: 356-362.

[88] Meller B., von Hof K., Genina E. et al.: Diagnostic ^{123}I and ^{131}I activities and radioiodine therapy. Nuklearmedizin (2005) 44: 243-248.

[89] Meller B., Haase A., Seyfarth M. et al.: Reduced radioiodine uptake at increased iodine intake and ^{131}I-induced release of „cold“ iodine stored in the thyroid. Nuklearmedizin (2005) 44: 137-142.

[90] Mernagh P., Campell S., Dietlein M. et al.: Cost-effectiveness of using recombinant human TSH (rhTSH) prior to radioiodine therapy ablation for thyroid cancer, compared with treating patients in a hypothyroid state: the German perspective. Eur J Endocrinol (2006) 155: 405-414.

[91] Milano A., Chiofalo M.G., Basile M. et al.: New molecular targeted therapies in thyroid cancer. Anticancer drugs (2006) 17: 869-879.

[92] Nahas Z., Goldenberg D., Fakhry C. et al.: The role of positron emission tomography / computed tomography in the management of recurrent papillary thyroid carcinoma. Laryngoscope (2005) 115: 237-243.

[93] Pacini F., Agate L., Elisei R. et al.: Outcome of differentiated thyroid cancer with detectable serum thyroglobulin and negative diagnostic (131)I whole body scan: comparison of patients treated with high (131)I activities versus untreated patients. J Clin Endocrinol Metabol (2001) 86: 4092-4097.

[94] Pacini F., Molinaro E., Lippi F. et al.: Prediction of disease status by recombinant human TSH-stimulated serum Tg in the postsurgical follow-up of differentiated thyroid carcinoma. J Clin Endocrinol Metab (2001) 86: 5686-5690.

[95] Pacini F., Capezzone M., Elisei R. et al.: Diagnostic 131-iodine whole-body scan may be avoided in thyroid cancer patients who have undetectable stimulated serum thyroglobulin levels after initial treatment. J Clin Endocrinol Metab (2002) 87: 1499-1501.

[96] Pacini F., Schlumberger M., Dralle H. et al.: European consensus for the management of patients with differentiated thyroid carcinoma of the follicular epithelium. Eur J Endocrinol (2006) 154: 787-803.

[97] Pacini F., Ladenson P.W., Schlumberger M. et al.: Radioiodine ablation of thyroid remnants after preparation with recombinant human thyrotropin in differentiated thyroid carcinoma: results of an international, randomized, controlled study. J Clin Endocrinol Metab (2006) 91: 926-932.

[98] Park H.M., Park Y.H. Zhou X.H.: Detection of thyroid remnant/ metastasis without stunning: an ongoing dilemma. Thyroid (1997) 7: 277-280.

[99] Pelizzo M.R., Boschin I.M., Toniato A. et al.: Natural history, diagnosis, treatment and outcome of papillary thyroid microcarcinoma (PTMC): a monoinstitutional 12-year experience. Nucl Med Commun (2004) 25: 547-552.

[100] Petrich T., Börner A.R., Otto D. et al.: Influence of rhTSH on [(18)F] fluorodeoxyglucose uptake by differentiated thyroid carcinoma. Eur J Nucl Med Mol Imaging (2002) 29: 641-647.

[101] Pineda J.D., Lee T., Ain K. et al.: Iodine-131 therapy for thyroid cancer patients with elevated thyroglobulin and negative diagnostic scan. J Clin Endocrinol Metab (1995) 80: 1488-1492.

[102] Pluijmen M.J., Eustatia-Rutten C., Goslings B.M. et al.: Effects of low-iodine diet on postsurgical radioiodine ablation therapy in patients with differentiated thyroid carcinoma. Clin Endocrinol (2003) 58: 428-435.

[103] Pons F., Carrio I., Estorch M. et al.: Lithium as an adjuvant of iodine-131 uptake when treating patients with well-differentiated thyroid carcinoma. Clin Nucl Med (1987) 12: 644-647.

[104] Presta I., Arturi F., Ferretti E. et al.: Recovery of NIS expression in thyroid cancer cells by overexpression of Pax8 gene. BMS Cancer (2005) 5: 80.

[105] Pujol P., Daures J.P., Nsakala N. et al.: Degree of thyrotropin suppression as a prognostic determinant in differentiated thyroid cancer. J Clin Endocrinol Metab (1996) 81: 4318-4323.

[106] Reiners C.: Radioiodine therapy in patients with pulmonary metastases of thyroid cancer: when to treat, when not to treat? Eur J Nucl Med Mol Imaging (2003) 30: 939-942.

[107] Reiners C., Lassmann M., Hänscheid H.: A perspective on post-Chernobyl radioablation in young females. J Nucl Med (2006) 47: 1563-1564.

[108] Richtlinie Strahlenschutz in der Medizin (2002) 5. Auflage mit ausführlichem Erläuterungsteil von Kemmer W: und Michalczak H. Berlin: H. Hoffmann Verlag (2003).

[109] Riemann B., Schober O.: Das „kleine“ Schilddrüsenkarzinom [Editorial]. Nuklearmedizin (2007) 46: 113-114.
[110] Robbins R.J., Chon J.T., Fleisher M. et al.: Is the serum thyroglobulin response to recombinant human thyrotropin sufficient, by itself, to monitor for residual thyroid carcinoma? J Clin Endocrinol Metab (2002) 87: 3242-3247.
[111] Robbins R.J., Schlumberger M.J.: The evolving role of (131)I for the treatment of differentiated thyroid carcinoma. J Nucl Med (2005) 46: 28S-37S.
[112] Ronga G., Filesi M., Montesano T. et al.: Lung metastases from differentiated thyroid carcinoma. A 40 years' experience. Q J Nucl Med Mol Imaging (2004) 48: 12-19.
[113] Rosario P.W., Reis J.S., Barroso A.L. et al.: Efficacy of low and high ^{131}I doses for thyroid remnant ablation in patients with differentiated thyroid carcinoma based on post-operative cervical uptake. Nucl Med Commun (2004) 25: 1077-1081.
[114] Rubino C., de Vathaire F., Dottorini M.E. et al.: Second primary malignancy in thyroid cancer patients. Br J Cancer (2003) 89: 1638-1644.
[115] Sakar S.D., Beierwaltes W.H., Gill S.P. et al.: Subsequent fertility and birth histories in children and adolescents treated with I-131 for thyroid cancer. J Nucl Med (1976) 17: 460.
[116] Samaan N.A., Schultz P.N., Hickey R.C. et al.: The results of various modalities of treatment of well differentiated thyroid cancinomas: a retrospective review of 1599 patients. J Clin Endocrinol Metab (1992) 75: 714-720.
[117] Samuel A.M., Rajashekharrao B., Shah D.H.: Pulmonary metastases in children and adolescents with well-differentiated thyroid cancer. J Nucl Med (1998) 39: 1531-1536.
[118] Sarlis N.J.: Metastatic thyroid cancer unresponsive to conventional therapies: novel management approaches through tranlational clinical research. Curr Drug Targets Immune Endocr Metabol Disord (2001) 1: 103-115.
[119] Sawka A.M., Thephamongkhol K., Brouwers M. et al.: Clinical review 170: A systematic review and metaanalysis of the effectiveness of radioactive iodine remnant ablation for well-differentiated thyroid cancer. J Clin Endocrinol Metab (2004) 89: 3668-3676.
[120] Schicha H., Reiners C., Moser E. et al.: Subclinical thyroid disease. Nuklearmedizin (2004) 43: 69-71.
[121] Schlumberger, M., Challeton C., De Vathaire F. et al.: Radioactive iodine treatment for lung and bone metastases from thyroid carcinoma. J Nucl Med (1996) 37: 598-605.
[122] Schlumberger M., De Vathaire F., Ceccarelli C. et al.: Exposure to radioactive iodine-131 for scintigraphy or therapy does not preclude pregnancy in thyroid in thyroid cancer patients. J Nucl Med (1996) 37: 606-612.
[123] Schlumberger M., Mancusi F., Baudin E. et al.: 131-I therapy for elevated thyroglobulin levels. Thyroid (1997) 7: 273-276.
[124] Schlumberger M., Berg G., Cohen O. et al.: Follow-up of low-risk patients with differentiated thyroid carcinoma: a European perspective. Eur J Endocrinol (2004) 150: 105-112.
[125] Schmutzler C., Winzer R., Meissner-Weigl J. et al.: Retinoid acid increases sodium/iodide symporter mRNA levels in human thyroid cancer cell lines and suppresses expression of functional symporter in nontransformed FRTL-5 rat thyroid cells. Biochem Biophys Res Commun (1997) 240: 832-838.
[126] Schönberger J., Marienhagen J., Agha A. et al.: Papillary microcarcinoma and papillary cancer of the thyroid ≤ 1cm: modified definition of the WHO and the therapeutic dilemma. Nuklearmedizin (2007) 46: 115-120.

[127] Schwab R., Wieler H., Birtel S. et al.: Confronting the practice of surgery on differentiated thyroid cancer with current guidelines in Germany. [German] Nuklearmedizin (2005) 44: 185-191.
[128] Sgouros G., Kolbert K.S., Sheikh A. et al.: Patient-specific dosimetry for ^{131}I thyroid cancer therapy using ^{124}I PET and 3-dimensional-internal dosimetry (3D-ID) software. J Nucl Med (2004) 45: 1366-1372.
[129] Sherman S.I., Tielens E.T., Sostre S. et al.: Clinical utility of posttreatment radioiodine scans in the management of patients with thyroid carcinoma. J Clin Endocrinol Metab (1994) 78: 629-634.
[130] Simon D., Korber C., Krausch M. et al.: Clincal impact of retinoids in redifferentiation therapy of advanced thyroid cancer: final results of a pilot study. Eur J Nucl Med Mol Imaging (2002) 29: 775-782.
[131] Smallridge R.C., Meek S.E., Morgan M.A. et al.: Monitoring thyroglobulin in a sensitive immunoassay has comparable sensitivity to recombinant human TSH-stimulated thyroglobulin in follow-up of thyroid cancer patients. J Clin Endocrinol Metab (2007) 92: 82-87.
[132] Smit J.W.A.: Persönliche Mitteilung (2007].
[134] Souza Rosario P.W., Baroso A.L., Rezende L.L. et al.: Post I-131 therapy scanning in patients with thyroid carcinoma metastases: An unnecessary cost or a relevant contribution? Clin Nucl Med (2004) 29: 795-798.
[134] Spencer C.A., Takeuchi M., Kazarosyan M. et al.: Serum thyroglobulin antibodies: prevalence, influence on serum thyroglobulin measurement, and prognostic significance in patients with differentiated thyroid carcinoma. J Clin Endocrinol Metab (1998) 83: 1121-1127.
[135] Spencer C.A.: Challenges of serum thyroglobulin measurement in the presence of thyroglobulin antibodies. J Clin Endocrinol Metab (2004) 89: 3702-3704.
[136] Spencer C.A., Bergoglio L.M., Kazarosyan M. et al.: Clinical impact of thyroglobulin(Tg) and Tg autoantibody method differences on the management of patients with differentiated thyroid carcinomas. J Clin Endocrinol Metab (2005) 90: 5566-5575.
[137] Spitzweg C., Morris J.C.: Gene therapy for thyroid cancer: current status and future prospects. Thyroid (2004) 14: 424-434.
[138] Stabin M.G., Sparks R.B., Crowe E.: OLINDA/EXM: the second-generation personal computer software for internal dose assessment in nuclear medicine. J Nucl Med (2005) 46: 1023-1027.
[139] Strahlenschutzkommission. Notwendigkeit der stationären Durchführung der Ganzkörperszintigraphie mit I-131 beim Schilddrüsenkarzinom. Empfehlung der Strahlenschutzkommission. Verabschiedet in der 190. Sitzung der SSK am 22./23. April 2004 Bundesanzeiger Nr. 158 vom 24.08.(2004. Köln: Bundesanzeiger Verlag (2004).
[140] Strahlenschutzverordnung. Textausgabe mit Anmerkungen von Witt E., Jäger E., Kasper L. 12. Aufl., Köln, Berlin: Carl Heymanns Verlag (2002).
[141] Taylor T., Specker B., Robbins J. et al.: Outcome after treatment of high-risk papillary and non-Huerthle-cell follicular thyroid carcinoma. Ann Intern Med (1998) 129: 622-627.
[142] Torlontano M., Crocetti U., D'Aloiso L. et al.: Serum thyroglobulin and ^{131}I whole body scan after recombinant human TSH stimulation in the follow-up of low-risk patients with differentiated thyroid cancer. Eur J Endocrinol (2003) 148: 19-24.
[143] Tuttle R.M., Leboeuf R., Robbins R.J. et al.: Empiric radioactive iodine dosing regimens frequently exceed maximum tolerated activity levels in elderly patients with thy-

roid cancer. J Nucl Med. (2006) 47: 1587-1591. Erratum in: J Nucl Med. (2007) 48: 7.

[144] Uchino S., Noguchi S., Yamashita H. et al.: Modified radical neck dissection for differentiated thyroid cancer: operative technique. World J Surg (2004) 28: 1199-1203.

[145] Urhan M., Dadparvar S., Mavi A. et al.: Iodine-123 as a diagnostic imaging agent in differentiated thyroid carcinoma: a comparison with iodine-131 post-treatment scanning and serum thyroglobulin measurement. Eur J Nucl Med Mol Imaging (2007) 34: 1012-1017.

[146] van Nostrand D., Atkins F., Yeganeh F. et al.: Dosimetrically determined doses of radioiodine for the treatment of metastatic thyroid carcinoma. Thyroid (2002) 12: 121-134.

[147] van Tol K.M., Jager P.L., de Vries E.G. et al.: Outcome in patients with differentiated thyroid cancer with negative diagnostic whole-body scanning and detectable stimulated thyroglobulin. Eur J Endocrinol (2003) 148: 589-596.

[148] Vargas G.E., Uy H., Bazan C. et al.: Hemiplegia after thyrotropin alfa in a hypothyroid patient with thyroid carcinoma metastatic to the brain. J Clin Endocrinol Metab (1999) 84: 3867-3871.

[149] Venkataraman G.M., Yatin M., Marcinek R. et al.: Restoration of iodinde uptake in dedifferentiated thyroid carcinoma: relationsship to human Na+/I-symporter gene methylation status. J Clin Endocrinol Metab (1999) 84: 2449-2457.

[150] Vini L., Hyer S., Al-Saadi A. et al.: Prognosis of fertility and ovarian function after treatment with radioiodine for thyroid cancer. Postgrad Med J (2002) 78: 92-93.

[151] Volante M., Landolfi S., Chiusa L. et al.: Poorly differentiated carcinomas of the thyroid with trabecular, insular, and solid patterns: a clinicopathological study of 183 patients. Cancer (2004) 100: 950-957.

[152] Wang W., Larson S.M., Tuttle R.M. et al.: Resistance of [18F]-fluorodeoxyglucose-avid metastatic thyroid cancer lesions to treatment with high-dose radioactive iodine. Thyroid (2001) 11: 1169-1175.

[153] Wang W., Larson S.M., Fazzari M. et al.: Prognostic value of [18F]fluorodeoxyglucose positron emission tomographic scanning in patients with thyroid cancer. J Clin Endocrinol Metab (2000) 85: 1107-1113.

[154] Wartowski L.: Management of low-risk well-differentiated thyroid cancer based only on thyroglobulin measurement after recombinant human thyrotropin. Thyroid (2002) 12: 583-590.

[155] Wichers M., Benz E., Palmedo H. et al.: Testicular function after radioiodine therapy for thyroid carcinoma. Eur J Nucl Med (2000) 27: 503-507.

[156] Zettinig G., Fueger B.J., Passler C. et al.: Long-term follow-up of patients with bone metastases from differentiated thyroid carcinoma – surgery or conventional therapy? Clin Endocrinol (2002) 56: 377-382.

[157] Zöphel K., Wunderlich G., Kotzerke J.: A highly sensitive thyroglobulin assay has superior diagnostic sensitivity for recurrence of differentiated thyroid cancer in patients undergoing TSH suppression. J Nucl Med (2006) 47: 552-553 author reply 553.

2.3.3 Risikoadaptierte Nachsorge

Chr. Reiners, M. Luster, M. Dietlein

Einleitung

Im Jahre 2006 haben die American Thyroid Association (ATA) und die European Thyroid Association (ETA) Leitlinien (bzw. Konsensusempfehlungen) für die Therapie und Nachsorge des differenzierten Schilddrüsenkarzinoms herausgegeben, die sich bezüglich des Grads der Evidenzbasierung (Evidence based medicine = EBM) allerdings deutlich unterscheiden. Von deutscher Seite wurde im Juli 2007 die dritte Version der Verfahrensanweisung der Deutschen Gesellschaft für Nuklearmedizin (DGN) zur Radioiodtherapie (RIT) beim differenzierten Schilddrüsenkarzinom veröffentlicht. Die interdisziplinäre Leitlinie der Deutschen Krebsgesellschaft „Maligne Schilddrüsentumoren" befindet sich zur Zeit in der Beratungsphase (siehe Tab. 1).

Tab. 1: Leitlinien zum differenzierten Schilddrüsenkarzinom: Quellen

ATA: Management guidelines for patients with thyroid nodules and differentiated thyroid cancer. *The American Thyroid Association Task Force. Cooper D.S., Doherty G.M., Haugen B.R. et al.: Thyroid 16 (2006) 109-142. [1]*
ETA: European consensus for the management of patients with differentiated thyroid carcinoma of the follicular epithelium. The European Thyroid Cancer Taskforce. Pacini F., Schlumberger M., Dralle H. et al.: Eur J Endocrinol (2006) 14: 787-803. [2]
Interdisziplinäre Leitlinie B4 der DKG/ISTO: Maligne Schilddrüsentumoren 2006 (evidenzbasierte Novellierung 2008/2009). Dralle H. und Vertreter von DGIM, DGHO, DGPT, DGP, DEGRO, DRG, DGCh, DGN, DGE. www.krebsgesellschaft.de [3]
DGN: Verfahrensanweisung zur Radiojodtherapie (RIT) beim differenzierten Schilddrüsenkarzinom (Version 3). Dietlein M., Dressler J., Eschner W. et al.: Nuklearmedizin (2007) 46: 213-219. [4]

Die Guidelines der ATA unterscheiden sich grundlegend von den anderen in Tabelle 1 zusammengestellten Empfehlungen. In einem aufwendigen Begutachtungsverfahren hat die ATA die vorliegenden klinischen Studien von Experten evaluieren lassen und die sich daraus ergebende Evidenz in dem Leitlinienpapier kritisch kommentiert. Infolge dessen kommt der ATA-Guideline nach EBM-Kriterien die höchste Qualitätsstufe „S3“ zu. Demgegenüber handelt es sich bei den Empfehlungen der ETA nur um einen Konsensus-Report, der von einer Expertengruppe informell erarbeitet wurde. Diese Form der Empfehlungen weist die niedrigste Evidenzstufe „S1“ auf. Gleiches gilt auch für die Verfahrensanweisung zur Radioiodtherapie beim differenzierten Schilddrüsenkarzinom der DGN. Eine interdisziplinäre Arbeitsgruppe der Sektion Schilddrüse der Deutschen Gesellschaft für Endokrinologie unter Beteiligung von Vertretern der verschiedensten Fachgebiete ist derzeit damit beschäftigt, eine S3-Leitlinie zu den malignen Schilddrüsentumoren für die Deutsche Krebsgesellschaft für entwickeln (Fertigstellung für 2008/2009 vorgesehen).

Risikoklassifikation der differenzierten Schilddrüsenkarzinome

Die differenzierten, d.h. papillären und follikulären Schilddrüsenkarzinome werden von den Fachgesellschaften bezüglich ihrer Prognose unterschiedlich bewertet (Tab. 2).

Tab. 2: Leitlinien zum differenzierten Schilddrüsenkarzinom 2006: Risikoklassifikation

ATA 2006	Postoperatives Staging nach AJCC/UICC 2002 [5]		
	Patienten <45 Jahre Stage I: jedes T, jedes N, M0 Stage II: jedes T, jedes N, M1 Stage III: Stage IV:		Patienten 45 Jahre und älter T1, N0, M0 T2, N0, M0 T3N0M0 oder T1/T2N1M0 alle anderen Stadien
ETA 2006	Sehr niedriges Risiko T1(≤1 cm)N0M0	Niedriges Risiko T1(>1 cm)N0M0 T1mN0M0 T2N0M0	Hohes Risiko T3 und T4 jedes N1 jedes M1
DGN 2007	Papilläres Mikrokarzinom ≤1 cm	T1-T3 N0	T4 jedes N1 jedes M1

Während die ATA die vom American Joint Committee on Cancer (AJCC) und der Union Internationale Contre le Cancer (UICC) 2002 [5] empfohlenen, aber nicht allgemein akzeptierten Kriterien benutzt, weichen ETA und DGN hiervon ab. Hintergrund für die unterschiedliche Bewertung von europäischer Seite ist die Tatsache, dass das Lebensalter des Patienten als unabhängiger Risikofaktor bei der AJCC/

UICC-Einteilung einen viel zu hohen Stellenwert hat. Bei der Risikoklassifizierung der ATA ergeben sich – in Abhängigkeit vom Lebensalter und der Tumorausbreitung – acht verschiedene Risikoklassen. ETA und DGN sind pragmatischer und bilden nur 3 Gruppen („sehr niedriges Risiko", „niedriges Risiko" und „hohes Risiko"). Nimmt man die Einteilung der DGN, die voraussichtlich auch von der DKG übernommen werden wird, so zählen nur papilläre Mikrokarzinome mit einem Tumordurchmesser ≤1 cm in die Kategorie „sehr niedriges Risiko". Alle Tumoren mit größerem Tumordurchmesser (d. h. auch T1-Fälle mit einem Durchmesser >1 cm) bis hin zu Tumoren im Stadium T3 ohne Lymphknotenmetastasen gehören in die Gruppe „niedriges Risiko". Als Hochrisikostadien sind Tumoren der Kategorie T4 oder Tumoren mit Lymphnotenmetastasen oder mit Fernmetastasen zu betrachten [4].

Indikation zur Radioiodtherapie

Nach der Verfahrensanweisung der DGN von 2007 wird eine ^{131}I-Therapie für alle differenzierten Schilddrüsenkarzinome mit einem Tumordurchmesser >1 cm empfohlen. Aber auch bei differenzierten Schilddrüsenkarzinomen mit einem Tumordurchmesser ≤1 cm kann eine Ablation im Einzelfall sinnvoll sein. International wird die Indikation zur ablativen Radioiodgabe zurückhaltender gestellt: Der ETA-Konsensus empfiehlt den Verzicht auf eine solche Therapie beim Tumorstadium pT1 (Durchmesser <10 bis maximal 15 mm), während einige amerikanische Experten eine Radioiodbehandlung bei Patienten jünger 45 Jahre in jedem T-Stadium unabhängig vom Vorliegen von Lymphknotenmetastasen für nicht notwendig erachten.

Der Einfluss der Radioiodtherapie bezüglich des Outcome der Patienten ist schwer dokumentierbar. Hintergrund hierfür ist die überwiegend exzellente Prognose des differenzierten Schilddrüsenkarzinoms. Die Überlegenheit dieser Therapie lässt sich daher nur in Verlaufsbeobachtungen mit einem Beobachtungszeitraum von mindestens 10 Jahren dokumentieren [6].

Indikation zur TSH-suppressiven Levothyroxin-Medikation

Die ATA empfiehlt eine TSH-suppressive Levothyroxin-Therapie (TSH-Zielbereich <0,1 mU/l) bei allen Patienten mit hohem Risiko, während bei Patienten mit niedrigem Risiko TSH-Werte im Bereich von 0,1-0,5 mU/l als akzeptabel erachtet werden. Die ETA empfiehlt demgegenüber grundsätzlich eine TSH-Suppression ≤0,1 mU/l; nur bei Patienten mit sehr niedrigem Risiko werden TSH-Werte im Bereich von 0,1-0,5 mU/l toleriert. Allerdings empfiehlt die ETA bei Patienten in kompletter Remission (unabhängig vom Risikostadium) im späteren Verlauf nur noch eine Levothyroxin-Substitution statt einer TSH-suppressiven Hormonbehandlung. In der DGN-Verfahrensanweisung von 2007 wird eine TSH-suppressive Schilddrüsenhormongabe (TSH ≤0,1 mU/l) zunächst bis zum Beweis der kompletten Remission empfohlen. Für das weitere Vorgehen werden keine spezifischen Vorschläge gemacht, sondern auf die Empfehlungen von ATA, ETA und die anstehenden Leitlinien der DKG verwiesen.

Was die TSH-Suppression durch Levothyroxin als Prognosefaktor betrifft, so zeigen Daten aus der Metaanalyse von McGriff et al. [7], dass – über alle Risikogruppen hinweg – durch die TSH-suppressive Therapie das relative Risiko für Rezidive schwach signifikant vom Erwartungswert 1,0 auf 0,73 reduziert werden kann.

Thyreoglobulin in der Nachsorge

Eine niederländische Arbeitsgruppe hat 2004 eine interessante Metaanalyse über den Stellenwert der Thyreoglobulin-Bestimmung für die Verlaufskontrolle des differenzierten Schilddrüsenkarzinoms veröffentlicht [8]. Insgesamt analysierten die Autoren 915 Publikationen zu diesem Thema; 120 davon erwiesen sich als relevant, 46 waren definitiv auswertbar. Insgesamt umfasst die Analyse 9.094 Patienten nach Thyreoidektomie und ablativer Radioiodtherapie. Rezidive oder Metastasen sind in der Patientengruppe unter Levothyroxin-Medikation anhand der Thyreoglobulin-Bestimmung mit einer Sensitivität von nur 78% bei einer Spezifität von 98% zu erkennen. Nach Absetzen des Levothyroxins steigt die Sensitivität beträchtlich auf 96%, während die Spezifität nur leicht auf 95% zurückgeht. Deutlich bessere Ergebnisse als in Euthyreose, jedoch etwas ungünstigere als in Hypothyreose lassen sich durch die Thyreoglobulin-Bestimmung unter fortgesetzter Levothyroxin-Medikation nach exogener Stimulation mit rekombinantem humanem TSH (rhTSH) erzielen: Die Sensitivität des Tg-Assays liegt hier bei 93% bei einer Spezifität von 88%.

In weiteren Studien zum Stellenwert der Thyreoglobulin-Bestimmung zeigt sich, dass die etwas geringere Sensitivität unter rhTSH-Stimulation im Vergleich zur Hypothyreose in erster Linie darauf zurückzuführen ist, dass der Thyreoglobulin-Wert bei sehr geringer Tumormasse (insbesondere Lymphknotenmetastasen) nach exogener Stimulation etwas weniger ansteigt als unter Schilddrüsenhormonentzug. Eine italienische Arbeitgruppe konnte herausarbeiten, dass eine Kombination der Thyreoglobulin-Bestimmung mit einer Sonographie des Halsbereichs diesen Nachteil ausgleichen kann [9].

Stellenwert der routinemäßigen Radioiodganzkörperszintigraphie in der Nachsorge

Nach den aktuellen Empfehlungen von ATA und ETA wird eine diagnostische Radioiodganzkörperszintigraphie zum Beweis der vollständigen Ablation des Schilddrüsenrestes als nicht mehr erforderlich betrachtet; die Thyreoglobulin-Bestimmung unter TSH-Stimulation (in Hypothyreose oder nach rhTSH) in Kombination mit der Sonographie sei ausreichend zur Beurteilung des Erfolgs der Radiojodtherapie. Bisher wird zum Teil die Radioiodganzkörperdiagnostik in Deutschland bei Patienten mit niedrigem Risiko routinemäßig mehrfach im Rahmen der Nachsorge eingesetzt. Nach einer eigenen Studie sind wiederholte Radioiodganzkörperszintigraphien bei Patienten mit differenziertem Schilddrüsenkarzinom der Thyreoglobulin-Bestimmung nicht überlegen. Bei der Analyse wurden die Daten von 1.300 Patienten ausgewertet, die zwischen 1980 und 2005 nach Thyreoidektomie mit einer ablativen Radioiodtherapie behandelt worden waren. Kritisch betrachtet wurden insbesondere die Daten von 302 Patienten, bei denen 4-6 Monate nach ablativer Therapie die diagnostische Radioiodganzkörperszintigraphie bei nicht messbarem Thyreoglobulin unauffällig war. Von den 302 Patienten entwickelten nur 5 später ein Lokalrezidiv (n=1) bzw. Fernmetastasen (n=4). In drei der fünf Fälle war die Tumorprogression am ansteigenden Thyreoglobulin-Wert (3x basal, 2x nur unter TSH-Stimulation) erkennbar, während das Radioiodganzkörperszintigramm negativ blieb. Wiederholte Ganzkörperszintigraphien liefern also keinen wesentlichen Beitrag für die Nachsorge des differenzierten Schilddrüsenkarzinoms. Unter Umständen sind aber – allerdings relativ selten – Wiederholungen der Radioiodganzkörperszintigraphie notwendig (z.B. bei störender Interferenz von Thyreoglobulin-Antikörpern im Thyreoglobulin-Assay). Diese Betrachtungen stehen aber nicht im Widerspruch zu der aus den deutschen Strahlenschutzregelungen ableitbaren Forderung, dass der Erfolg einer ablativen Radioiodtherapie einmal durch eine diagnostische Ganzkörperszintigraphie etwa 6 Monate nach der Therapie dokumentiert werden soll.

Nachsorgealgorithmus

Abbildung 1 zeigt einen Algorithmus für die Nachsorge des differenzierten Schilddrüsenkarzinoms bei Patienten in Niedrig-Risiko- bzw. alternativ dazu in Hoch-Risiko-Stadien. Dieser Algorithmus wird derzeit in der Arbeitsgruppe diskutiert, die für die deutsche Krebsgesellschaft die neue S3-Leitlinie zum differenzierten Schilddrüsenkarzinom erarbeitet.

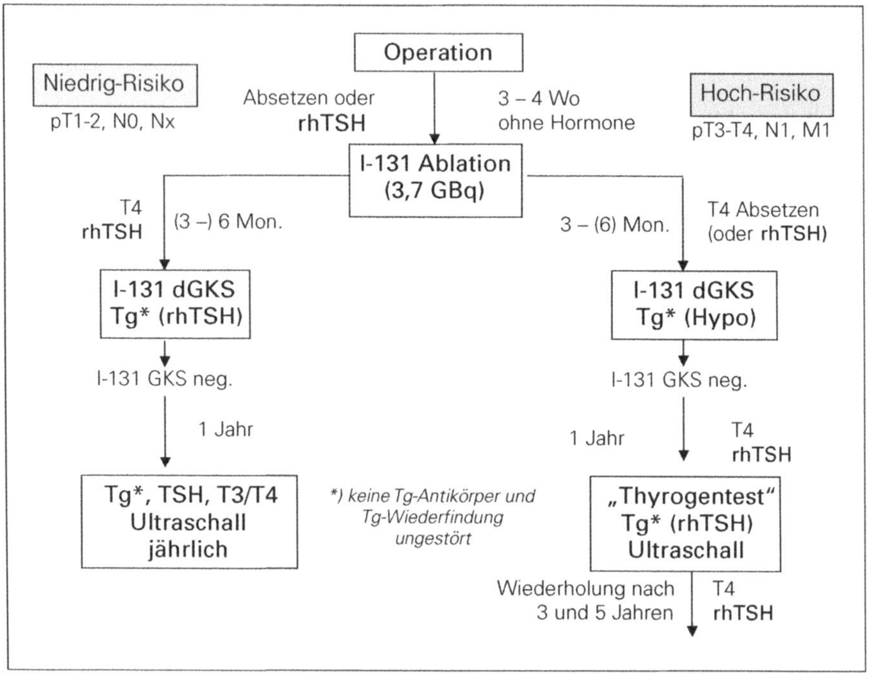

Abb. 1: Algorithmus zur Risikoadaptierten Nachsorge des Schilddrüsenkarzinoms: Vorschlag 2007

Zusammenfassung

Die Risikoklassifikation der differenzierten Schilddrüsenkarzinome wird von den wissenschaftlichen Fachgesellschaften der USA, Europas und Deutschlands unterschiedlich gehandhabt. Nach dem Vorschlag der Deutschen Gesellschaft für Nuklearmedizin zählen die papillären Mikrokarzinome mit einem Tumordurchmesser <1 cm (ohne Lymphknoten und Fernmetastasen) zu der Gruppe mit sehr niedrigem Risiko. Die Gruppe mit niedrigem Risiko enthält die Tumorstadien T1 bis T3 nach der UICC-Klassifikation von 2002 ohne Lymphknotenmetastasen. Die übrigbleibenden Tumorstadien T4, N1 und M1 machen die Gruppe mit hohem Risiko aus. Während eine Radioiodtherapie von der DGN für alle differenzierten Schilddrüsenkarzinome mit einem Tumordurchmesser >1 cm empfohlen wird, halten Experten anderer europäischer Länder und vor allem der USA die Radioiodtherapie auch bei höheren Tumorstadien unter Umständen für verzichtbar. Demgegenüber besteht eher ein Konsens bezüglich der Indikation zur TSH-suppressiven Levothyroxin-Medikation. Nach der DGN-Verfahrensanweisung von 2007 wird diese (TSH ≤0,1 mU/l) zunächst bis zum Beweis der kompletten Remission empfohlen. Danach können TSH-Werte im

Bereich von 0,1 bis 0,5 mU/l als vertretbar betrachtet werden. Der Stellenwert der Thyreoglobulin-Bestimmung in der Nachsorge des differenzierten Schilddrüsenkarzinoms kann als unumstritten gelten. Demgegenüber halten internationale Arbeitsgruppen die routinemäßige diagnostische Ganzkörperszintigraphie beim differenzierten Schilddrüsenkarzinom für verzichtbar. Nach den deutschen Empfehlungen soll der Erfolg einer vorangegangenen Radioiodtherapie aber mindestens einmal, 4-6 Monate später, mittels einer diagnostischen Radioiodganzkörperszintigraphie bewiesen werden.

Literatur

[1] Cooper DS, Doherty GM, Haugen BR, Kloos RT, Lee SL, Mandel SJ, Mazzaferri EL, McIver B, Sherman SI, Tuttle RM; The American Thyroid Association Guidelines Taskforce: Management guidelines for patients with thyroid nodules and differentiated thyroid cancer. Thyroid (2006) 16:109-142.

[2] Pacini F, Schlumberger M, Dralle H, Elisei R, Smit JW, Wiersinga W; European Thyroid Cancer Taskforce: European consensus for the management of patients with differentiated thyroid carcinoma of the follicular epithelium. Eur J Endocrinol (2006) 154:787-803.

[3] Dralle H und Vertreter von DGIM, DGHO, DGPT, DGP, DEGRO, DRG, DGCh, DGN, DGE 2006 (evidenzbasierte Novellierung 2008/2009). www.krebsgesellschaft.de

[4] Dietlein M, Dressler J, Escher W, Grünwald F, Lassmann M, Leisner B, Luster M, Moser E, Reiners C, Schicha H, Schober O; Deutsche Gesellschaft für Nuklearmedizin; Deutscher Gesellschaft für Medizinische Physik: Procedure guidelines for radioiodine therapy of differentiated thyroid cancer (version 3). Nuklearmedizin (2007) 46: 213-219.

[5] Sobin LH, Wittekind CH. UICC: TNM classification of malignant tumors. 6th ed. New York; Wiley Liss; 2002.

[6] Sawka AM, Thephamongkol K, Brouwers M, Thabane L, Browman G, Gerstein HC. Clinical review 170: A systematic review and metaanalysis of the effectiveness of radioactive iodine remnant ablation for well-differentiated thyroid cancer. J Clin Endocrinol Metab (2004) 89: 3668-3676.

[7] McGriff NJ, Csako G, Gourgiotis L, Lori CG, Pucino F, Sarlis NJ: Effects of thyroid hormone suppression therapy on adverse clinical outcomes in thyroid cancer. Ann Med (2002) 34: 554-564.

[8] Eustatia-Rutten CF, Smit JW, Romijn JA, van der Kleij-Corssmit EP, Pereira AM, Stokkel MP, Kievit J: Diagnostic value of serum thyroglobulin measurements in the follow-up of differentiated thyroid carcinoma, a structured meta-analysis. Clin Endocrinol (2004) 61: 61-74.

[9] Pacini F, Molinaro E, Castagna MG, Agate L, Elisei R, Ceccarelli C, Lippi F, Taddei D, Grasso L, Pinchera A: Recombinant human thyrotropin-stimulated serum thyroglobulin combined with neck ultrasonography has the highest sensitivity in monitoring differentiated thyroid carcinoma. J Clin Endocrinol Metab (2003) 88: 3668-3673.

2.3.4 Molekulare Bildgebung in der Nachsorge und Rezidivdiagnostik

A. Bockisch, S.P. Müller, R. Görges, L.S. Freudenberg

Einleitung

Trotz der insgesamt vergleichsweise guten Prognose des differenzierten Schilddrüsenkarzinoms (DTC) beträgt die kumulative Rezidivrate im Langzeitverlauf bis zu 20-30% (5-20% lokale oder lokoregionären Rezidiven, 10-15% Fernmetastasen) [1]. In Hinblick auf einen möglichen therapeutischen Ansatz ist hervorzuheben, dass Spätrezidive nur noch in annähernd 40% der Fälle eine diagnostisch und/oder therapeutisch verwertbare Iodspeicherung besitzen [2]. Grund für diese Beobachtung ist zum einen eine mögliche klonale Selektion durch Radioiodelimination der Tumoranteile mit guter Natrium-Iodid-Symporter-Expression und zum anderen eine im Verlauf der Erkrankung eintretende Entdifferenzierung. Nicht selten sind daher beim selben Patienten sowohl höher als auch geringer differenzierte Tumoranteile vorhanden. Entsprechend ist es gut nachvollziehbar, dass für die Lokalisationsdiagnostik nicht nur die Radioiodszintigraphie, sondern auch auf anderen (weniger von der Differenzierung abhängigen) Tumoreigenschaften beruhende, bildgebende Verfahren erforderlich sind [3]. Diese können sich auch bei einem Patienten komplementär ergänzen.

Einsatz von ^{131}I-Szintigraphie und ^{124}I-Postitronen-Emissions-Tomographie (PET) zur Rezidivdiagnostik

Die Radioioddiagnostik nach Applikation hoher Radioiodaktivitäten bei DTC-Patienten hat das Ziel mögliche Iod-speichernde Metastasen zu detektieren und eine differentialtherapeutische Entscheidung zu treffen. Die in nationalen und internationalen Leitlinien [4,5] beschriebenen Vorgehensweisen sind seit Jahrzehnten etabliert und bilden neben der Bestimmung des Tumormarkers Thyreoglobulin (Tg) und der hochauflösenden zervikalen Sonographie die wichtigste Säule in der Tumornachsorge [5].

Darüber hinaus gibt es in den letzten Jahren einige Arbeiten, die zeigen, dass ^{124}I, ein Positronenstrahler mit einer Halbwertzeit von 4,2 Tagen, sinnvoll bei DTC-Patienten eingesetzt werden kann. Insbesondere aufgrund der geringen Verfügbarkeit dieses Tracers und eines komplexen Zerfallschemas mit hohen physikalisch-messtechnischen Anforderungen [6-12] ist das Potential der ^{124}I-PET jedoch bisher klinisch nicht ausgeschöpft worden.

Im Vergleich zur Hochdosis-^{131}I-Ganzkörperszintigraphie zeigt die ^{124}I-PET/CT eine optimierte Bildgebung, die die physikalische Überlegenheit der PET im Vergleich zur Gammakamera-basierten Szintigraphie widerspiegelt [12-15]. In einer läsionsbasierten Auswertung zeigten sich 56% der Metastasen im CT, 87% im ^{124}I-PET und 100% in der kombinierten ^{124}I-PET/CT. Im Vergleich hierzu konnten 83% der Läsionen mit der ^{131}I-Ganzkörper-Szintigraphie visualisiert werden [13]. Damit zeigt die PET/CT-Bildgebung eine Verbesserung in der Diagnostik und ist, vorbehaltlich der Bestätigung unserer Ergebnisse in Studien anderer Autoren, als potentieller Ersatz für die Radioioddiagnostik mit ^{131}I in der Nachsorge des DTC denkbar. Dieses ist auch aus strahlenhygienischen Gründen von besonderem Interesse, da die ^{124}I-PET/CT im Vergleich zur ^{131}I-Ganzkörperszintigraphie mit einer deutlich geringeren Strahlenexposition für den Patienten verbunden ist [3, 16]. Darüber hinaus erlaubt die PET/CT zum einen die genaue Lokalisation von Metastasen, was insbesondere vor einem chirurgischen Eingriff beispielsweise bei inadäquater Iodspeicherung hilfreich ist [3,13]. Zum anderen ist die CT insbesondere in der Diagnostik von nicht-Iod-speichernden Lungenmetastasen von synergistischem Nutzen.

Neben der reinen Bildgebung ermöglicht der Einsatz der seriellen ^{124}I-PET(/CT) zusätzlich eine prätherapeutische Dosimetrie zur individualisierten Radioiodtherapie-(RIT)-Planung. Das ^{124}I-Dosimetrie-Protokoll besteht aus zwei Teilen [12,17-19]: Im ersten Teil erfolgt die Messung der ^{124}I-Kinetik im Blut und die ^{124}I-Ganzkörper-Clearance über mehrere Tage. Diese Messungen dienen zur Abschätzung der kritischen Blut Aktivität (critical blood activity=CBA) von ^{131}I in GBq (die indirekte Schwellenwertdosis für das blutbildende Knochenmark, siehe auch [20]). Im zweiten Teil wird über serielle PET-Messungen die Läsionsdosis pro verabreichte Aktivität ^{131}I (lesion dose per administered ^{131}I activity=LdpA) für jede Metastase einzeln berechnet. Die für den Patienten spezifische CBA und die für die einzelnen Metastasen charakteristische LDpA liefern weitere medizinische Informationen für eine RIT. Ziel dieser Berechnung ist es, eine möglichst hohe Strahlendosis in den einzelnen Läsionen zu erreichen, ohne die kritische Blutaktivität zu überschreiten. Basierend auf den Arbeiten von Maxon et al. [21-23] und der klinischen Erfahrung wird eine minimale Läsionsdosis von 100 Gy angestrebt, möglichst ohne 2 Gy Blutdosis zu überschreiten. Es ist zu beachten, dass sich physikalische und biologische Unsicherheiten [23,24] zu einem Fehler von durchaus 30% summieren können [25]. Verglichen mit einer Gammakamera-basierten Dosimetrie, die Fehler von deutlich über 80% aufweist [15], ist dies jedoch eine akzeptable Größe.

Verschiedene Arbeitsgruppen haben die Relevanz der ^{124}I PET-Dosimetrie in einem klinischen Setting untersucht. Eschmann et al. [10] zeigten, dass die ^{124}I-Konzentration mit PET gut quantifiziert werden kann und haben eine kleine Gruppe von Schilddrüsenkarzinompatienten untersucht, die anschließend eine RIT erhielten. Die Autoren errechneten Strahlendosen von 70 bis 170 Gy für die nachfolgende RIT, ohne dass jedoch die CBA in die Bestimmung der Aktivität integriert wurde. In einer anderen Arbeitsgruppe wurde eine Software entwickelt, die es ermöglicht, die Konzentration von Radioisotopen über PET-Messungen zu bestimmen [11]. Die Anwendung an 15 Schilddrüsenkarzinompatienten mit Metastasen zeigte eine LDpA von 1,2 bis 540 Gy mit großen intra-individuellen Schwankungen; Ergebnisse, die auch in anderen Untersuchungen bestätigt wurden [18].

Im klinischen Einsatz hat die ^{124}I-PET Dosimetrie im Vergleich zum Standardprotokoll an einem Hochrisiko-Kollektiv von 28 Patienten das therapeutische Vorgehen bei 25% der Patienten geändert, beispielsweise indem RIT-Aktivitäten >11 GBq ^{131}I (maximale Aktivität, die in der Leitlinie der Deutschen Gesellschaft für Nuklearmedizin vorgesehen ist, siehe [4]) appliziert wurden. Zusammenfassend erlaubt die exakte Dosimetrie also eine individualisierte, gezielte Nuklidtherapie unter Minimierung der Nebenwirkungen.

Auch die bildgebende Diagnostik mit einem gammakameratauglichen Iodisotop (^{123}I, ^{131}I) ist für den Metastasennachweis und ggf. für die präoperative Läsionslokalisation (insbesondere mit Single Photon Emission Computed Tomography (SPECT)/CT) geeignet. Visuell kann die Iodspeicherintensität eingeschätzt werden und damit eine qualitative Entscheidung bezüglich der Indikationsstellung für eine RIT getroffen werden.

Einsatz von ^{18}F-Fluor-Deoxyglucose (FDG)

Insbesondere bei DTC-Patienten mit nachgewiesen oder mutmaßlich nicht iodspeichernden Metastasen, die in der zervikalen Sonographie ohne eindeutigen Befund sind und deren Tg-Spiegel ansteigt, hat die Positronen-Emissions-Tomographie (PET) unter Verwendung des Tracers FDG in den letzten 15 Jahren deutlich an Bedeutung gewonnen und ermöglicht oft eine frühzeitige Rezidivdiagnostik [26]. Dabei hat sich in den letzten Jahren die FDG-PET als komplementäres und prognostisch relevantes Verfahren etabliert [3, 27-49]. Dementsprechend beeinflusst die FDG-PET häufig die Therapiestratifizierung [32,36,42,45,49] und hat auch prognostische Aussagekraft [30,44]. Studien, die bislang in der Schilddrüsenkarzinom-Lokalisationsdiagnostik im Rahmen der SPECT verwendete Radiopharmaka (insbesondere ^{99m}Tc-markierte Isonitrilverbindungen und ^{201}Tl-Chlorid) mit der [^{18}F]FDG-PET verglichen haben, fanden überwiegend eine Überlegenheit der [^{18}F]FDG-PET [50-52]. Allerdings werden auch komplementäre Befunde beschrieben [28,43].

Wie initial erwähnt stellen die [^{18}F]FDG-PET und die Iodbildgebung unterschiedlich differenzierte Tumoranteile dar [48]. Freudenberg et al. [3] konnten zeigen, dass sich im Vergleich von FDG-PET und ^{124}I-PET ein Drittel der Läsionen mit beiden Modalitäten nachweisen ließen und zwei Drittel waren entweder nur im ^{124}I-PET oder [^{18}F]FDG-PET positiv. Dieser synergistische Effekt begründet die in mehreren Studien gezeigte, hohe diagnostische Sicherheit (Sensitivität > 90%) der kombinierten Anwendung von Iod- und FDG-Diagnostik [3,29,33,48]. Die Sensitivität der [^{18}F]FDG-PET ist zwar bei höheren Tg-Serumkonzentrationen [46,53] besser als bei niedrigen, eine untere Grenze der Tg-Serumkonzentration für den erfolgreichen Einsatz der FDG-PET konnte jedoch nicht definiert werden.

Mit der Einführung von kombinierten PET/CT-Geräten [54] konnte die diagnostische Sicherheit durch [^{18}F]FDG weiter erhöht werden, da die Hybridbildgebung eine exakte Lokalisation der pathologischen Herde in der PET ermöglicht, die für die erfolgreiche chirurgische oder strahlentherapeutische Intervention sehr hilfreich ist [31,32,36,37,49]. Auch die CT ist von synergistischem Nutzen, besonders für die Detektion von kleinsten Lungenmetastasen [43]. Ein wesentlicher Vorteil der [^{18}F] FDG-PET/CT ist darüber hinaus in der signifikanten Steigerung der Spezifität der Untersuchung zu sehen [49].

Einsatz anderer PET-Tracer

^{18}F-PET ist eine sensitive Methode zur Erfassung von Knochenmetastasen, auch beim DTC [55]. Aufgrund der Limitationen in der Verfügbarkeit und aus ökonomischen Gründen kann die ^{18}F-PET derzeit aber nicht als Routineuntersuchung angesehen werden. Weitere PET-Tracer sind für Einsatz bei DTC denkbar, systematische Analysen stehen aber aus. Exemplarisch sei hier das ^{68}Ga-DOTATOC-PET erwähnt: Da insbesondere onkozytäre Schilddrüsenkarzinome mit der Somatostatinrezeptor-Szintigraphie (SRS) lokalisiert werden können (siehe unten), ist zu erwarten, dass die allein vom physikalischen Prinzip her schon überlegene ^{68}Ga-DOTATOC-PET [56] auch in der Lokalisationsdiagnostik bei nicht-Iod-speichernden DTC eingesetzt werden kann. Systematische größere Studien zur Wertigkeit der ^{68}Ga-DOTATOC-PET im Gesamtspektrum der Lokalisationsdiagnostik beim DTC wurden allerdings noch nicht publiziert.

Andere Gammakamera-basierte Untersuchungen

Die (konventionelle) Skelettszintigraphie mit einem ^{99m}Tc-Phosphonat hat eine hohe Sensitivität in der Diagnostik von Knochenmetastasen (auch in Zeiten des Ganzkörper-MRT) [57], sie scheint aber im Vergleich zur [^{18}F]FDG-PET eine geringere Spezifität aufzuweisen [58]. Auch wenn daher vermutet werden kann, dass die Kombination von Iodbildgebung und FDG-PET(/CT) die meisten ossären Metastasen detektiert, so hat die Skelettszintigraphie ihren Stellenwert in der Diagnostik. Die Treffsicherheit der Methode kann durch den Einsatz der SPECT und in letzter Zeit auch der SPECT/CT gegenüber der reinen planaren Szintigraphie gesteigert werden.

Die Tumorszintigraphie mit ^{201}-Thalliumchlorid erbringt relativ gute Ergebnisse in der Rezidivdiagnostik des DTC, aufgrund strahlenhygienischer Überlegungen sowie der Unterlegenheit im unmittelbaren Vergleich mit der FDG-PET [43,59,60] sollte dieses Verfahren nur noch im begründeten Ausnahmefall zur Anwendung kommen. Die Tumorszintigraphie mit ^{99m}Tc-MIBI ist ebenfalls geeignet zur Rezidivdiagnostik bei DTC [61-65], aber auch ihre Bedeutung ist in den Zeiten der PET-Diagnostik deutlich rückläufig.

Versuche, die SRS (^{111}In-Oktreotid-Szintigraphie) in der DTC-Diagnostik einzusetzen, begründen sich auf *in vitro* Untersuchungen, bei denen eine Somatostatinrezeptor-Expression bei Zelllinien, Metastasen und Primärtumoren bei DTC unterschiedlicher Histologie nachgewiesen werden konnte [66,67]. Eine Studie an 50 Patienten ergab, dass die SRS-Nachweisrate bei onkozytären Schilddrüsenkarzinomen mit einem Tg >10 ng/ml am höchsten war (95%). Zu vergleichbareren Resultaten kommen weitere Studien [26,68]. Eine Vergleichstudie zwischen SRS und FDG-PET zeigte allerdings insgesamt eine Unterlegenheit der SRS mit Sensitivitäten von 50% versus 68% [69].

Literatur

[1] Görges R.: The Changing Epidemiology of Thyroid Cancer. In: Biersack H.J., Grünwald F. (Hrsg.) (2005) Thyroid Cancer 2. Auflage Springer, Berlin, Heidelberg, New York.

[2] Reiners C., Reimann J., Schaffer R. et al.: [Metastatic differentiated thyroid cancer. Diagnostic accuracy of thyroglobulin-RIA in comparison with 131I-whole body scintigraphy] Röfo. (1984) 141: 306-313.

[3] Freudenberg L.S., Antoch G., Frilling A. et al.: Combined Metabolic and Morphologic Imaging in Thyroid Carcinoma Patients with Elevated Serum Thyroglobulin and Negative Cervical Ultrasonography: Role of 124I-PET/CT and FDG-PET. Eur J Nucl Med Mol Imaging (2008). Im Druck

[4] Dietlein M., Dressler J., Farahati F. et al.: Procedure Guidelines for Radioiodine Therapy of Differentiated Thyroid Cancer (Version 2). Nuklearmedizin (2004) 43: 115-120.
[5] Pacini F., Schlumberger M., Harmer C. et al.: Post-surgical use of radioiodine (131I) in patients with papillary and follicular thyroid cancer and the issue of remnant ablation: a consensus report. Eur J Endocrinol (2005) 153: 651-659.
[6] Knust E.J., Dutschka K., Weinreich R.: Preparation of 124I solutions after thermodistillation of irradiated 124TeO2 targets. Appl Radiat Isot (2000) 52: 181-184.
[7] Lambrecht R.M., Woodhouse N., Phillips R. et al.: Investigational study of iodine-124 with a positron camera. Am J Physiol Imaging (1988) 3: 197-200.
[8] Pentlow K.S., Graham M.C., Lambrecht R.M. et al.: Quantitative imaging of iodine-124 with PET. J Nucl Med (1996) 37: 1557-1562.
[9] Erdi Y.E., Macapinlac H., Larson S.M. et al.: Radiation dose assessment for I-131 therapy of thyroid cancer using I-124 PET imaging. Clin Pos Imag (1999) 2: 41-46.
[10] Eschmann S.M., Reischl G., Bilger K. et al.: Evaluation of dosimetry of radioiodine therapy in benign and malignant thyroid disorders by means of iodine-124 and PET. Eur J Nucl Med (2002) 29: 760-767.
[11] Sgouros G., Kolbert K., Sheikh A. et al.: Patient-specific dosimetry for 131I thyroid cancer therapy using 124I PET and 3-dimensional-internal dosimetry (3D-ID) software. J Nucl Med (2004) 45: 1366-1372.
[12] Jentzen W., Weise R., Kupferschläger J. et al.: Iodine-124 PET dosimetry in differentiated thyroid cancer: recovery coefficient in 2D and 3D modes for PET(/CT) systems. Eur J Nucl Med Mol Imaging (2007). Im Druck
[13] Freudenberg L.S., Antoch G., Knust J. et al.: Value of 124I-PET/CT in staging of patients with differentiated thyroid cancer. Eur Radiol (2004) 14: 2092-2098.
[14] Flower M.A., McCready V.R.: Radionuclide therapy dose calculations: what accuracy can be achieved? Eur J Nucl Med (1997) 24: 1462-1464.
[15] Jentzen W., Schneider E., Freudenberg L. et al.: Relationship between cumulative radiation dose and salivary gland uptake associated with radioiodine therapy of thyroid cancer. Nucl Med Commun (2006) 27: 669-676.
[16] International Commission on Radiological Protection (1999). Radiation dose to Patients from Radiopharmaceuticals, Publication 80. Oxford: Pergamon Press.
[17] Freudenberg L.S., Bockisch A., Jentzen W. et al.: 124I Positron Emission Tomographic Dosimetry and Positron Emission Tomography / Computed Tomography Imaging in Differentiated Thyroid Cancer. In: Biersack HJ, Grünwald F (Hrsg.) (2005) Thyroid Cancer 2. Auflage Springer, Berlin, Heidelberg, New York.
[18] Freudenberg L.S., Jentzen W., Görges R. et al.: 124I-PET dosimetry in advanced differentiated thyroid cancer: Therapeutic impact. Nuklearmedizin (2007) 46: 121-128.
[19] Jentzen W., Freudenberg L., Eising E.G. et al.: Segmentation of PET volumes by iterative image thresholding. J Nucl Med (2007) 48: 108-114.
[20] Furhang E.E., Larson S.M., Buranapong P. et al.: Thyroid cancer dosimetry using clearance fitting. J Nucl Med (1999) 40: 131-136.
[21] Maxon H.R., Thomas S.R., Hertzberg V.S. et al.: Relation between effective radiation dose and outcome of radioiodine therapy for thyroid cancer. N Engl J Med (1983) 309: 937–941.
[22] Maxon H.R., Englaro E.E., Thomas S.R. et al.: Radioiodine-131 therapy for welldifferentiated thyroid cancer: a quantitative radiation dosimetric approach — outcome and validation in 85 patients. J Nucl Med (1992) 33: 1132–1116.
[23] Maxon H.R., Thomas S.R., Samaratunga R.C.: Dosimetric considerations in the radio-

iodine treatment of macrometastases and micrometastases from differentiated thyroid cancer. Thyroid (1997) 7: 183-187.
[24] DeGrado T.R., Turkington T.G., Williams J.J. et al.: Performance characteristics of a whole -body PET scanner. J Nucl Med (1994) 35: 1398-1406.
[25] Bal C.S., Kumar A., Chandra P.et al.: Is chest x-ray or high-resolution computed tomography scan of the chest sufficient investigation to detect pulmonary metastasis in pediatric differentiated thyroid cancer? Thyroid (2004) 14: 217-225.
Bal C.S., Kumar A., Pant G.S.: Radioiodine dose for remnant ablation in differentiated thyroid carcinoma: a randomized clinical trial in 509 patients. J Clin Endocrinol Metab (2004) 89: 1666-1673.
[26] Stokkel M.P., Reigman H.I., Verkooijen R.B. et al.: Indium-111-Octreotide scintigraphy in differentiated thyroid carcinoma metastases that do not respond to treatment with high-dose I-131. J Cancer Res Clin Oncol (2003) 129: 287-294.
[27] Schlüter B., Bohuslavizki K.H., Beyer W. et al.: Impact of FDG PET on patients with differentiated thyroid cancer who present with elevated thyroglobulin and negative 131I scan. J Nucl Med (2001) 42: 71-76.
[28] Grünwald F., Kälicke T., Feine U. et al.: Fluorine-18 fluorodeoxyglucose positron emission tomography in thyroid cancer: results of a multicentre study. Eur J Nucl Med (1999) 26: 1547-1552.
[29] Chung J.K., So Y., Lee J.S. et al.: Value of FDG PET in papillary thyroid carcinoma with negative 131I whole-body scan. J Nucl Med (1999) 40: 986-992.
[30] Robbins R.J., Wan Q., Grewal R.K. et al.: Real-time prognosis for metastatic thyroid carcinoma based on 2-[18F]fluoro-2-deoxy-D-glucose-positron emission tomography scanning. J Clin Endocrinol Metab (2006) 91: 498-505.
[31] Salvatore B., Paone G., Klain M. et al.: Fluorodeoxyglucose positron emission tomography/computed tomography in patients with differentiated thyroid cancer and elevated thyroglobulin after total thyroidectomy and (131)I ablation. Q J Nucl Med Mol Imaging (2007). Epub ahead of print.
[32] Shammas A., Degirmenci B., Mountz J.M. et al.: 18F-FDG PET/CT in patients with suspected recurrent or metastatic well-differentiated thyroid cancer. J Nucl Med (2007) 48: 221-226.
[33] Choi J.Y., Lee K.S., Kim H.J. et al.: Focal thyroid lesions incidentally identified by integrated 18F-FDG PET/CT: clinical significance and improved characterization. J Nucl Med (2006) 47: 609-615.
[34] Zoller M., Kohlfuerst S., Igerc I. et al.: Combined PET/CT in the follow-up of differentiated thyroid carcinoma: what is the impact of each modality? Eur J Nucl Med Mol Imaging (2007) 34: 487-495.
[35] Pryma D.A., Schoder H., Gonen M. et al.: Diagnostic accuracy and prognostic value of 18F-FDG PET in Hurthle cell thyroid cancer patients. J Nucl Med (2006) 47: 1260-1266.
[36] Palmedo H., Bucerius J., Joe A. et al.: Integrated PET/CT in differentiated thyroid cancer: diagnostic accuracy and impact on patient management. J Nucl Med (2006) 47: 616-624.
[37] Nahas Z., Goldenberg D., Fakhry C. et al.: The role of positron emission tomography/computed tomography in the management of recurrent papillary thyroid carcinoma. Laryngoscope (2005) 115: 237-243.
[38] Menzel C., Zaplatnikov K., Diehl M. et al.: The influence of thyroglobulin on functional imaging in differentiated thyroid cancer. Nucl Med Commun (2004) 25: 239-243.

[39] Chin B.B., Patel P., Cohade C. et al.: Recombinant human thyrotropin stimulation of fluoro-D-glucose positron emission tomography uptake in well-differentiated thyroid carcinoma. J Clin Endocrinol Metab (2004) 89: 91-95.
[40] Gabriel M., Froehlich F., Decristoforo C. et al.: 99mTc-EDDA/HYNIC-TOC and (18) F-FDG in thyroid cancer patients with negative (131)I whole-body scans. Eur J Nucl Med Mol Imaging (2004) 31: 330-341.
[41] Petrich T., Börner A.R., Otto D. et al.: Influence of rhTSH on [(18)F]fluorodeoxyglucose uptake by differentiated thyroid carcinoma. Eur J Nucl Med Mol Imaging (2002) 29: 641-647.
[42] Helal B.O., Merlet P., Toubert M.E. et al.: Clinical impact of (18)F-FDG PET in thyroid carcinoma patients with elevated thyroglobulin levels and negative (131)I scanning results after therapy. J Nucl Med (2001) 42: 1464-1469.
[43] Shiga T., Tsukamoto E., Nakada K. et al.: Comparison of (18)F-FDG, (131)I-Na, and (201)Tl in diagnosis of recurrent or metastatic thyroid carcinoma. J Nucl Med (2001) 42: 414-419.
[44] Wang W., Larson S.M., Fazzari M. et al.: Prognostic value of [18F]fluorodeoxyglucose positron emission tomographic scanning in patients with thyroid cancer. J Clin Endocrinol Metab (2000) 85: 1107-1113.
[45] Wang W., Macapinlac H., Larson S.M. et al.: [18F]-2-fluoro-2-deoxy-D-glucose positron emission tomography localizes residual thyroid cancer in patients with negative diagnostic (131)I whole body scans and elevated serum thyroglobulin levels. J Clin Endocrinol Metab (1999) 84: 2291-2302.
[46] Altenvoerde G., Lerch H., Kuwert T. et al.: Positron emission tomography with F-18-deoxyglucose in patients with differentiated thyroid carcinoma, elevated thyroglobulin levels, and negative iodine scans. Langenbecks Arch Surg (1998) 383: 160-163.
[47] Dietlein M., Scheidhauer K., Voth E. et al.: Fluorine-18 fluorodeoxyglucose positron emission tomography and iodine-131 whole-body scintigraphy in the follow-up of differentiated thyroid cancer. Eur J Nucl Med (1997) 24: 1342-1348.
[48] Feine U., Lietzenmayer R., Hanke J.P. et al.: Fluorine-18-FDG and iodine-131-iodide uptake in thyroid cancer. J Nucl Med (1996) 37: 1468-1472.
[49] Freudenberg L.S., Frilling A., Kuehl H. et al.: Dual-modality FDG-PET/CT in follow-up of patients with recurrent iodine-negative differentiated thyroid cancer. Eur Radiol (2007) 17: 3139-3147.
[50] Iwata M., Kasagi K., Misaki T. et al.: Comparison of whole-body 18F-FDG PET, 99mTc-MIBI SPET, and post-therapeutic 131I-Na scintigraphy in the detection of metastatic thyroid cancer. Eur J Nucl Med Mol Imaging (2004) 4: 491-498.
[51] Wu Y.J., Wu H.S., Yen R.F. et al.: Detecting metastatic neck lymph nodes in papillary thyroid carcinoma by 18F-2-deoxyglucose positron emission tomography and Tc-99m tetrofosmin single photon emission computed tomography. Anticancer Res (2003) 23: 2973-2976.
[52] Chen Y.K., Liu F.Y., Yen R.F. et al.: Compare FDG-PET and Tc-99m tetrofosmin SPECT to detect metastatic thyroid carcinoma. Acad Radiol (2003) 8: 835-839.
[53] Görges R., Kahaly G., Müller-Brand J. et al.: Radionuclide-labeled somatostatin analogues for diagnostic and therapeutic purposes in nonmedullary thyroid cancer. Thyroid (2001) 11: 647-659.
[54] Beyer T., Townsend D.W., Brun T. et al.: A combined PET/CT scanner for clinical oncology. J Nucl Med (2000) 41: 1369-1379.
[55] Schirrmeister H., Buck A., Guhlmann A. et al.: Anatomical distribution and sclerotic

activity of bone metastases from thyroid cancer assessed with F-18 sodium fluoride positron emission tomography. Thyroid (2001) 11: 677-683.
[56] Hofmann M., Maecke H., Borner R. et al.: Biokinetics and imaging with the somatostatin receptor PET radioligand (68)Ga-DOTATOC: preliminary data. Eur J Nucl Med (2001) 28: 1751-1757.
[57] Lauenstein T.C., Freudenberg L.S., Goehde S.C. et al.: Whole-body MRI using a rolling table platform for the detection ofbone metastases. Eur Radiol (2002) 12: 2091-2099
[58] Ito S., Kato K., Ikeda M. et al.: Comparison of 18F-FDG PET and Bone Scintigraphy in Detection of Bone Metastases of Thyroid Cancer. J Nucl Med (2007) 48: 889-895.
[59] Brandt-Mainz K., Müller S.P., Reiners C. et al.: Relationship between thyroglobulin and reliability of thallium 201 scintigraphy in differentiated thyroid cancer. Nuklearmedizin (2000) 39: 20-25.
[60] Carril J.M., Quirce R., Serrano J. et al.: Total-body scintigraphy with thallium-201 and iodine-131 in the follow-up of differentiated thyroid cancer. J Nucl Med (1997) 38: 686-692.
[61] Seabold J.E., Gurll N., Schurrer M.E. et al.: Comparison of 99mTc-methoxyisobutyl isonitrile and 201Tl scintigraphy for detection of residual thyroid cancer after 131I ablative therapy. J Nucl Med (1999) 40: 1434-1440.
[62] Rubello D., Mazzarotto R., Casara D.: The role of technetium-99m methoxyisobutylisonitrile scintigraphy in the planning of therapy and follow-up of patients with differentiated thyroid carcinoma after surgery. Eur J Nucl Med (2000) 27: 431-440.
[63] Rubello D., Salvatori M., Casara D. et al.: On Behalf Of The Italian Study Group On Radio-Guided Surgery And Immunoscintigraphy. (99m)Tc-sestamibi radio-guided surgery of loco-regional (131)Iodine-negative recurrent thyroid cancer. Eur J Surg Oncol (2007). Epub ahead of print.
[64] Almeida-Filho P., Ravizzini G.C., Almeida C. et al.: Whole-body Tc-99m sestamibi scintigraphy in the follow-up of differentiated thyroid carcinoma. Clin Nucl Med (2000) 25: 443-446.
[65] Fujie S., Okumura Y., Sato S. et al.: Diagnostic capabilities of I-131, TI-201, and Tc-99m-MIBI scintigraphy for metastatic differentiated thyroid carcinoma after total thyroidectomy. Acta Med Okayama (2005) 59: 99-107.
[66] Ain K.B., Taylor K.D., Tofiq S. et al.: Somatostatin receptor subtype expression in human thyroid and thyroid carcinoma cell lines. J Clin Endocrinol Metab (1997) 82: 1857-1862.
[67] Forssell-Aronsson E.B., Nilsson O., Bejegard S.A. et al.: 111In-DTPA-D-Phe1-octreotide binding and somatostatin receptor subtypes in thyroid tumors. J Nucl Med (2000) 41: 636-642.
[68] Giammarile F., Houzard C., Bournaud C. et al.: Diagnostic management of suspected metastatic thyroid carcinoma: clinical value of octreotide scintigraphy in patients with negative high-dose radioiodine scans. Eur J Endocrinol (2004) 150: 277-283.
[69] Sarlis N.J., Gourgiotis L., Guthrie L.C. et al.: In-111 DTPA-octreotide scintigraphy for disease detection in metastatic thyroid cancer: comparison with F-18 FDG positron emission tomography and extensive conventional radiographic imaging. Clin Nucl Med (2003) 28: 208-217.
[70] De Geus-Oei LF, Pieters GF, Bonenkamp JJ, Mudde AH, Bleeker-Rovers CP, Corstens FH, Oyen WJ: 18F-FDG PET reduces unnecessary hemithyroidectomies for thyroid nodules with inconclusive cytologic results. J Nucl Med (2006) 47: 770-5.
[71] Demirel K, Kapucu O, Yucel C, Ozdemir H, Ayvaz G, Taneri F:. A comparison of radionuclide thyroid angiography, (99m)Tc-MIBI scintigraphy and power Doppler ul-

trasonography in the differential diagnosis of solitary cold thyroid nodules. Eur J Nucl Med Mol Imaging (2003) 30: 642-50.

[72] Erdil TY, Ozker K, Kabasakal L, Kanmaz B, Sönmezoglu K, Atasoy KC, Turoglu HT, Uslu I, Isitman AT, Onsel C: Correlation of technetium-99m MIBI and thallium-201 retention in solitary cold thyroid nodules with postoperative histopathology. Eur J Nucl Med (2000) 27: 713-20.

[73] Gross ND, Weissman JL, Talbot JM, Andersen PE, Wax MK, Cohen JI: MRI detection of cervical metastasis from differentiated thyroid carcinoma. Laryngoscope (2001) 111: 1905-9.

[74] Hooft L, Hoekstra OS, Boers M, Van Tulder MW, Van Diest P, Lips P: Practice, efficacy, and costs of thyroid nodule evaluation: a retrospective study in a Dutch university hospital. Thyroid (2004) 14: 287-93.

[75] Ilgan S, Karacalioglu AO, Pabuscu Y, Atac GK, Arslan N, Ozturk E, Gunalp B, Ozguven MA: Iodine-131 treatment and high-resolution CT: results in patients with lung metastases from differentiated thyroid carcinoma. Eur J Nucl Med Mol Imaging (2004) 31: 825-30.

[76] Ishigaki S, Shimamoto K, Satake H, Sawaki A, Itoh S, Ikeda M, Ishigaki T, Imai T: Multi-slice CT of thyroid nodules: comparison with ultrasonography. Radiat Med (2004) 22: 346-53.

[77] Jeong HS, Chung M, Baek CH, Ko YH, Choi JY, Son YI: Can [18F]-fluorodeoxyglucose standardized uptake values of PET imaging predict pathologic extrathyroid invasion of thyroid papillary microcarcinomas? Laryngoscope (2006) 116: 2133-7.

[78] Kanmaz B, Erdil TY, Yardi OF, Sayman HB, Kabasakal L, Sönmezoglu K, Onsel C, Düren M, Nisli C, Ozcan K, Uslu I: The role of 99Tcm-tetrofosmin in the evaluation of thyroid nodules. Nucl Med Commun (2000) 21: 333-9.

[79] Kim SJ, Kim IJ, Kang YH, Kim YK: Characterization of follicular thyroid nodules at fine needle aspiration biopsy using double phase thallium-201 imaging: comparison of visual and semiquantitative analyses. Thyroid (2006) 16: 1243-9.

[80] King AD, Ahuja AT, To EW, Tse GM, Metreweli C: Staging papillary carcinoma of the thyroid: magnetic resonance imaging vs ultrasound of the neck. Clin Radiol (2000) 55: 222-6.

[81] Kountakis SE, Skoulas IG, Maillard AA: The radiologic work-up in thyroid surgery: fine-needle biopsy versus scintigraphy and ultrasound. Ear Nose Throat J (2002) 81: 151-4.

[82] Kresnik E, Gallowitsch HJ, Mikosch P, Stettner H, Igerc I, Gomez I, Kumnig G, Lind P: Fluorine-18-fluorodeoxyglucose positron emission tomography in the preoperative assessment of thyroid nodules in an endemic goiter area. Surgery (2003) 133: 294-9.

[83] Kresnik E, Gallowitsch HJ, Mikosch P, Unterweger O, Gomez I, Lind P: Scintigraphic and ultrasonographic appearance in different tumor stages of thyroid carcinoma. Acta Med Austriaca (2000) 27: 32-5.

[84] Lumachi F, Varotto L, Borsato S, Tregnaghi A, Zucchetta P, Marzola MC, Cecchin, D, Bui F: Usefulness of 99mTc-pertechnetate scintigraphy and fine-needle aspiration cytology in patients with solitary thyroid nodules and thyroid cancer. Anticancer Res (2004) 24: 2531-4.

[85] Maki K, Okumura Y, Sato S, Yoneda A, Kurose T, Iguchi T, Akaki S, Takeda Y, Kanazawa S, Hiraki Y: Quantitative evaluation by Tl-201 scintigraphy in the diagnosis of thyroid follicular nodules. Ann Nucl Med (2003) 17: 91-8.

[86] Mezosi E, Bajnok L, Gyory F, Varga J, Sztojka I, Szabo J, Galuska L, Leovey A, Kakuk G, Nagy E: The role of technetium-99m methoxyisobutylisonitrile scintigraphy in the differential diagnosis of cold thyroid nodules. Eur J Nucl Med (1999) 26: 798-803.

[87] Mihailovic J, Stefanovic Lj, Prvulovic M: Magnetic resonance imaging in diagnostic algorithm of solitary cold thyroid nodules. J BUON (2006) 11: 341-6.
[88] Mitchell JC, Grant F, Evenson AR, Parker JA, Hasselgren PO, Parangi S: Preoperative evaluation of thyroid nodules with 18FDG-PET/CT. Surgery (2005) 138: 1166-74.
[89] Ng DC, Sundram FX, Sin AE: 99mTc-sestamibi and 131I whole-body scintigraphy and initial serum thyroglobulin in the management of differentiated thyroid carcinoma. J Nucl Med (2000) 41: 631-5.
[90] Ohshima A, Yamashita H, Noguchi S, Uchino S, Watanabe S, Toda M, Yamashita H, Koike E, Takatsu K, Inomata M, Arita T: Usefulness of endoscopic ultrasonography (EUS) in diagnosing esophageal infiltration of thyroid cancer. J Endocrinol Invest (2001) 24: 564-9.
[91] Okumura Y, Takeda Y, Sato S, Komatsu M, Nakagawa T, Akaki S, Kuroda M, Joja I, Hiraki Y: Comparison of differential diagnostic capabilities of 201Tl scintigraphy and fine-needle aspiration of thyroid nodules. J Nucl Med (1999) 40: 1971-7.
[92] Oyen WJ, Verhagen C, Saris E, van den Broek WJ, Pieters GF, Corsten FH: Follow-up regimen of differentiated thyroid carcinoma in thyroidectomized patients after thyroid hormone withdrawal. J Nucl Med (2000) 41: 643-6.
[93] Raber W, Kaserer K, Niederle B, Vierhapper H: Risk factors for malignancy of thyroid nodules initially identified as follicular neoplasia by fine-needle aspiration: results of a prospective study of one hundred twenty patients. Thyroid (2000) 10: 709-12.
[94] Reddy RM, Grigsby PW, Moley JF, Hall BL: Lymph node metastases in differentiated thyroid cancer under 2 cm. Surgery (2006) 140: 1050-4.
[95] Sathekge MM, Mageza RB, Muthuphei MN, Modiba MC, Clauss RC: Evaluation of thyroid nodules with technetium-99m MIBI and technetium-99m pertechnetate. Head Neck (2001) 23: 305-10.
[96] Sharma R, Mondal A, Shankar LR, Sahoo M, Bhatnagar P, Sawroop K, Chopra MK, Kashyap R: Differentiation of malignant and benign solitary thyroid nodules using 30- and 120-minute tc-99m MIBI scans. Clin Nucl Med (2004) 29: 534-7.
[97] Takashima S, Matsushita T, Takayama F, Kadoya M, Fujimori M, Kobayashi T: Prognostic significance of magnetic resonance findings in advanced papillary thyroid cancer. Thyroid (2001) 11: 1153-9.
[98] Takashima S, Takayama F, Wang Q, Kawakami S, Saito A, Kobayashi S, Sone S: Differentiated thyroid carcinomas. Prediction of tumor invasion with MR imaging. Acta Radiol (2000) 41: 377-83.
[99] Wang J, Takashima S, Matsushita T, Takayama F, Kobayashi T, Kadoya M: Esophageal invasion by thyroid carcinomas: prediction using magnetic resonance imaging. J Comput Assist Tomogr (2003) 27: 18-25.
[100] Wang JC, Takashima S, Takayama F, Kawakami S, Saito A, Matsushita T, Matsuba H, Kobayashi S: Tracheal invasion by thyroid carcinoma: prediction using MR imaging. AJR Am J Roentgenol (2001) 177: 929-36.
[101] Yamamoto Y, Okumura Y, Sato S, Maki K, Mukai T, Mifune H, Akaki S, Takeda Y, Kanazawa S, Hiraki Y. Differentiation of thyroid nodules using Tl-201 scintigraphy quantitative analysis and fine-needle aspiration biopsy. Acta Med Okayama (2004) 58: 75-83.
[102] Choi M.Y., Chung J.K., Lee H.Y. et al.: The clinical impact of 18F-FDG PET in papillary thyroid carcinoma with a negative 131I whole body scan: a single-center study of 108 patients. Ann Nucl Med (2006) 20: 547-552.

2.3.5 Ablationstherapie des Schilddrüsenkarzinoms: Gibt es „Stunning" mit 4-40 MBq ^{131}I zur prätherapeutischen Diagnostik?

F.A. Verburg, R.B.T. Verkooijen, U. Mäder, M. Laßmann, M.P.M. Stokkel, J.W. van Isselt, Chr. Reiners, M. Luster

Einleitung

Die Therapie der Wahl des differenzierten Schilddrüsenkarzinoms (DTC) ist eine Near-Total-Thyreoidektomie. Routinemäßig folgt auf diese die Gabe von ^{131}I, mit dem Ziel das restliche Schilddrüsengewebe zu zerstören. In Deutschland sollte nach der Richtlinie „Strahlenschutz in der Medizin" vor einer ^{131}I -Behandlung eine individuelle prätherapeutische Dosisbestimmung mit einer geringen Aktivitätsmenge durchgeführt werden. Ein mögliches Risiko dieser „Dosisbestimmung" ist, dass die Biokinetik der therapeutischen ^{131}I-Aktivität verändert wird, bzw. eine geringe Herddosis resultiert („Stunning") [1].

Im Universitair Medisch Centrum Utrecht (UMCU), im Leids Universitair Medisch Centrum (LUMC) und in der Universitätsklinik Würzburg (UKW) wird die ^{131}I Ablation mit ähnlichen Dosierungen von ^{131}I durchgeführt, aber die Aktivitätsmengen ^{131}I für die prätherapeutische Dosisbestimmungen sind unterschiedlich. Das Ziel der multizentrischen Untersuchung ist durch den Vergleich der Erfolgsraten unserer drei Zentren festzustellen, ab welcher diagnostischen Aktivität „Stunning" auftritt.

Methodik

Patienten: Eingeschlossen wurden alle T0-3N0M0 DTC-Patienten, die seit Einführung der aktuellen Protokolle in den beteiligten Zentren behandelt wurden und deren Ergebnisse aus den prätherapeutischen Uptake-Messungen bekannt waren.

Protokolle: In der UKW wurden seit 1997 prätherapeutisch diagnostische Aktivitäten zwischen 4-10 MBq verabreicht, im LUMC seit Juli 2002 40 MBq. Im UMCU wurde seit 1990 keine diagnostische ^{131}I Aktivität vor einer Ablation gegeben [2]. Die Ablationsaktivität betrug 3700 MBq im LUMC und im UMCU, im UKW dagegen 3500 MBq. Die Patienten wurden instruiert, sich in der Woche vor der Ablation jodarm zu ernähren. 6-12 Monate nach Ablation wurden die Patienten in allen Kliniken mittels eines diagnostischen Ganzkörper-Szintigramms (GKS; 185-370 MBq ^{131}I) kontrolliert und eine Bestimmung des Serum Thyreoglobulin-Spiegels nach Absetzen der Levothyroxin-Medikation oder nach Gabe von rekombinantem humanem TSH vorgenommen.

Vergleich: Als Referenzgruppe diente das Patientenkollektiv aus dem UMCU. Aus diesem Kollektiv wurden Patienten, die seit 1997 behandelt wurden, mit Patienten, die in der UKW seit 1997 behandelt wurden, verglichen. Auf gleiche Weise wurden Patienten, die seit Juli 2002 im UMCU behandelt wurden, mit Patienten, die seit Juli 2002 im LUMC behandelt wurden, verglichen. Eine erfolgreiche Ablation (EA) ist anzunehmen, wenn das Kontroll-^{131}I -GKS unauffällig und Thyreoglobulin im Serum nicht nachweisbar ist.

Statistik: Die Gruppen wurden mittels Chi-Quadrat-Tests miteinander verglichen. Statistische Signifikanz wurde als $p<0.05$ definiert.

Ergebnisse

Eingeschlossen wurden 77 Patienten mit bekannter ^{131}I Uptake-Messung aus der UKW, 37 Patienten mit bekannter ^{131}I Uptake-Messung aus dem LUMC und 77 Patienten aus dem UMCU (Alle diese 77 Patienten wurden in den Vergleich mit dem UKW-Kollektiv einbezogen; Patienten, die seit Juli 2002 behandelt wurden (n=30), wurden auch in den Vergleich mit dem LUMC-Kollektiv einbezogen.). Im LUMC (n=37) hatten 15 Patienten eine EA (41%), im UMCU (n=30) jedoch 23 Patienten (76%). Dieser Unterschied war statistisch signifikant (p=0.003). Im UKW (n=77) hatten 51 Patienten eine EA (66%)) und im UMCU (n=77) hatten 55 Patienten eine EA (71%). Dieser Unterschied war nicht signifikant (p=0.49).

Diskussion und Schlussfolgerung

Beim Vergleich der Erfolgsraten unserer drei Zentren zeigt sich, dass Patienten, die mit 40 MBq behandelt werden, eine erniedrigte Erfolgsrate bei der ^{131}I Ablation haben. Dieser Befund ist ein Hinweis, dass „Stunning" in dieser Gruppe stattfindet. In der Literatur wird immer noch heftig diskutiert, ob „Stunning" tatsächlich auftritt oder nicht [3-9]. In einer Metaanalyse von Medvedec et al. [10] zeigt sich, dass „Stunning" ab einer Aktivität von 10-20 MBq ^{131}I auftritt. Anhand unserer Ergebnisse stimmen wir dieser Erkenntnis zu: 40 MBq ^{131}I verursachen „Stunning" vor Ablation, 4-10 MBq ^{131}I haben hingegen keine relevanten Einfluss. Im Rahmen der prätherapeutischen Diagnostik / Dosimetrie sollten darum Aktivitäten von weniger als 10 MBq ^{131}I verwendet werden.

Literatur

[1] Lassmann M., Luster M., Hanscheid H. et al.: Impact of 131I diagnostic activities on the biokinetics of thyroid remnants. J Nucl Med (2004) 45: 619-625.

[2] de Klerk J.M., de Keizer B., Zelissen P.M. et al.: Fixed dosage of 131I for remnant ablation in patients with differentiated thyroid carcinoma without pre-ablative diagnostic 131I scintigraphy. Nucl Med Commun (2000) 21: 529-532.

[3] Siddiqi A., Foley R.R., Britton K.E. et al.: The role of 123I-diagnostic imaging in the follow-up of patients with differentiated thyroid carcinoma as compared to 131I-scanning: avoidance of negative therapeutic uptake due to stunning. Clin Endocrinol (2001) 55: 515-521.

[4] McDougall I.R.: 74 MBq radioiodine 131I does not prevent uptake of therapeutic doses of 131I (i.e. it does not cause stunning) in differentiated thyroid cancer. Nucl Med Commun (1997) 18: 505-512.

[5] Morris L.F., Waxman A.D., Braunstein G.D.: The nonimpact of thyroid stunning: remnant ablation rates in 131I- scanned and nonscanned individuals. J Clin Endocrinol Metab (2001) 86: 3507-3511.

[6] Jeevanram R.K., Shah D.H., Sharma S.M. et al.: Influence of initial large dose on subsequent uptake of therapeutic radioiodine in thyroid cancer patients. Int J Rad Appl Instrum B (1986) 13: 277-279.

[7] Muratet J.P., Daver A., Minier J.F. et al.: Influence of scanning doses of iodine-131 on subsequent first ablative treatment outcome in patients operated on for differentiated thyroid carcinoma. J Nucl Med (1998) 39: 1546-1550.

[8] Lees W., Mansberg R., Roberts J. et al.: The clinical effects of thyroid stunning after diagnostic whole-body scanning with 185 MBq (131)I. Eur J Nucl Med Mol Imaging (2002) 29: 1421-1427.

[9] Park H.M., Perkins O.W., Edmondson J.W. et al.: Influence of diagnostic radioiodines on the uptake of ablative dose of iodine-131. Thyroid (1994) 4: 49-54.

[10] Medvedec M: Thyroid stunning in vivo and in vitro. Nucl Med Commun (2005) 26: 731-5.

2.3.6 Verkürzung des stationären Aufenthalts bei Durchführung der Schilddrüsenablation in Euthyreose

H. Hänscheid, C. Düren, M. Lassmann, M. Luster, R. Lorenz, Chr. Reiners

Hintergrund

Der Schilddrüsenhormonstatus hat große Effekte auf den gesamten Stoffwechsel des Körpers. So wird im Allgemeinen von einer Minderung des Metabolismus im Rahmen einer Hypothyreose ausgegangen. Eine Folge ist häufig die Verringerung der renalen Clearance [1]. Patienten mit Schilddrüsenkarzinom werden nach einer Thyreoidektomie einer thyreoablativen Radioiodtherapie (RIT) zugeführt. Diese erfolgte früher regelmäßig in Hypothyreose.

Iodid wird, wie auch das Radioiodid (^{131}I), renal aus dem Körper eliminiert. Bei einer verminderten Nierenfunktion ist folglich die Ausscheidung des Radioiodids über die Nieren gehemmt. Da die Clearance der entscheidende Parameter in Bezug auf die Eliminierung von Iodid aus der Blutbahn ist, hängt die Dauer des stationären Aufenthaltes eines Patienten und dessen Entlassung indirekt vom Hormonstatus ab. Die gesetzlichen Vorgaben zur Entlassung eines Patienten sind eine Dosisleistung <3,5 μSv/h, gemessen in zwei Meter Abstand zum Patienten. Bei Durchführung einer Radiojodtherapie in Euthyreose ist die Verzögerung der Entlassung durch verminderte renale Clearance hingegen nicht zu erwarten.

Die Dauer des stationären Aufenthaltes ist ein entscheidendes, wirtschaftliches Kriterium, wenn die erbrachte Leistung durch Fallpauschalen abgegolten wird. Unter diesem Aspekt wird für die Radioiodablation bei differenziertem Schilddrüsenkarzinom gezeigt, wie sich die Durchführung der Radioiodtherapie in Euthyreose anstatt in Hypothyreose auf die mittlere Liegedauer bis zum Erreichen der Entlassungsgrenze auswirkt.

Studie zur Ablation in Euthyreose

Bei einer internationalen, kontrollierten Studie [2] zum Vergleich der Ablationsraten bei Radioiodtherapie in Euthyreose nach Verabreichung von rekombinantem humanem TSH (rhTSH) und in Hypothyreose nach Hormonentzug wurde bei den Patienten im Rahmen dosimetrischer Messungen die Ganzkörperretention ermittelt. Alle Patienten erhielten 3,7 GBq ^{131}I und wurden nach 2, 6, 24, 48, 72-96 und 120-144 Stunden in 2 m Abstand von anterior und posterior mittels Sonde gemessen. 59 von 63 Patienten (32 euthyreot, 27 hypothyreot) hatten vollständige Messdatensätze. Für jeden dieser Patienten wurde eine biexponentielle Retentionsfunktion (vgl. Abb. 1) angepasst und berechnet, wann die Dosisleistung in 2 m Abstand die gesetzlich vorgeschriebene Entlassungsgrenze von 3,5 µSv/h unterschritt.

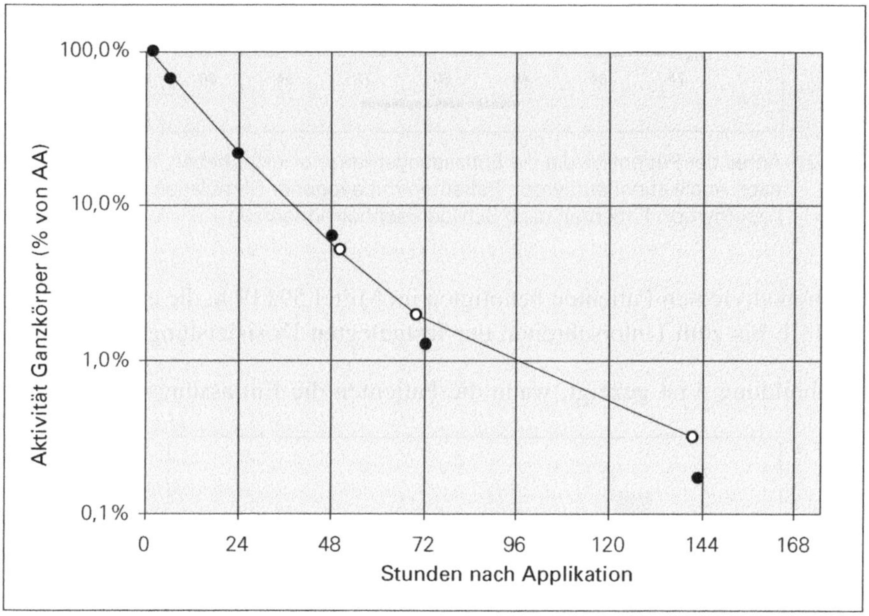

Abb. 1: Ganzkörperretention (weiße Punkte: Messungen mit Gammakamera, schwarze Punkte: Dosisleistungsmessungen mittels Sonde) eines Patienten als Funktion der Zeit nach Applikation der Radioaktivität. Die biexponentielle Anpassung ergibt: Fit (% AA) = 104,2 % * $2^{-t/10,3\,h}$ + 3,3% * $2^{-t/41,3\,h}$ und ist als durchgezogene Linie im Diagramm dargestellt. (AA:Ausgangsaktivität)

Abb. 2 zeigt die Zeitverteilung bis zur Entlassung der Patienten in Euthyreose (Stimulation mit rhTSH) und in Hypothyreose. In beiden Gruppen erreichten die ersten Patienten nach gut einem Tag die Entlassungsgrenze. Der Anstieg des Anteils „entlassungsfähiger" Patienten mit der Zeit war in der rhTSH-Gruppe deutlich steiler als in der Vergleichsgruppe. Der letzte euthyreote Patient erreichte den Grenzwert nach 69 h, der letzte Patient in Unterfunktion nach 100 h.

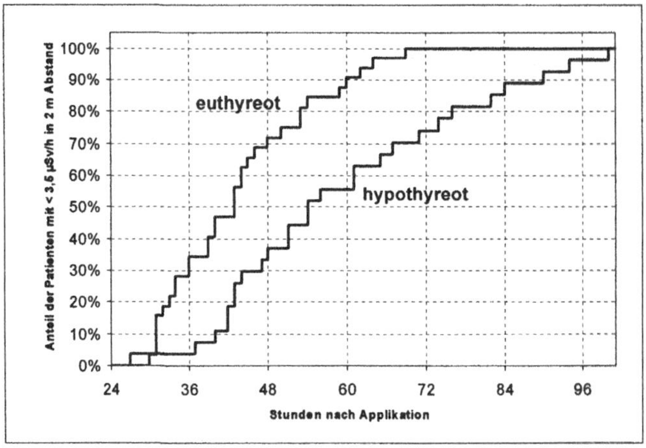

Abb. 2: Anteil der Patienten, die die Entlassungsgrenze erreicht haben, als Funktion der Zeit nach Applikation: euthyreot: Patienten mit exogener Stimulation mit rhTSH, hypothyreot: Patienten nach Schilddrüsenhormonentzug.

Die hypothyreoten Patienten benötigten im Mittel 59±19 h, die euthyreoten Patienten 43±11 h bis zum Unterschreiten der festgelegten Dosisleistung.

In Abbildung 3 ist gezeigt, wann die Patienten die Entlassungsgrenze erreichten.

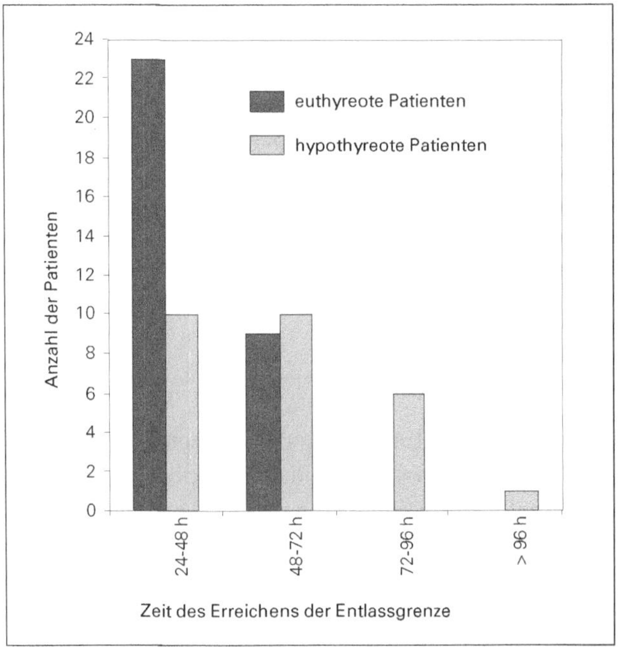

Abb. 3: Zeit des Erreichens der Entlassungsgrenze

72% der euthyreoten Patienten (23 von 32) hätten nach 48 h, die restlichen 28% (9 von 32) nach 72 h die Station verlassen dürfen. Von den hypothyreoten Patienten waren je 37% (10 von 27) nach 48 und 72 h und 22% (6 von 27) nach 96 h entlassungsfähig. Ein Patient (4%) hätte 5 Tage auf der Station bleiben müssen. Die erwartete Dauer des stationären Aufenthalts ist in Euthyreose im Mittel etwa 0,7 Tage kürzer.

Schlussfolgerungen

Aufgrund eingeschränkter Nierenfunktion und reduzierter Iodclearance müssen Patienten mit differenziertem Schilddrüsenkarzinom, die die Ablationstherapie in Unterfunktion erhalten, im Mittel einen längeren stationären Aufenthalt in Kauf nehmen als euthyreote Patienten nach Stimulation mit rhTSH. Bei Wirtschaftlichkeitsberechnungen können dafür durchschnittlich etwa 0,7 Pflegetage mehr pro Therapie angesetzt werden. Bei einer Therapie unter rhTSH, die nach den neuen Fallpauschalen um etwa 23% höher bewertet ist, werden gut 20% der Pflegetage eingespart, wodurch sich rechnerisch ein Kostenvorteil von etwa 100-150 Euro pro Pflegetag ergibt.

Literatur

[1] Suher M., Koc E., Ata N. et al.: Relation of thyroid disfunction, thyroid autoantibodies, and renal function. Ren Fail (2005) 27: 739-742.

[2] Hänscheid H., Lassmann M., Luster M. et al.: Iodine Biokinetics and Dosimetry in Radioiodine Therapy of Thyroid Cancer: Procedures and Results of a Prospective International Controlled Study of Ablation After rhTSH or Hormone Withdrawal. J Nucl Med (2006) 47: 648-654.

2.3.7 Diagnostische Radioiodganzkörperszintigraphie – überholt?

C. Düren, U. Mäder, M. Luster, Chr. Reiners

Hintergrund

Die Radioiodganzkörperszintigraphie mit ^{131}I wird regelhaft in der Nachsorge beim differenzierten Schilddrüsenkarzinom eingesetzt. Eine erste diagnostische Radioiodganzkörperszintigraphie wird üblicherweise 3-6 Monate nach thyreoablativer Radioiodtherapie durchgeführt. Die aktuellen Leitlinien der Deutschen Gesellschaft für Nuklearmedizin empfehlen eine zweite Radioiodganzkörperszintigraphie innerhalb der ersten 5 Jahre nach Diagnosestellung, unabhängig vom Verlauf der Tumorerkrankung. Eine Hospitalisierung der Karzinompatienten ist aus Strahlenschutzgründen hierfür genauso erforderlich, wie eine ausreichende Stimulation des TSH-Spiegels. Diese ist entweder über eine Pausierung der thyreosubstitutiven Medikation und der damit verbundenen Nebenwirkungen und Unannehmlichkeiten für die Patienten oder über eine exogene Stimulation mittels rekombinantem humanem TSH (rhTSH) zu erreichen [1]. Ist dieses insgesamt aufwendige und kostspielige Vorgehen für jeden Patienten mit differenziertem Schilddrüsenkarzinom notwendig oder kann der Verlauf der Erkrankung, neben den üblichen Kontrolluntersuchungen wie körperliche Untersuchung und Ultraschall der Halsweichteile, mit Kontrollen des Tumormarkers Thyreoglobulin unter Stimulation des TSH, wie es internationale Empfehlungen [2] vorschlagen, beobachtet werden?

Studie zur Rezidivrate bei unauffälligen Verläufen des differenzierten Schilddrüsenkarzinoms

Seit 1981 wurden in der Klinik für Nuklearmedizin der Universität Würzburg ca. 1.500 Patienten mit differenziertem Schilddrüsenkarzinom behandelt. Die Verläufe sind größtenteils standardisiert und ausführlich dokumentiert. Üblicherweise wird 4-6 Wochen nach vollständiger Thyreoidektomie eine thyreoablative Radioiodtherapie (3,5 GBq) in unserer Klinik durchgeführt. Ungefähr sechs Monate später erfolgt unter ausreichender TSH-Stimulation eine diagnostische Radioiodganzkörperszintigraphie. Aus diesem Patientenkollektiv wurden retrospektiv diejenigen Patienten ausgewählt, die eine Radioiodganzkörperszintigraphie ohne pathologische Speicherung und zu diesem Zeitpunkt einen nicht nachweisbaren Thyreoglobulin-Spiegel unter Stimulationsbedingungen zeigten. Unabhängig vom T-Stadium wurden bei dieser Auswertung nur jene Patienten berücksichtigt, die weder eine Fernmetastasierung noch eine pathologische Speicherung von Radioiodid im diagnostischen Radioiodganzkörperszintigramm sechs Monate nach Ablation aufwiesen. Patienten mit undifferenzierten Tumoren und lokalinvasiv wachsenden Tumoren wurden ebenso wenig berücksichtigt, wie Patienten mit erhöhtem Antikörpertiter gegen Thyreoglobulin. In Abbildung 1 ist die Verteilung der Tumorstadien der Patienten zu sehen, die in diese Studie eingeschlossen werden konnten.

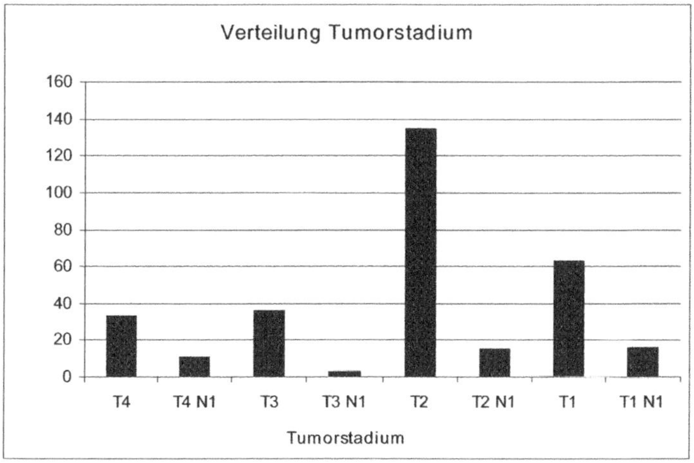

Abb. 1: Tumorstadienverteilung der Patienten zum Zeitpunkt der thyreoablativen Radioiodtherapie. Stadien ohne N- Angabe sind als N0 zu verstehen.

Diejenigen Patienten, die eine Fernmetastasierung oder ein Lokalrezidiv im weiteren Verlauf entwickelten, wurden weiter untersucht. Analysiert wurden die zeitliche Entwicklung, das hinweisgebende diagnostische Verfahren und der weitere Krankheitsverlauf bei diesen Patienten.

Ergebnisse der Analyse an der Universitätsklinik Würzburg

Aus den 302 Patienten mit unauffälligem Radioiodganzkörperszintigramm und nicht nachweisbarem Thyreoglobulin konnten im Verlauf fünf (1,6%) Patienten identifiziert werden, die Fernmetastasen (vier Patienten) oder ein Lokalrezidiv (ein Patient) zeigten. Das initiale Tumorstadium war bei einem Patienten pT1, bei zwei pT2, bei einem pT3 und einem Patienten pT4, bei allen N0 und M0. Bei diesen Patienten wurde durchschnittlich 5,4 Monate nach der thyreoablativen Radioiodtherapie eine diagnostische Radioiodganzkörperszintigraphie durchgeführt. Thyreoglublin war zu diesem Zeitpunkt unter Stimulation (im Mittel TSH 29,3 mU/l) nicht nachweisbar, es konnte auch retrospektiv keine pathologische Speicherung im diagnostischen Radioiodganzkörperszintigramm abgegrenzt werden. Diese Patienten wurden nach durchschnittlich 25 Monaten (9-47 Monate) durch einen pathologischen Tumormarker auffällig, 46 Monate (9-104 Monate) dauerte die endgültige Diagnosestellung. Bei drei Patienten war Thyreoglobulin unter TSH-Suppression auffällig, bei zwei Patienten unter TSH-Stimulation.

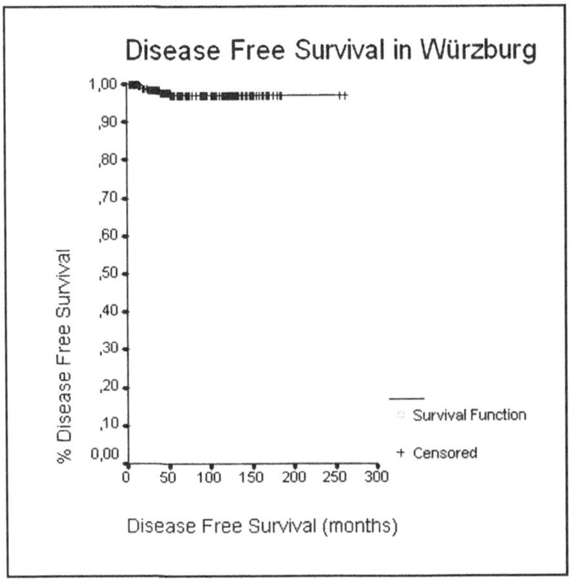

Abb. 2: Krankheitsfreies Überleben in Würzburg mit den Patienten die seit 1981 in der Klinik für Nuklearmedizin mit differenziertem Schilddrüsenkarzinom behandelt wurden.

Im Schnitt 24,8 Monate nach dem unauffälligen, diagnostischen Radioiodganzkörperszintigramm wurde bei den fünf Patienten mit Rezidiv oder Metastasen ein nachweisbarer Spiegel des Tumormarkers Thyreoglobulin gemessen (vgl. Tab. 1, TTP). Dieser war z. T. deutlich nachweisbar, bei einem Patienten lag er aber trotz TSH-Stimulation gerade über der Nachweisgrenze von 0,2 ng/ml. Bei zwei Patienten konnte mittels CT-Thorax eine Lungenmetastasierung als Ursache erkannt werden. Bei einem jungen Mann wurde mittels Sonographie der Verdacht auf ein Lokalrezidiv geäußert, das operativ entfernt wurde. Dies geschah in zeitlicher Nähe zur Bestimmung des pathologischen Tumormarker-Spiegels. Hingegen zeigten sich bei zwei Patienten erst nach 50 bzw. 104 Monaten die Ursachen für den erhöhten Thyroglobulin-Spiegel.

Das „Disease Free Survival" für alle in Würzburg seit 1981 behandelten Schilddrüsenkarzinompatienten ist in Abbildung 2 mittels Kaplan-Meier-Kurven dargestellt. Auch dort zeigt sich, ohne Berücksichtigung des Tumorstadiums, ein sehr gutes Überleben der Patienten im Langzeitverlauf. Stichpunktartig dargestellt sind in Tabelle 1 die Verläufe derjenigen Patienten mit einem Rezidiv des Schilddrüsenkarzinoms. Im weiteren Verlauf zeigte sich für einen Patienten eine Komplettremission. Für drei Patienten muss aktuell von einem „stable disease" ausgegangen werden. Nach teilweise mehreren Radioiodtherapien bzw. Resektion von Lungenrundherden ist momentan kein weiterer Progress nachweisbar. Eine Patientin verstarb mit sich entwickelnden Metastasen in Lunge, Leber und Knochen.

Geschlecht Alter	TTP (m)	TTP* (m)	pT	hTg#	
W, 56	47	47	4	1,3	Nicht-^{131}I-speichernde Lungen-/Leber-/Knochenherde Tödlicher Verlauf.
W, 57	13	104	2	0,8	Nicht-^{131}I-speichernder Lungenrundherd (dGKS) PET-Diagnose; dann 3 RIT mit Speicherung
M, 48	35	50	2	2,0	Nicht-^{131}I-speichernde Lungenrundherde (hTg# in Hypothyreose)
W, 59	9	9	3	13	Diffuse Lungenmetastasen Keine Speicherung des ^{131}I
M, 28	20	20	1	0,3	Lokalrezidiv (hTg# in Hypothyreose) Nachresektion, aktuell unauffälliges dGKS

Tab. 1: Darstellung der fünf Patienten mit Rezidiv bzw. Metastasen eines differenzierten Schilddrüsenkarzinoms nach Thyreoidektomie, thyreoablativer Radioiodtherapie und erstem, unauffälligen diagnostischen Radioiodganzkörperszintigramm. In der linken Spalte ist Alter und Geschlecht der Patienten bei Ablation zu finden. Mit „Time to Progression" (TTP) ist die Zeit bis zum Verdacht auf ein Rezidiv oder Metastasen nach Ablation in Monaten (m) angegeben. Mit TTP* ist die Zeit bis zur endgültigen Diagnosestellung dargestellt. pT gibt das jeweilige Tumorstadium an. hTg# gibt den Spiegel des humanen Thyreoglobulins bei TTP in (ng/ml) an.

Besonders beachtenswert in diesem Zusammenhang ist die Wertigkeit der TSH-Stimulation bei der Kontrolle des Tumormarkers Thyreoglobulin. Zwei Patienten zeigten nur unter Stimulation einen nachweisbaren Tumormarker-Spiegel. Die drei übrigen Verläufe zeigten unter der medikamentösen, milden TSH-Suppression bei einer Verlaufskontrolle einen nachweisbaren Tumormarker-Spiegel.

Schlussfolgerungen

Selten kommt es im Verlauf des differenzierten Schilddrüsenkarzinoms zu Spätrezidiven. Prognostisch günstig gilt allgemein eine unauffällige diagnostische Radioiodganzkörperszintigraphie und ein unauffälliger Spiegel des Tumormarkers Thyreoglobulin. Falls es zu einer Metastasierung oder zu einem Lokalrezidiv kommt, kann Thyreoglobulin als gutes diagnostisches Kriterium dienen. Wichtig scheint die Bestimmung des Tumormarkers unter TSH-Stimulation [1-4]. Bei drei der hier dargestellten Verläufe zeigte sich unter der medikamentösen, milden TSH-Suppression bei einer Verlaufskontrolle ein nachweisbarer Tumormarker-Spiegel. Ob eine Bestimmung des Thyreoglobulin unter Stimulationsbedingungen, ein früherer Verdacht auf ein Rezidiv oder Metastasen des Schilddrüsenkarzinoms und eine damit früher einsetzende entsprechende Therapie für die Patienten von Vorteil gewesen wäre, ist eine weiter zu diskutierende Frage.

Eine Radioiodspeicherung im diagnostischen Ganzkörperszintigramm kann Therapieoptionen aufzeigen. Notwendig erscheint eine diagnostische Ganzkörperszintigraphie bei den Patienten mit Antikörper gegen Thyreoglobulin. Patienten mit prognostisch ungünstigen Befunden, wie undifferenzierte oder lokalinvasiv wachsende Tumoren, sollten ungeachtet dieser Ergebnisse engmaschig kontrolliert werden.

Literatur

[1] Reiners C., Luster M., Lassmann M.: Clinical experience with recombinant human thyroid-stimulating hormone (rhTSH): whole-body scanning with iodine-131. J Endocrinol Invest (1999) 22: 17-24.

[2] Pacini F., Schlumberger M., Dralle H. et al.: European consensus for the management of patients with differentiated thyroid carcinoma of the follicular epithelium. Eur J Endocrinology (2006) 154: 787–803.

[3] Persoon A.C., Jager P.L., Sluiter W.J. et al.: A sensitive Tg assay or rhTSH stimulated Tg: what's the best in the long-term follow-up of patients with differentiated thyroid carcinoma? PLoS ONE (2007) 2: e816.

[4] Graf H., Paz-Filho G.: Recombinant human TSH use in differentiated thyroid cancer. Arq Bras Endocrinol Metabol (2007) 51: 806-812.

2.4 Medulläre Schilddrüsenkarzinome

2.4.1 Calcitonin in der Diagnostik des medullären Schilddrüsenkarzinoms – Update 2007

W. Karges

Die Bestimmung des Calcitonins im Serum hat sich in den letzten Jahren als wichtiges Element in der Diagnostik des medullären Schilddrüsenkarzinoms (MTC, C-Zell-Karzinom) bei Patienten mit Schilddrüsenknoten etabliert. Trotz seiner hohen Sensitivität und Spezifität für das MTC wird die klinische Bedeutung der Calcitonin-Bestimmung vor allem in Nordamerika weiterhin kontrovers beurteilt. Während in einigen Editorials die routinemäßige Messung von Calcitonin empfohlen wird, kommen andere zu der Einschätzung, dass seine generelle diagnostische Anwendung bei Patienten mit Schilddrüsenknoten nicht kosteneffektiv und sinnvoll erscheint [1-3]. Eine Expertenkommission der Sektion Schilddrüse der Deutschen Gesellschaft für Endokrinologie hat im Jahr 2004 die klinischen Wertigkeit der Calcitonin-Bestimmung bei Patienten mit Schilddrüsenknoten evaluiert und eine evidenzbasierte Konsensusempfehlung herausgegeben [4]. Ziel der vorliegenden Arbeit ist, eine aktualisierte Übersicht zu diesem Thema zu geben.

Calcitonin, ein Polypeptid der thyreoidalen C-Zellen

Calcitonin ist ein 32 Aminosäure (AS) langes Polypeptid, das aus dem primären Genprodukt Procalcitonin durch intrazelluläre Peptidasen abgespalten wird. Die Genexpression des (Pro-)Calcitonin-Gens des Menschen ist durch einige Besonderheiten gekennzeichnet. In der thyreoidalen C-Zelle unterliegt die Synthese von Calcitonin einer endokrinen Regulation, bei der Calcitonin im Golgi-Apparat und Transgolgi-Netzwerk prozessiert und mittels regulierter Sekretion in die Blutbahn abgegeben wird. Im Gegensatz hierzu kann in mesenchymalen Zellen (z.B. Adipozyten) ein weiteres Genprodukt des (Pro-)Calcitonin-Gens, das Polypeptid Procalcitonin (116 AS) gebildet werden. Eine konstitutive Sekretion von Procalcitonin kann unter anderem durch Interleukin-1-β und Tumornekrosefaktor-α (TNF-α) infolge bakterieller Infektionen oder Septikämien ausgelöst werden.

Die physiologische Funktion von Calcitonin und Procalcitonin ist beim Menschen unbekannt. Für die Homöostase des Serumkalziums besitzt Calcitonin offensichtlich keine wesentliche Bedeutung, da Patienten mit sehr hohen (z.B. im Rahmen eines metastasierten MTC) oder sehr niedrigen Calcitonin-Spiegeln (z.B. nach totaler Thyreoidektomie) keine wesentlichen Störungen des Kalzium-Stoffwechsels oder anderer endokriner oder metabolischer Funktionen aufweisen.

Zur Messung des Serumcalcitonins werden heute in der Regel two-site Immunoassays, die eine sensitive und spezifische Detektion ermöglichen, als Standardmethode verwendet. Wie bei anderen Immunoassays können vereinzelt falsch positive Werte durch heterophile Antikörper im Serum resultieren. Ebenso kann in Ausnahmefällen ein Hook-Effekt beobachtet werden, bei dem extrem hohe Serumcalcitonin-Spiegel mit falsch niedrigen Messwerten assoziiert sind [5].

Calcitonin – Störfaktoren und Einflussgrößen

Neben dem medullären Schilddrüsenkarzinom existieren einige Erkrankungen, medizinische Umstände und Störfaktoren , die einen potentiellen Einfluss auf die Höhe des gemessenen Serumcalcitonins nehmen können (Tab. 1). Hierzu zählen neben den oben genannten analytischen Interferenzen (Hook-Effekt, heterophile Antikörper) auch präanalytische Fehler durch unzureichenden Probentransport, die zu falsch niedrigen Calcitonin-Spiegel führen können. Als extreme Rarität gelten medulläre Schilddrüsenkarzinome ohne nachweisbare Erhöhung des Serumcalcitonins.

Eine bekannte Ursache einer mäßigen Erhöhung des Calcitonins stellt die fortgeschrittene Niereninsuffizienz bzw. Dialysepflichtigkeit dar. Eine chronische Nierenerkrankung sollte deshalb bei Interpretation des Calcitonin-Wertes berücksichtigt werden. Neuere Untersuchungen haben gezeigt, dass das Calcitonin auch bei niereninsuffizienten Patienten zur Diagnostik des medullären Schilddrüsenkarzinoms geeignet ist, so lange der höhere diagnostische cut-off beachtet wird [6]. Zu den seltenen Ursachen erhöhter Calcitonin-Spiegel zählen neuroendokrine Tumoren, vor allem des Pankreas, sowie der Pseudohypoparathyreoidismus Typ 1a. Bei Patienten mit schweren bakteriellen Infektionen oder Sepsis können mitunter erhöhte Calcitonin-Werte gemessen werden, die auf einer Interferenz mit dem bei diesen Erkrankungen oft massiv erhöhten Procalcitonin resultiert.

Die Einnahme von Protonenpumpen-Inhibitoren (PPI) stellt eine weitere mögliche Ursache einer Calcitonin-Erhöhung dar. PPI führen zu einer irreversiblen Hemmung der H^+/K^+-ATPase in den Parietalzellen des Magens. Die hierdurch entstehende Anazidität ist mit einem Anstieg des endogenen Gastrins auf das zwei- bis vierfache assoziiert. Der Einfluss des PPI Omeprazol auf den Calcitonin-Spiegel wurde in zwei Studien bei gesunden Probanden untersucht. Nach Einnahme von 2x20 mg

Omeprazol täglich war bei 14% der Probanden ein Calcitonin-Wert >30 pg/ml nachweisbar [7]. In einer neueren Untersuchung konnte gezeigt werden, dass bei 6 von 20 gesunden Individuen nach Einnahme von Omeprazol ein erhöhter Calcitonin-Spiegel (>10 pg/ml) mit einem bis zu dreifachen Anstieg nachweisbar ist [8]. Aus diesem Grund sollten Protonenpumpen-Inhibitoren wenn möglich bei Patienten mit Schilddrüsenknoten vor Bestimmung des Serumcalcitonins abgesetzt werden.

C-Zell-Hyperplasie als Differentialdiagnose des MTC

Eine bekannte Ursache erhöhter Calcitonin-Werte ist die C-Zell-Hyperplasie (CCH) der Schilddrüse. Bei der CCH handelt es sich um eine histopathologische Diagnose, die durch den mikroskopischen Nachweis von >50 C-Zellen pro low-power-field (LPF) gekennzeichnet ist. Systematische Untersuchungen haben gezeigt, dass eine CCH bei bis zu einem Drittel der untersuchten Schilddrüsen bei Autopsien und bei bis zu 60% bei operierten Patienten mit Autoimmunthyreopathie nachweisbar ist. Zur Klassifikation der CCH wurde eine histopathologische Einteilung vorgeschlagen [9], die jedoch mit erheblichem Aufwand verbunden ist und sich im klinischen Gebrauch wenig durchgesetzt hat. Die neoplastische CCH nimmt hierbei eine Sonderstellung ein, da sie als Frühform des MTC (Carcinoma *in situ*) im Rahmen einer multiplen endokrinen Neoplasie Typ 2 anzusehen ist und demnach nicht einer zellulären Hyperplasie im eigentlichen Sinne entspricht. Wissenschaftliche Belege, dass die nicht-neoplastische CCH mit einem erhöhten Risiko für die Entwicklung eines MTC verbunden ist, konnten bisher nicht eindeutig erbracht werden. Es wird daher aktuell die Auffassung vertreten, dass die CCH mit Ausnahme der neoplastischen CCH keine eigenständige Krankheitsentität mit klinischer Bedeutung darstellt.

Bei Patienten mit CCH ist das basale Calcitonin im Mittel auf 14 bis 23 pg/ml erhöht, auch das im Pentagastrin-Test stimulierte Calcitonin ist bei diesen Patienten mit durchschnittlichen Werten zwischen 105 und 220 pg/ml erhöht [4]. Demnach stellt die CCH eine wichtige Differentialdiagnose bei Patienten mit erhöhtem Serumcalcitonin dar, vor allem im Graubereich bei einem basalen Calcitonin von 10 bis 30 pg/ml und einem stimulierten Calcitonin von 100 bis 300 pg/ml.

Calcitonin als klinischer Tumormarker beim MTC

Die Rolle des Serumcalcitonins zur Diagnostik des MTC bei Patienten mit Schilddrüsenknoten konnte in zahlreichen klinischen Studien klar etabliert werden [4]. In zwei groß angelegten Studien wurde gezeigt, dass das Risiko für ein MTC bei Patienten mit Schilddrüsenknoten 54-68% beträgt, sofern das basale Calcitonin >10 pg/ml und das stimulierte Calcitonin >100 pg/ml beträgt. Bei basalen und stimulierten Calcitonin-Werten oberhalb 10 bzw. 200 pg/ml war in diesen Untersuchungen von einem MTC-Risiko von nahezu 100% auszugehen [10, 11]. Zwei neuere Untersuchungen haben sich mit der Rolle der routinemäßigen Calcitonin-Bestimmung bei mehr als 16.000 Patienten mit Schilddrüsenknoten befasst. Elisei und Mitarbeiter [12] konnten zeigen, dass 99.5% aller Knotenträger in ihrem Patientenkollektiv ein basales Calcitonin von <20 pg/ml aufwiesen. 44 von 47 Patienten mit einem basal erhöhten Calcitonin >20 pg/ml wurden einer Operation unterzogen, bei der in allen Fällen histologisch ein MTC gefunden wurde. In einer anderen Untersuchung [13] wurde bei 5.817 Patienten mit Schilddrüsenknoten routinemäßig das basale Calcitonin gemessen. 95.2% bzw. 3.7% der Patienten wiesen ein basales Calcitonin von <10 pg bzw. 10-20 pg/ml auf. In keinem der Patienten, die später einer Operation unterzogen wurden, konnte ein MTC nachgewiesen werden. Ein basal erhöhtes Calcitonin (>20 pg/ml) wurde in 1.1% der untersuchten Patienten beobachtet, hierbei konnte in 15 von 23 operierten Patienten die Diagnose eines MTC histologisch bestätigt werden. Beide Studien weisen darauf hin, dass 20 pg/ml ein klinisch brauchbarer cut-off-Wert in der Erkennung von Patienten mit MTC darstellt.

Die Ergebnisse aus großen klinischen Studien legen nahe, dass die routinemäßige Calcitonin-Messung bei Patienten mit Schilddrüsenknoten dazu geeignet ist, die Diagnose eines MTC zu einem frühen Zeitpunkt, d. h. in einem niedrigen Tumorstadium zu stellen. In der Untersuchung von Elisei und Mitarbeitern [12] konnte gezeigt werden, dass in der Ära der routinemäßigen Calcitonin-Messung (1991 bis 1998) bei Patienten mit Schilddrüsenknoten überwiegend MTCs im Stadium I und II (UICC 1997) diagnostiziert wurden, während vor 1991 vor allem Tumoren im Stadium III und IV gefunden wurden. Die frühere Erkennung der Tumoren war mit einer deutlichen Verbesserung der 10 Jahres-Überlebenswahrscheinlichkeit von unter 50% auf über 95% assoziiert [12].

Der Zusammenhang zwischen präoperativen Serumcalcitonin-Werten und dem postoperativen Ausgang wurde detailliert in einer Kohorte von mehr als 200 MTC-Patienten analysiert [14]. In dieser Studie konnte gezeigt werden, dass die Wahrscheinlichkeit einer postoperativen Calcitonin-Normalisierung, entsprechend einer biochemischen Heilung, wie auch die Wahrscheinlichkeit einer Lymphknotenmetastasierung direkt mit dem präoperativen Calcitonin assoziiert ist. Bei einem basalen Calcitonin oberhalb 300 pg/ml betrug die Wahrscheinlichkeit einer postoperativen biochemischen Heilung weniger als 50% [14]. Diese aktuellen Untersuchungen belegen eindrucksvoll die klinische Bedeutung einer frühen Diagnosestellung, um beim MTC eine kurative chirurgische Behandlung zu ermöglichen.

Routinemäßige Calcitonin-Messung – Einfluss der Tumorprävalenz

Aufgrund der vorhandenen Evidenz kann Calcitonin als ein extrem sensitiver und sehr spezifischer Marker für das MTC eingestuft werden. Die klinische Wertigkeit eines Krankheitsmarkers wird jedoch nicht ausschließlich von dessen Sensitivität und Spezifität, sondern auch von seinem positiv prädiktiven Wert in einer gegebenen Population bestimmt. Dieser Sachverhalt ist in dem so genannten Bayes' Theorem zur bedingten Wahrscheinlichkeit verankert (Abb. 1). Das Bayes' Theorem besagt, dass die Wahrscheinlichkeit P für ein Ereignis H unter der Bedingung E (bedingte Wahrscheinlichkeit ($P_E(H)$) abhängig ist von der Sensitivität ($P_H(E)$) und Spezifität ($1\text{-}P_{-H}(E)$) des verwendeten Testes wie auch von der *a priori* Wahrscheinlichkeit für das Ereignis (H), was im vorliegenden Fall der Prävalenz des MTC in einer gegebenen Population entspricht.

Der Zusammenhang zwischen der Wahrscheinlichkeit für ein MTC bei Vorliegen eines positiven Calcitonin-Testes in Abhängigkeit von der MTC-Prävalenz in einer Population ist in Abb. 1 anhand von drei klinischen Szenarien dargestellt. Bei einer angenommenen Karzinomprävalenz von 1:100, 1:5.000 und 1:250.000 und konstanter Sensitivität (0.9999) und Spezifität (0.99) des Testes beträgt die bedingte Wahrscheinlichkeit für ein MTC bei positivem Testergebnis 50.2%, 1.96% bzw. 0.04%. Dieses scheinbar unplausible Resultat ist in einem Verteilungsbaum in Abbildung 1 illustriert. Es zeigt sich, dass bei einer *a priori* Wahrscheinlichkeit von 1:100 (0.01) die MTC-Wahrscheinlichkeit bei positivem Testergebnis (CT+) ca. 50% beträgt, bei einer *a priori* Wahrscheinlichkeit von 1:5.000 (0.0002) jedoch weniger als 2%. Entscheidend hierfür ist das Verhältnis von richtig positiven zu falsch positiven Testergebnissen, das bei einer niedrigen *a priori* Tumorwahrscheinlichkeit ungünstig ausfällt. Insgesamt zeigen diese theoretischen Betrachtungen, dass die Wahrscheinlichkeit für das vorliegen eines MTC bei positivem Testergebnis ganz erheblich von der Prävalenz der Erkrankung in der untersuchten Patientenkohorte abhängt, unabhängig von der gleichbleibend hohen Sensitivität und Spezifität des verwendeten Testes.

Die Wertigkeit der Calcitonin-Messung zur MTC-Diagnostik bei Schilddrüsenknoten wurde in zahlreichen großen Studien gut etabliert (Tab. 2). Diese Untersuchungen wurden überwiegend in tertiären Behandlungszentren durchgeführt, in denen die Prävalenz für das MTC zwischen 0.25% und 0.85% lag, in älteren Studien bis zu 2.84%. Demnach ist von einer MTC-Prävalenz von etwa 1:400 bis 1:500 bei den untersuchten und operierten Patienten in diesen Serien auszugehen. Populationsbasierte Untersuchungen, u. a. im Rahmen der Papillon-Initiative, haben in Deutschland eine sehr hohe Prävalenz (ca. 23%) von sonographisch nachweisbaren nodulären Schilddrüsenveränderungen bei Erwachsenen ergeben [15]. Epidemiologische Daten weisen darauf hin, dass etwa 1 von 4.000-5.000 sonographisch entdeckten Knoten einem Schilddrüsenkarzinom entspricht. Auch wenn systematische Untersuchungen zur Prävalenz und Inzidenz des MTC in Deutschland nicht verfügbar sind, ist von einer geschätzten Prävalenz von etwa 0,002% (1:50.000) in der Allgemeinbevölkerung in Deutschland auszugehen. Die *a priori* Wahrscheinlichkeit für ein MTC bei Vorliegen von Schilddrüsenknoten ist demnach auf Populationsebene als wesentlich niedriger anzusehen als in den oben erwähnten klinischen Studien. Bei einer MTC-Prävalenz von 1:50.000 liegt die Wahrscheinlichkeit für ein MTC bei positivem Calcitonin-Test unter 0.5%, entsprechend einer Rate von falsch positiven Testergebnissen von über 99.5%.

Kosteneffektivität der Calcitonin-Messung bei Schilddrüsenknoten

Die Messung des Calcitonins im Serum oder Plasma mittels der verfügbaren Immunoassays kann als technisch ausgereift und verlässlich angesehen werden, die entstehenden Kosten betragen derzeit etwa 30 Euro pro Analyse. Die Beurteilung der Wirtschaftlichkeit eines routinemäßigen Calcitonin-Screenings bei Patienten mit Schilddrüsenknoten ist insgesamt schwierig, da sie neben den direkten diagnostischen Kosten (Calcitonin-Bestimmung, Pentagastrin-Test) auch diejenigen Kosten erfassen muss, die im klinischen Management falsch Calcitonin-positiver Individuen, u. a. durch Schilddrüsenoperationen ohne MTC-Nachweis, entstehen. Systematische Untersuchungen zur Kosteneffektivität der Calcitonin-Messung sind bisher nicht durchgeführt worden. In einer aktuellen Analyse wurde geschätzt, dass die routinemäßige Calcitonin-Bestimmung bei Patienten mit Schilddrüsenknoten in Frankreich mit Kosten in Höhe von etwa 35.000 Euro pro gewonnenem Lebensjahr verbunden ist, wobei ein Gewinn von ca. 2.2 Lebensjahren durch die frühe Diagnose angenommen wurde [1]. Diese Zahl entspräche einer mittleren Kosteneffektivität, deren obere Grenze im Allgemeinen bei ca. 50.000 Euro pro gewonnenem Lebensjahr angesetzt wird.

Klinische Empfehlungen und Ausblick

Die 2004 von einer Expertengruppe der Sektion Schilddrüse der Deutschen Gesellschaft für Endokrinologie erarbeitete evidenzbasierte Konsensusempfehlung zur Calcitonin-Messung [4] kann insgesamt weiterhin als valide betrachtet werden. Diese Empfehlung sieht eine zweistufige Diagnostik zur frühen Erkennung des MTC bei Patienten mit Schilddrüsenknoten vor (Abb. 2). Bei Patienten mit einem erhöhten basalen Calcitonin-Spiegel ist die Durchführung eines standardisierten Pentagastrin-Tests empfohlen, um den Verdacht auf ein MTC zu erhärten oder auszuschließen.

Bei Interpretation des basalen Serumcalcitonins müssen in jedem Fall Störfaktoren wie eine chronische Niereninsuffizienz oder die Einnahme von Protonpumpen-Inhibitoren berücksichtigt werden. Da bei einem stimulierten Serumcalcitonin oberhalb des Schwellenwertes von 100 pg/ml von einer hohen Karzinomwahrscheinlichkeit auszugehen ist, wird bei diesen Patienten eine chirurgische Intervention im Sinne einer totalen Thyreoidektomie empfohlen.

Diese Empfehlungen basieren auf wissenschaftlichen Daten aus klinischen Studien, die jeweils in Schilddrüsenzentren durchgeführt wurden. Wie oben dargestellt ist eine Übertragung der routinemäßigen Calcitonin-Messung auf Populationsebene wegen der niedrigeren Karzinomprävalenz in dieser Gruppe nur eingeschränkt möglich. Klinische Untersuchungen zur Wertigkeit des Calcitonins als Tumormarker auf Populationsebene wurden bislang nicht durchgeführt. Es erscheint jedoch gerechtfertigt, auch außerhalb von klinischen Schilddrüsenzentren die Calcitonin-Messung bei Patienten mit sonographisch echoarmen Knoten, insbesondere mit Mikrokalk, hypofunktionellen Schilddrüsenknoten sowie präoperativ bei allen Patienten, die für eine Schilddrüsenoperation vorgesehen sind, routinemäßig einzusetzen. Aufgrund der in den letzten Jahren publizierten Daten erscheint es darüber hinaus angebracht, künftig die diagnostische Schwelle zur Durchführung eines Pentagastrin-Tests auf einen basalen Calcitonin-Wert von 20 pg/ml anzuheben, ohne wesentlich an Sensitivität zu verlieren.

Literatur

[1] Borget I., de Pouvourville G., Schlumberger M.: Editorial: Calcitonin determination in patients with nodular thyroid disease. J Clin Endocrin Metab (2007) 92: 425-427.

[2] Hodak S. P., Burman K. D.: Editorial: The calcitonin conundrum: is it time for routine measurement of serum calcitonin in patients with thyroid nodules? J Clin Endocrin Metab (2004) 89: 511-514.

[3] Castro M.R., Gharib H.: Continuing controversies in the management of thyroid nodules. Ann Intern Med (2005) 142: 926-931.

[4] Karges W., Dralle H., Raue F. et al.: Calcitonin measurement to detect medullary thyroid carcinoma in nodular goiter: German evidence-based consensus recommendation. Exp Clin Endocrinol Diabetes (2004) 112: 52-58.

[5] Leboeuf R., Langlois M.F., Martin M. et al.: «Hook effect» in calcitonin immunoradiometric assay in patients with metastatic medullary thyroid carcinoma: case report and review of the literaure. J Clin Endocrin Metab (2006) 91: 361-364.

[6] Borchhardt K.A., Heinzl H., Gessl A. et al.: Calcitonin concentrations in patients with chronic kidney disease and medullary thyroid carcinoma or c-cell hyperplasia. Kidney Int (2006) 70: 2014-2020.

[7] Erdogan M.F., Gullu S., Baskal N. et al.: Omeprazole: calcitonin stimulation test for the diagnosis follow-up and family screening in medullary thyroid carcinoma. J Clin Endocrinol Metab (1997) 82: 897-899.

[8] Vitale G., Ciccarelli A., Caraglia M. et al.: Comparison of two provocative test for calcitonin in medullary thyroid carcinoma: omeprazole vs pentagastrin. Clin Chemistry (2002) 48: 1505-1510.
[9] Perry A., Molberg K., Albores-Saavedra J.: Physiologic versus neoplastic C-cell hyperplasia of the thyroid: separation of distinct histologic and biologic entities. Cancer (1996) 77: 750-756.
[10] Iacobone M., Niccoli-Sire P., Sebag F. et al.: Can sporadic medullary thyroid carcinoma be biochemically predicted? Prospective analysis of 66 operated patients with elevated serum calcitonin levels. World J Surg (2002) 26: 886-890.
[11] Scheuba C., Kaserer K., Weinhausl A.: Is medullary thyroid cancer predictable? A prospective study of 86 patients with abnormal pentagastrin tests. Surgery (1999) 126: 1089-1095; discussion 1096.
[12] Elisei R., Bottici V., Luchetti F. et al.: Impact of routine measurement of serum calcitonin on the diagnosis and outcome of medullary thyroid cancer: experience in 10,864 patients with nodular thyroid disorders. J Clin Endocrinol Metab (2004) 89: 163-168.
[13] Costante G., Meringolo D., Durantes C. et al.: Predictive value of serum calcitonin levels for preoperative diagnosis of medullary thyroid carcinoma in a cohort of 5817 consecutive patients with thyroid nodules. J Clin Endocrin Metab (2007) 92: 450-455.
[14] Machens A., Schneyer U., Holzhausen H. et al.: Prospects of remission in medullary thyroid carcinoma according to basal calcitonin levels. J Clin Endocrin Metab (2005) 90: 2029-2034.
[15] Reiners C., Wegschneider K., Schicha H. et al.: Prevalence of thyroid disorders in the working population of Germany: ultrasonography screening in 96,278 unselected employees. Thyroid (2004) 14: 926-932.

Bayes' Theorem (2. Form)

$$P_E(H) = P(H)P_H(E) \,/\, [P(H)P_H(E)+P(\sim H)P_{\sim H}(E)]$$

$P_E(H)$	= bedingte Wahrscheinlichkeit	= ?
$P(H)$	= „a priori" Wahrscheinlichkeit	= variabel
$P_H(E)$	= Sensitivität	= 0.9999 (Schätzung)
$1 - P_{\sim H}(E)$	= Spezifität	= 0.99 (Schätzung)

Szenario **A** „SD-Zentrum" $P(H) = 1{:}100 = 0.01$

$P_E(H) = 0.01 \times 0.9999 \,/\, [0.01 \times 0.9999 + 0.99 \times 0.01] = 0.50248$ ≈ **50.2%**

Szenario **B** „Arztpraxis" $P(H) = 1{:}5000 = 0.0002$

$P_E(H) = 0.0002 \times 0.9999 \,/\, [0.0002 \times 0.9999 + 0.9998 \times 0.01] = 0.019602$ ≈ **1.96%**

Szenario **C** „Gesamtbevölkerung" $P(H) = 1{:}250.000 = 0.000004$

$P_E(H) = 0.000004 \times 0.9999 \,/\, [0.000004 \times 0.9999 + 0.999996 \times 0.01] = 0.0003898$ ≈ **0.04%**

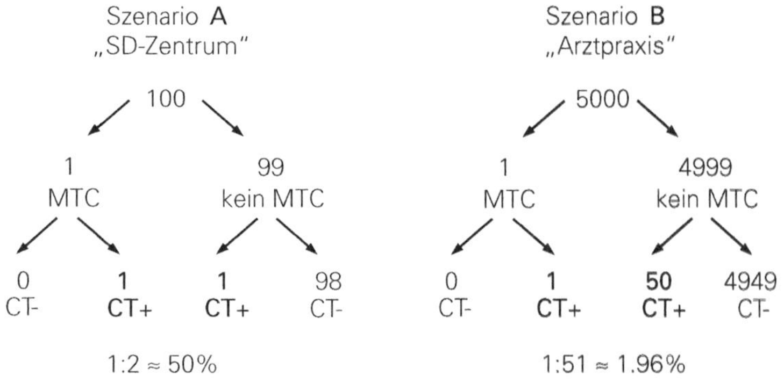

Abb. 1: Bayes' Theorem zur bedingten Wahrscheinlichkeit, hier angewendet auf die Wahrscheinlichkeit für ein medullären Schilddrüsenkarzinoms bei Vorliegen eines positiven (erhöhten) Calcitonin-Wertes. Die geschätzte Sensitivität und Spezifität der Calcitonin-Analyse wird in diesem Bespiel als 99.99% bzw. 99% angenommen. Der deutliche Einfluss der *a priori* Wahrscheinlichkeit $P(H)$ für ein MTC auf die tatsächliche bedingte Wahrscheinlichkeit $P_E(H)$ bei positivem Calcitonin-Wert wird anhand von 3 klinischen Beispielen (Szenario A, B und C) berechnet. Der Verteilungsbaum veranschaulicht das Verhältnis von richtig und falsch positiven Testergebnissen (CT+), das maßgeblich von der *a priori* Wahrscheinlichkeit $P(H)$ für ein MTC – entsprechend der Krankheitsprävalenz in der untersuchten Kohorte – beeinflusst wird.

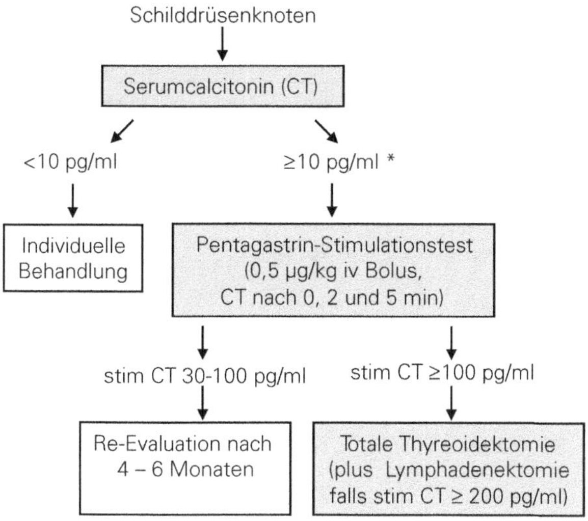

Abb. 2: Klinischer Algorithmus zur Calcitonin-Bestimmung bei Patienten mit Schilddrüsenknoten gemäß Empfehlung der Sektion Schilddrüse-DGE (modifiziert nach [4]) . *Aufgrund neuerer Studien erscheint eine Anhebung des diagnostischen Schwellenwertes für das basale Calcitonin auf ≥20 pg/ml zur Erhöhung der Spezifität ohne klinisch relevanten Verlust an Sensitivität möglich.

Tabellen

Tab. 1: Mögliche Ursachen erhöhter Calcitonin-Konzentrationen im Serum

Erkrankungen mit erhöhter Calcitonin-Sekretion
Medulläres Schilddrüsenkarzinom (MTC)
C-Zell-Hyperplasie
Neuroendokrine Tumoren des Pankreas

andere Erkrankungen
Dialyse/fortgeschrittenen Niereninsuffizienz
Sepsis (Kreuzreaktion mit Procalcitonin)
Pseudohypoparathyreodismus Typ 1a
Hashimoto-Thyreoiditis (?)

Medikamente und andere Ursachen
Protonenpumpen-Inhibitoren (PPI)
Kalzium (akut)
Heterophile Serum-Antikörper

Tab. 2: Prävalenz des medullären Schilddrüsenkarzinoms (MTC) in klinischen Studien und auf Populationsniveau

Studie	Selektionskriterium	Patientenzahl	MTC Prävalenz
Costante 2007 [13]	SD Knoten	5817	0.25%
Papi 2006	SD Knoten	1425	0.63%
Vierhapper 2005	SD Knoten	10158	0.31%
Karanikas 2004	SD Knoten	414	0.24%
Elisei 2004 [12]	SD-Knoten	10864	0.40%
Iacobone 2002 [10]	SD Knoten	7276	0.62%
Hahm 2001	SD Knoten	1448	0.69%
Ozgen 1999	SD Knoten	773	0.52%
Kaserer 1998	SD/NSD Erkrankung	667	2.84%
Niccoli 1997	SD Knoten	1167	1.37%
Vierhapper 1997	SD Knoten	1062	0.56%
Rieu 1995	SD Knoten	657	0.85%
Pacini 1994	SD Knoten	1385	0.57%
Individuen mit SD Knoten in D		ca. $18x10^6$	0.002% (Schätzung)
Gesamtbevölkerung in D		ca. $80x10^6$	0.00045% (Schätzung)

Abk.: SD: Schilddrüse; NSD: Nebenschilddrüse, D: Deutschland; MTC: medulläres Schilddrüsenkarzinom

2.4.2 Neue Therapieansätze beim medullären Schilddrüsenkarzinom – Tyrosinkinase-Inhibitoren

F. Raue

Einleitung

Die maligne Entartung der parafollikulär gelegenen C-Zellen der Schilddrüse bezeichnet man wegen des histologischen Aufbaus als medulläres Schilddrüsenkarzinom (engl.: medullary thyroid carcinoma = MTC) oder C-Zell-Karzinom. Die C-Zellen sind neuroektodermalen Ursprungs und in der Embryogenese in die Schilddrüse eingewandert. Entsprechend diesen Eigenschaften wird das MTC den neuroendokrinen Tumoren zugeordnet. Fast 30% aller MTC treten familiär gehäuft auf, der Erbgang ist autosomal dominant. Die familiäre Variante ist mit dem Auftreten weiterer endokriner Tumore, der multiplen endokrinen Neoplasie Typ 2 (MEN 2) assoziiert. Ursache für die Proliferation der C-Zellen beim hereditären MTC ist eine Keimbahnmutation im RET-Protoonkogen auf Chromosom 10q11.2. Punktmutationen im RET-Protoonkogen in den Exons 5, 8, 10-11 und 13-16 führen zur Aktivierung einer Tyrosinkinase (TK), die besonders in neuroendokrinen Zellen exprimiert wird. In sporadischen Tumoren lässt sich häufig eine somatische Mutation im RET-Protoonkogen nachweisen, so dass eine analoge Entwicklung auch für das sporadische Karzinom angenommen werden kann [1].

Die primäre Therapie des MTC ist die totale Thyreoidektomie, je nach Tumorstadium mit systematischer, mikrochirurgischer, zentraler und ggf. lateraler Lymphknotendissektion beidseits. Bei Kindern mit nachgewiesener RET-Mutation ohne klinischen Hinweis auf einen Tumor genügt die totale Thyreoidektomie. Nur durch eine adäquate Operation ist eine Heilung zu erreichen. Ist nach operativer Entfernung des MTC der postoperative Serumcalcitonin-Spiegel deutlich erhöht (mehr als 1000pg/ml), ist von lokal infiltrierendem Tumorgewebe (Stadium III) oder von einer Fernmetastasierung (Stadium IV), meist in Lunge und Leber, auszugehen. Ein kurativer Ansatz ist nicht mehr möglich und palliative Therapiestrategien müssen geplant werden.

Die Behandlung des metastasierenden MTC ist ausgesprochen symptomorientiert, dazu gehört im fortgeschrittenen Tumorstadium auch die Behandlung von Diarrhö mit Loperamid oder Tinctura opii, ggf. auch mit Somatostatin [2]. Bei erhöhtem

Calcitonin-Spiegel und morphologisch nicht nachweisbarem Tumor kann eine abwartende Haltung eingenommen werden (Motto: „wait and see"). Bei einer eindeutigen Progression der Metastasen und drohenden bzw. vorhandenen, tumorbedingten Symptomen, Funktionseinbußen oder Komplikationen ist eine Therapie unter palliativen Gesichtspunkten zu planen. Dazu gehört die Operation von Metastasen, die Strahlentherapie, die klassische Chemotherapie, die Therapie mit langwirksamen Somatostatin oder radioaktiv markiertem Somatostatin (DOTATOC). Der Patient sollte über die limitierte Wirksamkeit der Therapien informiert sein und einem Therapieversuch zustimmen.

Wegen der geringen Fallzahl aufgrund der Seltenheit des Tumors, des breiten Spektrums der Tumorbiologie (mit z. T. günstigem Spontanverlauf selbst im fortgeschrittenen Stadium) und der z. T. erheblichen Einschränkung der Lebensqualität (bei fehlendem Nachweis einer lebensverlängernden Wirkung der Therapie) ist eine Einschätzung des Nutzens der palliativen Therapien beim MTC schwierig. Somit sollten diese Therapien nur im Stadium der fortgeschrittenen Metastasierung bei rasch progredientem Tumorwachstum und Therapiewunsch eingesetzt werden.

Seit kurzem werden neue Substanzen, die Tyrosinkinase-Inhibitoren (TKI), mit Erfolg in der Onkologie eingesetzt [3]. Die TKI hemmen spezifisch Signalwege in der Zelle, die die Proliferation fördern. Die Nebenwirkungsprofile der TKI zeigen meist eine geringere Toxizität. Voraussetzung für die Wirksamkeit eines TKI bei einem bestimmten Tumortyp ist die Abhängigkeit der Tumorzelle von einer gesteigerten TK-Aktivität und die spezifische Hemmung der TK durch die eingesetzten TKI. Die für die Tumorentwicklung des MTC entscheidende TK ist die mutierte RET-Tyrosinkinase. *In vitro* Untersuchungen mit MTC Zelllinien zeigen, dass die TKI Imatinib, ZD6474 und BAY 43-9006 eine hemmende Wirkung auf die Proliferation haben [4]. Erste klinische Untersuchungen mit Imatinib und ZD6474 liegen vor [5].

Patienten und Methoden

In einer prospektiven Studie sollte die Wirkung von Imatinib bei Patienten mit fortgeschrittenem MTC getestet werden.

Patienten

Neun Patienten im Alter von 19 bis 68 Jahren, 7 Männer und 2 Frauen, mit histologisch gesichertem, progredient metastasierendem MTC und lokoregionärem Rezidiv, Lungen-, Leber- und Knochenmetastasen sowie Calcitonin-Spiegel von 30.000-100.000 pg/ml, CEA 20-590 ng/ml wurden in die Studie eingeschlossen.

Ein Patient hat ein MEN 2B Syndrom mit Mutation im Codon 918, 8 Patienten hatten ein sporadisches MTC.

Studiendesign: In einer offenen, klinischen Studie sollte die Wirksamkeit von Imatinib auf das Tumorwachstum, die Tumormarker und den Gesundheitszustand getestet werden. Primärer Endpunkt war die anti-tumoröse Wirkung gemessen am Wachstum der Metastasen. Sekundäre Endpunkte waren die Veränderungen der Tumormarker, des Gesundheitszustandes, sowie das Auftreten von Nebenwirkungen. Die Patienten erhielten für ein Jahr 600 mg Imatinib auf 2 Dosen á 300 mg pro Tag verteilt. Vor Beginn der Studie, sowie nach 1 Monat, 3 Monaten und dann alle 3 Monate wurden klinische Untersuchungen, Laboruntersuchungen und morphologische Untersuchungen durchgeführt. Die Studie wurde von der Firma Novartis, Nürnberg unterstützt.

Prüfung der Wirksamkeit

Computertomographische Untersuchungen der Metastasen wurden vor Beginn der Behandlung und nach 3, 6 und 12 Monaten durchgeführt. Die Auswertung erfolgte nach den RECIST-Kriterien [6], bei jeder Untersuchung wurde die Summe der Durchmesser der größten, im Computertomogramm sichtbaren Metastasen (maximal 10) gebildet. Die Veränderung im Verlauf wurde wie folgt bewertet: komplette Remission (CR) = Verschwinden der Metastasen, partielle Remission (PR) = Abnahme der Summe der Durchmesser der größten Metastasen um >30% verglichen mit dem Ausgangsbefund, stabile Erkrankung (SD) = weder PR noch progressive Erkrankung (PD) = >20% Zunahme der Summe der Durchmesser der größten Metastasen gegenüber dem Ausgangswert. Die Veränderungen in den Calcitonin- und CEA-Spiegeln wurden ähnlich den RECIST-Kriterien ausgewertet: partielle Remission = mehr als 25% Abnahme, stabile Tumormarker = zwischen 25% Abnahme und 25% Zunahme, progrediente Tumormarker = mehr als 25% Zunahme. Die Calcitonin-Bestimmung erfolgte mit einem Assay der Firma Nichols Institut, die CEA Bestimmung mit Hilfe eines Chemolumineszenz-Assays der Firma Bayer Health Care. Bei allen Untersuchungen wurde nach Nebenwirkungen gefragt [7], Routineparameter untersucht sowie der Gesundheitszustand beurteilt.

Ergebnisse

Zwischen Februar 2004 und Dezember 2005 wurden 9 Patienten mit progredienten Metastasen des MTC in die Studie aufgenommen. Alle Patienten waren total thyreoidektomiert und lymphknotendisseziert. 3 Patienten hatten eine Therapie mit Octreotide in der Vorgeschichte, die jedoch 3 Monate vor Beginn der Studie beendet wurde. Am häufigsten fanden sich zervikale Lymphknotenmetastasen (n=9), dann Lungen- (n=7) sowie Leber-(n=5) und Knochenmetastasen (n=3). Bei allen Patienten war im Jahr vor Studienbeginn eine Zunahme der Tumormasse zwischen 9-82% sowie eine Verdopplung der Tumormarker-Spiegel innerhalb von 1,25 Jahren (Median) festzustellen.

Die Jahresabschlussuntersuchung nach einem Jahr wurde bei 5 Patienten durchgeführt, alle 5 Patienten erhielten Imatinib weiter über das Studienjahr hinaus (5-16 Monate). Ein Patient (Nr.2) starb nach 4 Monaten an respiratorischen Problemen und Tumorkachexie, ein Patient (Nr.9) starb nach 7 Monaten an metabolischen Problemen, bei beiden Patienten war es im Beobachtungszeitraum nicht zu einer Progression gekommen. Ein Patient (Nr.5) beendete die Therapie nach 14 Tagen wegen Verschlimmerung der Durchfälle, ein weiterer Patient (Nr.7) nach 3 Monaten wegen Progression, er wurde mit konventioneller Chemotherapie behandelt und verstarb 7 Monate nach Beendigung der Therapie (Tab. 1).

Die Auswertung der Computertomographie-Bilder erbrachte keine komplette Remission. Nach 3 Monaten hatten 7 von 8 Patienten eine stabile Erkrankung, 1 Patient eine Progression (deshalb Abbruch der Therapie), nach 6 Monaten waren 5 von 6 Patienten stabil, nach 12 Monaten war 1 Patient stabil, 4 zeigten einen Progression. Das mittlere progressionsfreie Intervall betrug 6 Monate (Median).

Die Tumormarker zeigten ähnliche Ergebnisse, nach einem kurzen Phase der partiellen Remission bei 3 Patienten nach einem Monat, fand sich nach einem Jahr nur bei einem Patienten ein stabiler Tumormarker, die übrigen 4 Patienten zeigten ein weiteres Ansteigen im Sinne einer Progression.

Unter der Therapie wiesen die meisten Patienten einen stabilen Gesundheitszustand auf, nur bei zwei Patienten verschlechterte er sich. Die Verträglichkeit von Imatinib war relativ gut, nur ein Patient beendete die Therapie wegen Nebenwirkungen (Diarrhö), bei zwei Patienten wurde die Therapie kurzfristig wegen Urtikaria unterbrochen, die bei Wiederaufnahme der Therapie jedoch verschwand. Bei 3 weiteren Patienten kam es zu kurzfristiger Übelkeit, Bauchschmerzen und periorbitalen Ödemen, was jedoch nicht zum Abbruch der Therapie führte.

Diskussion

Diese offene, klinische Studie zeigt, dass der TKI Imatinib bei wenigen Patienten mit MTC im fortgeschrittenen, progredienten Tumorstadium wirksam ist. Bei 7 von 8 Patienten konnte eine Stabilisierung nach 3 Monaten erreicht werden, aber bei 4 Patienten war die Erkrankung nach 12 Monaten erneut in eine progrediente Phase eingetreten. Der Patient, der nach 12 Monaten stabil blieb, zeigte auch nach 28 Monaten unter Therapie keine Progression, er hatte jedoch auch vor Therapiebeginn das langsamste Tumorwachstum. Der vorübergehende Abfall von Calcitonin könnte für eine Sekretions- oder Synthesehemmung von Imatinib sprechen, jedoch ohne sicheren Effekt auf die Hemmung des Tumorwachstums. Bei differenzierten und langsam wachsenden Tumoren ist es prinzipiell schwierig eine Remission zu dokumentieren, da die Tumoren häufig verkalken und Amyloid aufweisen, somit auch bei Absterben der Tumorzellen morphologisch nicht verschwinden.

Ähnliche Ergebnisse der Wirksamkeit von Imatinib zeigt die Studie von de Groot [8], der bei 15 Patienten mit progredientem MTC in 4 Fällen eine stabile Erkrankung und in einem Fall eine Progression nach einem Jahr sah. Dagegen sind die ersten vorläufigen Ergebnisse einer Studie mit dem TKI ZD6474 erfolgversprechend, Wells [9] berichtet von 3 partiellen Remissionen und 10 stabilen Erkrankungen bei einer Studie mit 15 Patienten mit metastasierendem MTC. Der Vergleich der beiden TKI *in vitro* zeigt ebenfalls einen Unterschied, ZD6474 hat eine höhere Potenz bei der Inhibition der RET-Aktivität. Möglicherweise sind die Angriffspunkte der Inhibitoren unterschiedlich, ZD6474 hat zusätzlich noch einen antianginösen Effekt.

Genauere Kenntnisse des Angriffortes der TKI und der molekulargenetischen Veränderungen im Tumor selbst lassen auf die Entwicklung von Medikamenten mit einer spezifischeren und stärkeren Wirkung hoffen. Der eingeschlagene Weg, Substanzen bei Tumoren einzusetzen, die gezielt den Signalweg, der zur Proliferation der Tumorzellen führt, unterbrechen, ist vielversprechend und wird voraussichtlich zu besser verträglichen und wirksameren Therapeutika für das progrediente MTC führen.

Literatur

[1] Schilling T., Bürck J., Sinn H.P. et al.: Prognostic value of codon 918 (ATG-ACG) RET proto-oncogene mutations in sporadic medullary thyroid carcinoma. Int J Cancer (2001) 95: 62-66.

[2] Nocera M., Baudin E., Pellegriti G. et al: Treatment of advanced medullary thyroid cancer with an alternating combination of doxorubicin-streptozocin and 5 FU-dacarbazine. Groupe d'Etude des Tumeurs a Calcitonine (GETC). Br J Cancer (2000) 83: 715-718.

[3] de Groot J.W.B., Links T.P., Plukker J.T.M. et al.: RET as a diagnostic and therapeutic target in sporadic and hereditary endocrine tumours. Endocr Rev (2006) 27: 535-560.

[4] Santoro M., Carlomagno F.: Drug insight: small-molecule inhibitors of protein kinases in the treatment of thyroid cancer. Nat Clin Pract Endocrinol Metab (2006) 2: 42-52.

[5] Frank-Raue K., Delorme S., Haberkorn U. et al.: Efficacy of imatinib mesylate in advanced medullary thyroid carcinoma. Eur J Endocrinol (2007) 157: 215-220.

[6] Therasse P., Arbuck S.G., Eisenhauer E.A et al.: New guidelines to evaluate the response to treatment in solid tumors. J Natl Cancer Inst (2000) 92: 205-216.
[7] Cancer therapy evaluation program. Common toxicity criteria manual: Common toxicity criteria, version 2.0. Bethesda, Md.: National Cancer Institute, June 1999. (Also available at http://ctep.cancer.gov/forms/CTCManual_v4_10-4-99.pdf.)
[8] de Groot J.W.B., Zonnenberg B.A., van Ufford-Mannesse P.Q. et al.: A phase-II Trial of imatinib therapy for metastatic medullary thyroid carcinoma. J Clin Endocrin Metab (2007) 92: 3466-3469.
[9] Wells S.Y.Y., Lakhani V., Hou J.: A phase II trail of ZD6474 in patients with hereditary metastatic medullary thyroid cancer. J Clin Oncol (2006) 24: (18S) 5553.

Tab. 1: Wirkung von Imatinib auf das Tumorwachstum (RECIST-Kriterien, prozentuale Änderung der Summe der Durchmesser der größten Metastasen im Computertomogramm) PD, Progressive Erkrankung (+20%); SD, stabile Erkrankung (+20% bis –30%).

Patient Nr.	3 Monate	6 Monate	12 Monate	Ansprechen nach einem Jahr
1	+5	+5	+10	SD noch nach 28 Monaten
2	+18	–	–	Patient starb nach 4 Monaten
3	+5	+14	+23	PD
4	+16	+41	+44	PD
5	–	–	–	Patient brach Therapie nach 2 Wochen
6	+2	+13	+26	PD
7	+32	–	–	nach 3 Monaten Wechsel zur Chemotherapie
8	+5	+5	+32	PD
9	+5	+6	–	Patient starb nach 7 Monaten
SD	7	5	1	
PD	1	1	4	

2.4.3 Präoperatives Calcitonin-Screening in einem spezialisierten chirurgischen Zentrum

C. Vorländer, M. Eden, P. Eger, R.A. Wahl

Einleitung

Die präoperative Calcitonin-Bestimmung gehört zur Routinediagnostik in unserer Klinik (entsprechend den Empfehlungen der Sektion Schilddrüse der Deutschen Gesellschaft für Endokrinologie) [1]. Auch andere Autoren befürworten die Routinebestimmung von Calcitonin, um klinisch okkulte, medulläre Schilddrüsenkarzinome (MTC) in einem frühen Stadium zu entdecken [2,3]. Bei einer Struma nodosa wird die Prävalenz des C-Zell-Karzinoms im Rahmen von Studien zum Calcitonin-Screening zwischen 0,5% und 1,37% angegeben [2-7]. In 5% der Fälle wird durch Screening ein erhöhtes basales Calcitonin festgestellt, in 1% der Fälle eine pathologische Stimulierbarkeit und in 0,3% der Fälle ein MTC [8]. Bei erhöhtem basalen Calcitonin (>10 pg/ml) wird der Stimulationstest mit Pentagastrin (0,5 µg/kg Körpergewicht i.v.) empfohlen [1], die Operation (TX) bei stimuliertem Calcitonin >100pg/ml. Ziel unserer Untersuchung war es, die Wertigkeit des Calcitonin-Screenings bei bereits gestellter OP-Indikation zu analysieren.

Patienten und Methodik

Von Januar 2004 bis Dezember 2005 wurden 1.592 Patienten mit (scheinbar) benignen Schilddrüsenknoten operiert und in die Studie eingeschlossen. Es erfolgte grundsätzlich eine präoperative Calcitonin-Bestimmung. In 679 Fällen war die Calcitonin-Messung bereits auswärts durch die Einweiser erfolgt (Gruppe A), bei 913 Patienten ergänzten wir die Calcitonin-Bestimmung [Immulite ®] (Gruppe B). Bei erhöhtem basalen Calcitonin (Grenzwert geschlechtsspezifisch: Frauen >5 pg/ml, Männer >10 pg/ml) wurde jeweils ein Stimulationstest mit Pentagastrin durchgeführt. Bei pathologischer Stimulierbarkeit (geschlechtsspezifisch: Frauen >50 pg/ml, Männer >100 pg/ml) erfolgte eine adäquate Modifikation des Operationsverfahrens (Isthmus-erhaltende totale Bilobektomie (ITBL) bei C-Zell-Hyperplasie (CCH), bzw. Thyreoidektomie (TX) mit systematischer Lymphknotendissektion bei MTC). Am 4.

bis 5. postoperativen Tag fand erneut ein Pentagastrin-Test statt. Bei pathologischer C-Zell-(Immun)histologie (MTC und/oder CCH) wurde eine genetische Untersuchung auf Keimbahnmutationen des RET-Protoonkogens durchgeführt.

Ergebnisse

Im Gesamtkollektiv fand sich in 7,6% der Fälle ein erhöhtes basales Calcitonin, ein pathologischer Pentagastrin-Test in 2,8% der Fälle. Bei einem pathologischen Pentagastrin-Test zeigte sich histologisch in insgesamt 0,9% der Fälle ein MTC. In Gruppe A (Screening durch Einweiser) war der Anteil der Fälle mit MTC höher (1,8%) als in Gruppe B (0,3%, eigenes Screening). Ein MTC (4mm) (Inzidentalom) wurde durch das Calcitonin-Screening nicht erfasst (0,06%). In diesem Fall (weiblich, 56 Jahre) lag das präoperative basale Calcitonin bei 4,5 pg/ml.

Tab. 1: Ergebnisse der Studie im Gesamtkollektiv und in den Gruppen A (Screening durch Einweiser) und B (ergänzendes eigenes Screening)
fMTC: familiäres MTC

	Gesamt N=1592	Gruppe A N=679	Gruppe B N=913
Erhöhter basaler Calcitonin-Spiegel	121 (7,6%)	37 (5,4%)	84 (9,2%)
Pathologischer Pentagastrin-Test	44 (2,8%)	29 (4,3%)	15 (1,6%)
Histologie der Fälle mit pathologischem Pentagastrin-Test (N=44)			
MTC	15 (0,9%)	12 (1,8%)	3 (0,3%)
Indexfälle fMTC	5 (0,3%)	3 (0,4%)	2 (0,2%)

In der bereits durch die Einweiser untersuchten Gruppe A fanden sich insgesamt 29 Patienten mit einem pathologischen Pentagastrin-Test. Histologisch lag der Anteil an MTC in dieser Gruppe bei 41%, bei 56% fand sich eine CCH und 3% wiesen keine C-Zell-Pathologie auf. In der von uns ergänzend untersuchten Gruppe B wiesen 15 Patienten einen pathologischen Pentagastrin-Test auf. Ein MTC fand sich histologisch in 20% der Fälle, eine CCH in 67% und keine C-Zell-Pathologie in 13% (Abb. 1).

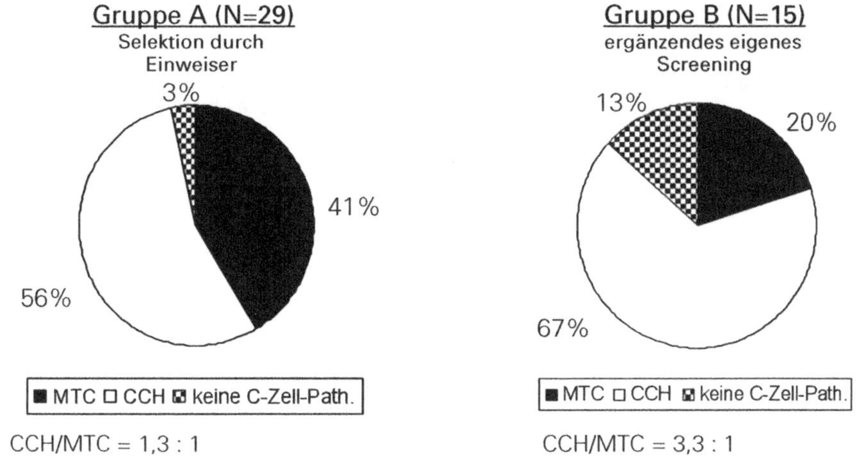

Abb. 1: Histologie der Fälle mit pathologischer Stimulierbarkeit (N=44)

In Gruppe B wurde ein relativ höherer Anteil von Fällen mit CCH identifiziert (Verhältnis CCH/MTC in Gruppe A 1,3:1, in Gruppe B 3,3:1). In beiden Gruppen überwogen die Fälle mit CCH. Von besonderer Bedeutung ist, dass 3 von 5 Indexfällen für „late-onset" familiäres MTC (fMTC) aus den Fällen mit CCH erkannt wurden.

Die Daten wurden im Hinblick auf geschlechtsspezifische Unterschiede weiter aufgeschlüsselt. Bei insgesamt 121 Patienten (7,6%) bestand ein erhöhtes basales Calcitonin. 32% davon (N=39) waren Frauen mit einem basalen Calcitonin >5 und <10 pg/ml. Von diesen hatten 14% (N=6) zusätzlich ein Calcitonin >50 pg/ml (Gruppe C_1) unter Stimulationsbedingungen. Die folgende Tabelle zeigt diese Untergruppe C_1 im Vergleich zu den übrigen Patienten mit pathologischem Pentagastrin-Test (N=38, Gruppe C_2). Bei Annahme des empfohlenen Grenzwertes von 10 pg/ml [1], unabhängig vom jeweiligen Geschlecht, wären die Frauen mit einem basalen Calcitonin >5 und <10 nicht aufgefallen. In dieser speziellen Gruppe fand sich aber immerhin 1 MTC und 5 Fälle mit CCH, von denen wiederum interessanterweise zwei Patientinnen Indexfälle für ein fMTC waren (Mutationen im Codon 611 und 791). Alle Patientinnen in dieser Untergruppe wiesen eine C-Zell-Pathologie auf (Tab. 2).

Tab. 2: Vergleich der Immunhistologie in den Gruppen C_1 und C_2

Immunhistologie	Gruppe C_1 (Frauen mit basalem Calcitonin >5 und <10 und Calcitonin >50 unter Stimulation) N=6	Gruppe C_2 (alle übrigen mit pathologischer Stimulierbarkeit, Calciton basal >10 und Calcitonin >100 unter Stimulation) N=38
MTC	1 (17%)	14* (37%)
CCH	5** (83%)	21*** (55%)
keine C-Zell-Pathologie	0	3 (8%)

Indexfälle für fMTC: * 2 Patienten (Codon 791, 891),** 2 Patienten (Codon 611, 791),
*** 1 Patient (Codon 791)

Bei pathologischer Pentagastrin-Stimulierbarkeit erfolgte je nach Höhe des basalen und stimulierten Calcitonins eine Anpassung des geplanten Operationsverfahrens. Bei wahrscheinlicher CCH (präoperativ definiert als ein bis maximal auf 300 pg/ml stimulierbares Calcitonin) führten wir in geeigneten Fällen (keine präoperativ erkennbaren Isthmusknoten) die Isthmus-erhaltende totale Bilobektomie (ITBL) durch. Bei überwiegender Wahrscheinlichkeit eines C-Zell-Karzinoms (präoperativ definiert als stimuliertes Calcitonin größer als 300 pg/ml) erfolgte die Thyreoidektomie (TX) mit intraoperativer Schnellschnittuntersuchung. Bei Nachweis eines MTC folgte dann die systematische Lymphknotendissektion (zentral beidseits und lateral ipsilateral). Von den 28 thyreoidektomierten Patienten hatten 14 histologisch ein MTC und 14 eine CCH. In 96% der Fälle lag postoperativ ein „normalisierter" Pentagastrin-Test vor (d.h. Frauen <5 pg/ml und Männer <10 pg/ml). 89% wiesen ein nicht messbares basales Calcitonin auf (<2 pg/ml) und 79% eine fehlende Stimulierbarkeit (<2 pg/ ml). In der ITBL-Gruppe (1 Mikro-MTC, 19 CCH) fand sich in 100% der Fälle ein „normalisierter" Pentagastrin-Testund ein basales Calcitonin unter der Nachweisgrenze von 2pg/ml sowie bei 90 % eine fehlende Stimulierbarkeit.

Tab. 3: Operationsverfahren und Ergebnisse bei Patienten mit C-Zell-Pathologie (MTC: N=15 und CCH: N=33)

Serum-Calcitonin postoperativ	TX N=28 (MTC: N=14, CCH: N=14)	ITBL N=20 (MTC: N=1, CCH: N=19)
„normalisierter" Pentagastrin-Test	27 (96%)	20 (100%)
Calcitonin basal <2 pg/ml	25 (89%)	20 (100%)
Calcitonin stimuliert <2 pg/ml	22 (79%)	18 (90%)

Vergleich der durch Screening entdeckten mit den bei Diagnose schon klinisch manifesten Tumoren: Erwartungsgemäß war die Tumorgröße bei den Screening-Fällen deutlich kleiner, ebenso war die Anzahl befallener Lymphknoten deutlich geringer. 13 der 15 Screening-Fälle befanden sich im Stadium pN0, keiner der klinisch manifesten Tumoren konnte dieser Gruppe zugeordnet werden. Beide Gruppen wiesen eklatant unterschiedliche Calcitonin-Konzentrationen auf. In der Screening-Gruppe konnten 93% der Patienten durch die Operation „biochemisch geheilt" werden, in der Gruppe der klinisch manifesten Tumoren 0% (Tab. 4).

Tab. 4: C-Zell-Karzinome N=27

	Screening-Fälle* N=15	Klinisch manifeste Tumore N=6
Geschlecht m/w	6/9	6/0
$\tilde{x}$ Alter (Jahre)	57 (36–80)	60 (40–73)
$\tilde{x}$ Tumorgröße (mm)	9 (1,5–35)	36 (21–55)
Anzahl der Tumore <10mm	8	0
$\tilde{x}$ befallene Lymphknoten	0,7 (0–9)	24 (16–43)
Anzahl pN0	13	0
$\tilde{x}$ Calcitonin (pg/ml)		
präoperativ	52 (7,6–1760)	7140 (3930–24000)
postoperativ	<2 (<2–11,7)	382 (18-10700)
„biochemisch geheilt"	14 (93%)	0 (0%)

* Familienscreening (N =5) ausgeschlossen;1 „Inzidentalom" ausgeschlossen.

Zusammenfassung und Schlussfolgerung

Bei den schon vorselektionierten Patienten hat das zusätzliche eigene Screening eine relativ geringe Ausbeute an MTC ergeben, vorwiegend wurden Patienten mit CCH identifiziert. Beim Calcitonin-Screening muss der geschlechtsspezifische Normbereich berücksichtigt werden. Dies scheint nicht selbstverständlich zu sein; auch in den aktuellen Studien von Papi et al. [9] und Costante et al. [10] zur Wertigkeit des Calcitonin-Screenings bei Struma nodosa werden keine geschlechtsspezifischen Grenzwerte verwendet. Patienten mit CCH müssen in das genetische Screening eingeschlossen werden, um Fälle von „late-onset"-fMTC zu erkennen. Von den insgesamt 26 Patienten mit einer CCH fanden sich in unserer Untersuchung immerhin 3 Indexfälle für ein fMTC.

Die Isthmus-erhaltende totale Bilobektomie (ITBL) ist als spezielle Operationsmethode für Patienten mit CCH (und Mikro-MTC) der Thyreoidektomie überlegen. Schon in der Vergangenheit war die totale Thyreoidektomie in Fällen mit präoperativ leicht erhöhtem Calcitonin als „over-treatment" eingeschätzt worden [11].

Kosten und Nutzen des Calcitonin-Screenings

Die Vorteile der Calcitonin-Bestimmung in Familien, in denen hereditäre Formen des C-Zell-Karzinoms aufgetreten waren, beschrieben Wells et al. bereits 1978 [12]. Durch das Auffinden von C-Zell-Karzinomen in diesen Familien, die durch die klassische klinische Diagnostik nicht erkannt worden wären, sondern allein durch das Vorliegen eines erhöhten Calcitonin-Wertes, zeigten die Autoren, welchen therapeutischen Nutzen das Screening aller Familienangehörigen hatte: Die dabei gefundenen C-Zell-Karzinome waren alle in einem frühen Stadium und so durch einen adäquaten operativen Eingriff erfolgreich zu behandeln [12,13].

Die Kosten für das grundsätzliche Calcitonin-Screening sind trotz reduzierter Laborkosten in unserem Haus (Faktor 0,4 für die GOÄ-Ziffer des Calcitonin-Assays) erheblich. Pro identifizierten Patient mit MTC fallen Kosten von ca. 5.800 ùan. Dies mag sicherlich in den USA, neben der fehlenden Verfügbarkeit von Pentagastrin, mit ein Grund für den dort zurückhaltenden Einsatz der Calcitonin-Bestimmung sein. Die Routine-Messung von Calcitonin wird in den meisten in den USA publizierten Arbeiten abgelehnt [14,15]. Unsere Untersuchung zeigt jedoch, dass Patienten durch das Screening in früheren Tumorstadien operiert werden und daher eine Heilung die Regel ist. Auch in anderen Studien konnte klar gezeigt werden, dass die Heilungsraten durch Thyreoidektomie und Lymphknotendissektion sehr hoch sind, wenn der Tumor in einem frühen Stadium entdeckt wird [16,17]. Die Folgekosten für das genetische Screening aller Patienten mit MTC und CCH sind exorbitant, sie liegen bei ca. 11.000 € pro identifizierter Familie. Da aber durch das Calcitonin-Screening Indexfälle für fMTC erkannt werden (in unserem Kollektiv 5 Indexfälle bei 1592 untersuchten Patienten = „Ausbeute“ von 0,3%), kann das Risiko für die betroffenen Familien deutlich gesenkt werden. Durch die Etablierung von Netzwerken könnten die Kosten für diese wichtige und sinnvolle Untersuchung gesenkt werden.

Literatur

[1] Karges W., Dralle H., Raue F. et al.: German Society for Endocrinology (DGE) – Thyroid Section.Calcitonin Measurement to detect medullary thyroid carcinoma in nodular goiter: German evidence-based consensus recommendation. Exp Clin Endocrinol Diabetes (2004) 112: 52-58.

[2] Pacini F., Fontanelli M., Fugazzola L. et al.: Routine measurement of serum calcitonin in nodular thyroid diseases allows the preoperative diagnosis of unsuspected sporadic medullary thyroid carcinoma. J Clin Endocrinol Metab (1994) 78: 826-829.

[3] Rieu M., Lame M.C., Richard A. et al.: Prevalenve of sporadic medullary thyroid carcinoma: the importance of routine measurement of serum calcitonin in the diagnostic evaluation of thyroid nodules. Clin Endocrinol (1995) 42: 453–460.

[4] Henry J., Denizot A., Puccini M. et al.: Latent subclinical medullary thyroid carcinoma: diagnosis and treatment. World J Surg (1998) 22: 752-756.

[5] Niccoli P., Wion-Barbot N., Caron P. et al.: Interest of routine measurement of serum calcitonin: study in a large series of thyroidectomized patients. The French Medullary Study Group. J Clin Endocrinol Metab (1997) 82: 338-341.

[6] Vierhapper H., Raber W., Bieglmayer C. et al.: Routine measurement of plasma calcitonin in nodular thyroid diseases. J Clin Endocrinol Metab (1997) 82: 1589-1593.

[7] Ozgen A., Hamulu F., Bayraktar F. et al.: Evaluation of routine basal serum calcitonin measurement for early diagnosis of medullary thyroid carcinoma in seven hundred seventy-three patients with nodular goiter. Thyroid (1999) 9: 579-582.

[8] Vierhapper H., Niederle B., Bieglmayer C. et al.: Early diagnosis and curative therapy of medullary thyroid carcinoma by routine measurement of serum calcitonin in patients with thyroid disorders. Thyroid (2005) 15: 1267-1272.

[9] Papi G., Corsello S., Cioni K. Et al.: Value of routine measurement of serum calcitonin concentrations in patients with nodular thyroid disease: A multicenter study. J Endocrinol Invest (2006) 29: 427-437.

[10] Costante G., Meringolo D., Durante C. et al.: Predictive value of serum calcitonin levels for preoperative diagnosis of medullary thyroid carcinoma in a cohort of 5817 consecutive patients with thyroid nodules. J Clin Endocrinol Metab (2007) 92: 450-455.

[11] Schabram J., Wahl R.A.: Welche Relevanz haben leicht erhöhte, nicht hereditär bedingte, Kalzitoninkonzentrationen vor Schilddrüsenoperationen? Viszeralchirurgie (2001) 36: 391–395.

[12] Wells S.J., Baylin S., Gann D. et al.: Medullary thyroid carcinoma: relationship of method of diagnosis to pathologic staging. Ann Surg (1978) 188: 377-383.

[13] Wells S.J., Baylin S., Leight G. et al.: The importance of early diagnosis in patients with hereditary medullary thyroid carcinoma. Ann Surg (1982) 195: 595-599.

[14] Gharib H., Papini E.: Thyroid nodules: clinical importance, assessment, and treatment. Endocrinol Metab Clin North Am, (2007) 36: 707–735.

[15] AACE/AME Task Force on Thyroid Nodules, American Association of Clinical Endocrinologists and Associazione Medici Endocrinologi medical guidelines for clinical practice for the diagnosis and management of thyroid nodules. Endocr Pract (2006) 12: 63–102.

[16] Kebebew E., Ituarte P.H., Siperstein A.E. et al.: Medullary thyroid carcinoma: clinical characteristics, treatment, prognostic factors, and a comparison of staging systems. Cancer (2000) 88: 1139–1148.

[17] Fleming J.B., Lee J.E., Bouvet, M. et al.: Surgical strategy for the treatment of medullary thyroid carcinoma. Ann Surg (1999) 230: 697-707.

2.4.4 Änderungen im Spektrum der RET- Mutationen in der Zeit zwischen 1994 und 2006

K. Frank-Raue, S. Rondot, E. Schulze, F. Raue

Einleitung

Das medulläre Schilddrüsenkarzinom (MTC) ist ein seltener, Calcitonin-produzierender Tumor. 70-75% der Patienten mit MTC haben die sporadische Variante, die übrigen haben ein hereditäres MTC. Das hereditäre MTC wird in 3 Subtypen aufgeteilt: Die multiple endokrine Neoplasie Typ 2A (MEN 2A) ist charakterisiert durch das gemeinsame Auftreten eines MTC, eines primären Hyperparathyreoidismus und Phäochromozytomen. Die MEN 2B fällt durch einen spezifischen Phänotyp, den marfanoiden Habitus und die Ganglioneuromatose des Gastrointestinaltraktes, durch ein aggressives MTC und oft beidseitige Phäochromozytome auf. Die dritte Variante, das familiäre MTC (fMTC), ist allein durch das Auftreten eines hereditären MTC in der Familie gekennzeichnet. Die hereditäre Form des MTC wird durch eine autosomal dominant vererbte Mutation im RET-Protoonkogen verursacht, diese Mutation führt zu einer Daueraktivierung des Onkogens. Erstmals 1993 wurde eine solche Mutation in Familien mit MEN 2A und fMTC identifiziert. Damals wurden am häufigsten Mutationen im Exon 11 Codon 634 nachgewiesen (85% der Mutationen bei MEN 2A Familien). In den fMTC Familien waren die Mutationen auch in anderen Exons des RET-Protoonkogens nachweisbar. Wir berichten jetzt über eine Veränderung im Spektrum der nachgewiesen Mutationen im Verlauf der letzten 12 Jahre.

Patienten und Methoden

Bei 189 Patienten aus 90 Familien mit MTC oder MEN 2A wurden Mutationen im RET-Gen nachgewiesen. Die molekulargenetischen Untersuchungen der RET-Protoonkogene wurden zwischen 2000 und 2006 durchgeführt. Von den 90 Familien wurden 64 (71%) in unserer Praxis betreut, von den anderen 26 Familien wurden Blutproben zur molekulargenetischen Untersuchung in unser Labor eingesandt. Die Analyse des RET-Gens wurde aufgrund der klinischen Diagnose MTC/heriditäres

MTC in der Familie durchgeführt. Die Mutationen wurden in drei Risikogruppen aufgeteilt:

Gruppe 1: Patienten mit Mutationen im Exon 10, Codon 609; Exon 13 Codons 768,790,791; Exon 14 Codon 804 und Exon 15 Codon 891, haben ein mäßiges Risiko für die Entwicklung und Aggressivität des MTC.
Gruppe 2: Patienten mit Mutationen im Exon 10 Codons 611,618, 620 und Exon 11 Codon 634, haben ein hohes Risiko bezüglich Entwicklung und Aggressivität des MTC.
Gruppe 3: Patienten mit Mutationen im Exon 16 Codon 918 haben das höchste Risiko, frühzeitig ein aggressives MTC zu entwickeln.

Ergebnisse

Es wurden bei 189 Patienten aus 90 Familien Mutationen im RET-Protoonkogen nachgewiesen (Tab. 1). Bei 34 Familien fanden wir eine Mutation im Exon 11 Codon 634 (38%), bei 16 Familien eine Mutation im Exon 14 Codon 804. Bei 35 Familien wurde eine Mutation in den Codons 649,768,790,791, 804 und 891 nachgewiesen (Gruppe 1). Die häufigste einzelne Punktmutation in unserem Kollektiv war der Aminosäureaustausch Valin-Methionin im Codon 804 bei 16 Familien. Bei 49 Familien wurde eine Mutation in den Codons 611, 618, 620, 630 und 634 nachgewiesen (Gruppe 2). In 34 Fällen lag eine Punktmutation im Codon 634 mit Austausch der Aminosäure Cystein durch entweder Tyrosin, Arginin, Glycin, Phenylalanin, Tryptophan oder Serin vor. Wir fanden bei 5 Patienten aus 5 Familien eine Mutation im Exon 16 Codon 918 (Gruppe 3). Die Verteilung der Mutationen in unserem Kollektiv, das zwischen 2000 und 2006 analysiert wurde, ergab 38,9% Gruppe 1 Mutationen, 54,4% Gruppe 2 Mutationen und 5,6% Gruppe 3 Mutationen (Tab. 2).

Tab. 1: Spektrum der zwischen 1994 und 2006 diagnostizierten Mutationen im RET-Protoonkogen

Jahr	Fam.n	609n	611n	618n	620n	630n	634n	649n	632n	768n	790n	791n	804n	891n	918n	Keine Mutation	
1994	86	-	-	14		-	56	-	-	-	-	-	-	-	-	16	[2]
1996	477	5	13	38	32	-	271	-	-	4	-	-	2	-	75	37	[3]
1996	94	1	1	8	12	-	62	-	-	-	-	-	-	-	7	3	[4]
2001	47	-	1	6	12			-	-	2	4	-	15	7	-	-	[5]*
2006	90	-	2	7	5	1	34	3	1	2	5	7	16	2	5	-	**

*nur fMTC, **diese Studie

Tab. 2: Verteilung der Mutationen stratifiziert nach den 3 Risiko-Gruppen (%)

Jahr	Familien n	Gruppe 1 %	Gruppe 2 %	Gruppe 3 %	Codon 632 % nicht klassifiziert	Literatur
1994	86	-	100	-	-	[2]
1996	440	2	81	17	-	[3]
1996	91	1	91	8	-	[4]
2003	40	22.5	55	22.5	-	[6]
2006	90	38.9	54,4	5.6	1,1	diese Studie

Diskussion

Diese aktuelle Analyse zeigt eine Verschiebung der Verteilung der Mutationen im RET-Protoonkogen im Vergleich zu früheren Jahren [7]. Heutzutage werden mehr Gruppe 1 Mutationen diagnostiziert, knapp 39% in unserem Kollektiv, während in den Anfangsjahren ganz überwiegend Gruppe 2 Mutationen, wie die klassische MEN 2A Mutation im Exon 634, festgestellt wurden. Diese Lokalisation der Mutation wurde früher bei 80-90% der Familien mit hereditärem MTC nachgewiesen [3,4].

Die Verschiebung des Mutationsspektrums könnte folgende Gründe haben:

- In den Anfangsjahren waren nicht alle 8 Exons bekannt, die mit dem hereditären MTC assoziiert sind und entsprechend wurden anfangs nur die Exons 10 und 11 analysiert.
- Erst im Verlauf der Jahre hat sich die Empfehlung durchgesetzt, bei allen Patienten mit MTC eine molekulargenetische Untersuchung des RET-Protoonkogens durchzuführen, da Patienten mit vermeintlich sporadischem MTC in 2,5-7% der Fälle eine Mutation aufweisen.
- Vor allem Patienten mit mildem klinischen Phänotyp, später Manifestation und langsamem Tumorwachstum wurden oft spät diagnostiziert, genau diese Gruppe (Gruppe 1 Mutationen) werden in den letzten Jahren zunehmend diagnostiziert.
- Möglicherweise wird das Verteilungsmuster der diagnostizierten Mutationen durch einen Selektions-Bias beeinflusst, da nicht alle neu diagnostizierten Mutationen in Deutschland in dieser Studie erfasst sind. Der Vergleich des Mutationsspektrums bei den Patienten, die wir auch klinisch betreuten, unterschied sich allerdings nicht wesentlich von dem der eingesendeten Proben.
- Vergleicht man unsere Ergebnisse mit denen der aktuellen Literatur zeigt sich, dass das Mutationsspektrum in USA oder Frankreich etwas anders verteilt ist:

In einer aktuellen Arbeit aus den USA [6] sind keine Mutationen im Codon 790 oder 791 beschrieben, auch in Frankreich sind keine 791 Mutationen beschrieben, sodass ein „founder" Effekt diskutiert werden muss [2].

Was sind die Konsequenzen aus diesen Ergebnissen?

Durch die Verschiebung hin zur häufigeren Diagnose von Gruppe 1 Mutationen, also den Mutationen mit der günstigeren Verlaufsform, könnte es auf Dauer insgesamt zu einer Verbesserung der Prognose des MTC kommen.

Literatur

[1] Brandi M.L., Gagel R., Angeli A. et al.: Guidelines for diagnosis and therapy of MEN type 1 and type 2. J Clin Endocrinol Metab (2001) 86: 5658-5671.

[2] Schuffenecker I., Billaud M., Calender A. et al.: RET proto-oncogene mutations in French MEN 2A and FMTC families. Human Molecular Genetics (1994) 3: 1939-1943.

[3] Eng C., Clayton D., Schuffenecker I. et al.: The relationship between specific RET proto-oncogene mutations and disease phenotype in multiple endocrine neoplasia type 2. International RET Mutation Consortium analysis. JAMA (1996) 276: 1575-1579.

[4] Frank-Raue K., Hoppner W., Frilling A. et al.: Mutations of the RET protooncogene in German multiple endocrine neoplasia families: relation between genotype and phenotype. German Medullary Thyroid Carcinoma Study Group. J Clin Endocrinol Metab (1996) 81: 1780-1783.

[5] Niccoli-Sire P., Murat A., Rohmer V. et al.: Familial medullary thyroid carcinoma with noncysteine RET mutations: phenotype-genotype relationship in a large series of patients. J Clin Endocrinol Metab (2001) 86: 3746-3753.

[6] Yip L., Cote G.L., Shapiro S.E. et al.: Multiple endocrine neoplasia type 2: evaluation of the genotype-phenotype relationship. Archives of Surgery (2003) 138: 409-416.

[7] Frank-Raue K., Rondot S., Schulze E. et al.: Change in the spectrum of RET mutations diagnosed between 1994 and 2006. Clinical Laboratory (2007) 53: 273-282.

3 Funktionsstörungen

3.1 Grundlagen, Pathogenese, Klinik und Therapie der Hypothyreose

3.1.1 Pathogenese der Hypothyreose

H. Lahner und K. Mann

Eine Hypothyreose ist die Folge einer unzureichenden Versorgung der Körperzellen mit Schilddrüsenhormonen. Die Ursachen sind vielfältig, meist handelt es sich um einen primären Ausfall der Schilddrüsenfunktion durch Destruktion des Gewebes. Am häufigsten findet sich die chronische autoimmune Thyreoiditis. Sekundäre Formen (z. B. bei Hypophysenvorderlappeninsuffizienz) sind selten.

Subklinische Hypothyreose

Kleine, lineare Änderungen des fT4 Spiegels bedingen große, logarithmische Änderungen des TSH-Spiegels [1]. Schwierig ist die Festlegung des oberen TSH-Normwertes, da zahlreichen Faktoren, wie Komorbiditäten, Medikamente oder Lebensumstände [Übersicht bei 2] die TSH-Sekretion stören. Darüber hinaus finden sich auch im als gesund angenommenen Referenzkollektiv unterschiedliche Normwerte. Unter Zugrundlegung der 2,5ten bis 97,5ten Perzentile eines Normalkollektivs lassen sich Grenzen zwischen 2,5 und 4,5 mU/l evaluieren [3, 4, 5, 6]. Eine Zusammenfassung des therapeutischen Vorgehens findet sich bei [2].

Manifeste Hypothyreose

Die manifeste primäre Hypothyreose definiert sich aus einem erniedrigten fT4-Spiegel bei gleichzeitig erhöhter TSH-Konzentration. Klinische Symptome einer Schilddrüsenunterfunktion sind bei diesen Patienten deutlich häufiger anzutreffen als im Falle der subklinischen Hypothyreose.

Chronische Autoimmunthyreoiditis

Die Autoimmunthyreoiditis ist eine der häufigsten Ursachen für eine Hypothyreose. Ihre Prävalenz steigt mit dem Alter an [7]. Darüber hinaus tritt sie in Abhängigkeit von einer ausreichenden Iodversorgung häufiger auf. Pathophysiologisch besteht eine Korrelation zur Basedow-Hyperthyreose.

Klinik

Die Erstbeschreibung erfolgte 1912 als „Struma lymphomatosa" durch Hashimoto. Zu unterscheiden sind die häufigere, atrophische Autoimmunthyreoiditis, sowie die hypertrophe, mit Strumaentwicklung einhergehende Verlaufsform. Gemeinsame histologische Grundlage ist die lymphozytäre Infiltration der Schilddrüse, gemeinsame serologische Merkmale sind erhöhte Antikörperspiegel gegen thyreoidale Peroxidase (TPO-AK) und Thyreoglobulin (Tg-AK). Varianten der Hashimoto-Thyreoiditis sind die sogenannte „silent" Thyreoiditis und die Postpartum-Thyreoiditis.

Obwohl die Hypothyreose das funktionelle Charakteristikum darstellt, kann der entzündliche Prozess zu Beginn der Erkrankung einen Follikelschaden erzeugen, der zur unkontrollierten Freisetzung von präformiertem Schilddrüsenhormon führt. Auf diese Weise kann die gelegentlich zu Beginn der Erkrankung auftretende, transiente Hyperthyreose erklärt werden [8]. In seltenen Fällen können Patienten zwischen Hypo- und Hyperthyreose pendeln, möglicherweise aufgrund der wechselnden Synthese von stimulierenden und blockierenden TSH-Rezeptor-Antikörpern (TRAK) [9]. Der übliche Verlauf einer Hashimoto-Thyreoiditis ist jedoch der schrittweise Verlust der Hormonproduktion. Liegt ein erhöhter TSH-Spiegel bei positiven Schilddrüsenautoantikörpern vor, beträgt die statistische Wahrscheinlichkeit eine manifeste Hypothyreose zu entwickeln ca. 5% pro Jahr [10].

Rolle der B-Zellen

Bei Patienten mit Hashimoto-Thyreoiditis finden sich sowohl im Schilddrüsengewebe als auch im extrathyreoidalen Lymphgewebe aktivierte B-Zellen. Meist lassen sich erhöhte Konzentrationen von Tg-AK und TPO-AK nachweisen. Dies wird als Reaktion auf die T-Zell-vermittelte thyreoidale Zellschädigung verstanden. Dieser Prozess kann dadurch verstärkt werden, dass die Antikörper die Fähigkeit zur Komplementaktivierung besitzen und dadurch zusätzlich zur Zellschädigung beitragen. Darüber hinaus können die B-Zellen den T-Zellen Schilddrüsenantigene präsentieren.

Rolle der T-Zellen

Die T-Zellen interagieren mit thyreoidalen Schilddrüsenantigenen und sezernieren daraufhin Zytokine, die wiederum weitere immunkompetente Zellen aktivieren. Damit üben die T-Zellen eine doppelte Funktion aus. Zum einen spielen sie eine Rolle bei der Antikörperproduktion der B-Lymphozyten, zum anderen sind sie an der apoptotischen Destruktion der Schilddrüsenzellen durch die Aktivierung zytotoxischer T-Zellen beteiligt.

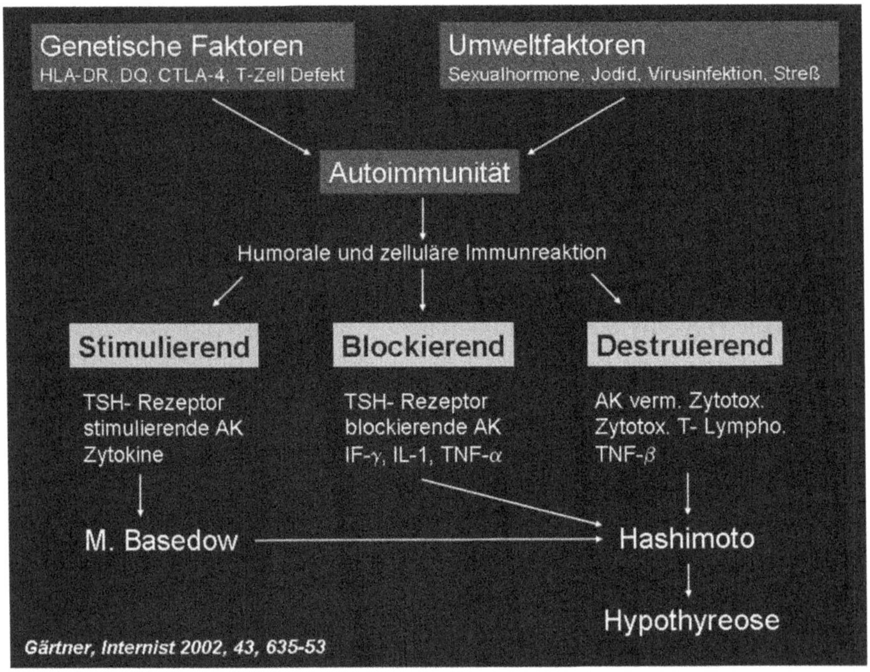

Abb. 1: Ätiologie und möglicher klinischer Verlauf der Autoimmunthyreoiditis

Mögliche Mechanismen der thyreoidalen Schädigung:

- *Bystander Activation:* Aktivierte, unspezifische Lymphozyten können Zytokine freisetzen, die schilddrüsenspezifische T-Zellen aktivieren und so die Immunkaskade auslösen. Diese Hypothese wird durch Tiermodelle gestützt [11, 12].
- *Expression von HLA-Antigenen auf Schilddrüsenzellen:* Auf Thyreozyten von Hashimoto-Patienten lassen sich MHC-Klasse-II-Moleküle nachweisen, die bei gesunden Probanden fehlen. Die Expression dieser MHC-Moleküle kann durch Viren, durch aktivierte T-Zellen oder durch Medikamente, wie beispielsweise Interferon-gamma, verursacht werden. Dadurch wird die Schilddrüsenzelle zur Antigen-präsentierenden Zelle. Folge ist eine T-Zell-Aktivierung, welche die Autoimmunität in Gang setzt [13].
- *Apoptose der Schilddrüsenzellen:* Bei der Autoimmunthyreoiditis können Schilddrüsenzellen durch Zytokin-Stimulation das Fas-Gen exprimieren. Das Fas-Gen

gehört zur Gruppe der Tumor-Nekrosefaktor-Gene, die u. a. am Zelluntergang (Apoptose) beteiligt sind [14].

- *Fetale Mikrochimären:* Ein weiterer möglicher Mechanismus leitet sich aus dem Nachweis fetaler Zellen in maternalen Schilddrüsen ab. Während der Schwangerschaft wandern fetale Zellen in die Schilddrüse der Mutter ein, die Oberflächenproteine dieser Zellen werden als Fremdproteine erkannt, was zur Antikörperbildung (TPO-AK, Tg-AK) führen kann [15, 16].

Prädisponierende Faktoren

- *Genetische Prädisposition:* Eine genetische Prädisposition für eine Hashimoto-Thyreoiditis ist aus epidemiologischen Betrachtungen zu belegen: Das Erkrankungsrisiko für Geschwister ist statistisch mehr als 20fach erhöht [17]. Bei eineiigen Zwillingen liegt die Konkordanz bei 30-60% [18]. Die Erkrankung tritt gehäuft bei Patienten mit Down-Syndrom und Turner-Syndrom auf. Eine, wenn auch schwache Assoziation zu HLA-DR 3-Allelen ist herstellbar.
- *Geschlechtshormone:* Aufgrund des Geschlechterverhältnisses von Frauen zu Männern von 7:1 kann eine Beteiligung von Geschlechtshormonen vermutet werden. Da jedoch ältere Frauen deutlich häufiger unter einer Autoimmunthyreoiditis leiden als jüngere, scheint der Östrogenspiegel selbst nicht als wesentlicher Faktor beizutragen. Zuletzt wurde eine gestörte Selbsttoleranz durch fehlerhafte X-Chromosom-Inaktivierung als mögliche Ursache der bevorzugt weiblichen Krankheitsmanifestation diskutiert [19]. Während der Schwangerschaft stellt sich im Rahmen der Immuntoleranz eine deutliche Zunahme von CD4+ CD25+ T-Zellen ein, was zu einer reduzierten Aktivität sowohl von T- als auch B-Zellen führt. Der postpartale Rebound kann zur Entwicklung einer Postpartum/Hashimoto-Thyreoiditis beitragen.
- *Iodversorgung:* Ein mäßiger Iodmangel ist mit einer niedrigen Prävalenz der Hashimoto-Thyreoiditis verknüpft, wogegen eine hohe Iodzufuhr den gegenteiligen Effekt hat. So hat beispielsweise die Iodprophylaxe in einer griechischem Studie bei einer repräsentativen Stichprobe von 302 Schulkindern im Jahre 2001 im Vergleich zu der Zeit vor der Iodprophylaxe 1994 zwar zu der erwarteten Abnahme der Strumahäufigkeit von 21% auf 15% geführt, gleichzeitig jedoch auch zu einer Zunahme der Autoimmunthyreoiditis von 3,3% auf 9,6% [20].
- *Strahlungsexposition:* Infolge des Reaktorunfalls in Tschernobyl konnte bei betroffenen Kindern eine hohe Frequenz thyreoidaler Autoantikörper nachgewiesen werden [21]. Die Verknüpfung erhöhter Schilddrüsenautoantikörperspiegel mit Schilddrüsenfunktionsstörungen wurde mehrfach beschrieben [22, 23]. Auch die berufliche Strahlenexposition, insbesondere bei einer Dauer von mehr als 5 Jahren, konnte als Ursache erhöhten Auftretens von Autoimmunthyreoitiden nachgewiesen werden [24].

Iatrogene Hypothyreose

Thyreoidektomie

Bedingt durch die ca. 7-tägige Halbwertzeit des Thyroxins im Serum entsteht eine Hypothyreose etwa 2-4 Wochen nach kompletter Thyreoidektomie. Bei einer partiellen Schilddrüsenresektion ist die Wahrscheinlichkeit einer postoperativen Hypothyreose vom Restvolumen der Schilddrüse abhängig. In einer neueren Untersuchung [25] waren Patienten mit einer Restschilddrüse von 5 ml oder mehr stets euthyreot, ein normales Binnenschallmuster vorausgesetzt.

Radioiodtherapie

Eine ablative Radioiodtherapie, beispielsweise zur Nachbehandlung eines soliden Schilddrüsenkarzinoms, hat definitionsgemäß eine persistierende Hypothyreose zur Folge. Jedoch kann auch die nicht-ablative Radioiodtherapie, z. B. bei toxischem Schilddrüsenknoten, in einer nennenswerten Zahl der Fälle zu einer Hypothyreose führen. Eine entsprechende Übersicht findet sich bei [26]. Die Hypothyreose-Rate schwankt hier zwischen 0 und 36% bei einer Follow-up-Zeit von über 10 Jahren.

Externe Radiatio

Eine externe Radiatio des Halsbereiches mit Dosen von 25 Gy oder mehr kann eine Hypothyreose verursachen. Dieser Effekt ist dosisabhängig. In einer Studie erreichte die kumulative Inzidenz der Hypothyreose 30% bei einem Follow-up von 20 Jahren [27, 28].

Iodexposition

Sowohl Iodmangel als auch Iodexzess kann eine Hypothyreose verursachen. Nach WHO-Definition besteht ein Iodmangel bei einer täglichen Zufuhr von weniger als 100 µg. Statistisch betrachtet ist dies in Deutschland spätestens seit Mitte der 1990er Jahre nicht mehr zu beobachten [29].

Ein Iodexzess kann über die Hemmung der Thyroxin-Synthese ebenfalls eine Hypothyreose verursachen (Wolff-Chaikoff-Effekt). Der normalerweise auftretende „Escape“ kann bei manchen Individuen fehlen, insbesondere bei präexistenten Schilddrüsenerkrankungen. Eine entsprechende Iodbelastung kann v. a. durch Amiodaron ausgelöst werden. Theoretisch denkbar, wenngleich selten, spielen Nahrungsergänzungsmittel, iodhaltige Desinfektionsmittel für Haut/Schleimhaut oder Röntgen-Kontrastmittel eine Rolle.

Medikamente

Naturgemäß können alle Thyreostatika (Thiamazol, Carbimazol, Propythiouracil und Perchlorat) eine Schilddrüsenunterfunktion auslösen. Ethionamid, welches zur Behandlung der multiresistenten Tuberkulose verwendet wird, ist strukturell mit dem Thiamazol verwandt und seltene Ursache einer Hypothyreose [30]. Auch Sunitinib, ein Tyrosinkinase-Inhibitor, führt in vielen Fällen zu einer Hypothyreose. In einer neueren Arbeit wurde das Auftreten bei 15 von 42 Patienten (36%) beschrieben [31]. Lithium, Amiodaron, Interferon und Interleukin-2 können eine Hypothyreose verursachen. Zusätzlich können Patienten unter Thyroxin-Substitution eine Hypothyreose bekommen, wenn sie mit Medikamenten, welche die Thyroxin-Resorption behindern, behandelt werden; Beispiele hierfür sind Cholestyramin oder Eisen-Präparate. Die Anti-Epileptika Phenytoin und Carbamazepin können die Thyroxin-Clearance erhöhen und ebenfalls zu einer Schilddrüsenunterfunktion führen.

Infiltrative Erkrankungen

Fibrosierende Thyreoiditis (Riedel-Struma), Hämochromatose, Sklerodermie, Leukämie und Cystinosis stellen sehr seltene Ursachen einer Hypothyreose dar [32].

Sekundäre/Tertiäre Hypothyreose

Die sekundäre Hypothyreose wird durch eine TSH-Defizienz, die tertiäre durch einen TRH-Mangel verursacht. Weniger als 1% der hypothyreoten Patienten weisen eine dieser Formen auf. Laborchemisch lässt sich ein inadäquat niedriger TSH-Spiegel bei niedrigen/normalen fT4 Spiegeln nachweisen. Die Differentialdiagnose zur subklinischen Hyperthyreose ist neben der Laborchemie im klinischen Kontext zu sehen. Ursache ist meist eine hypophysäre Raumforderung, wobei Mikroadenome praktisch keine Insuffizienzen verursachen. Weitere Ursachen sind ein Sheehan-Syndrom, Trauma oder Hypophysitis. Bei Beweis einer hypophysären Insuffizienz sind Bildgebung mittels MRT sowie die weitere Achsentestung obligat.

Literatur

[1] Spencer C.A., LoPresti J.S., Patel A. et al.: Applications of a new chemiluminometric thyrotropin assay to subnormal measurement. J Clin Endocrinol Metab (1990) 70: 453-456.

[2] Brabant G.,Kahaly G.J., Schicha H. et al.: Milde Formen der Schilddrüsenfehlfunktion: Ursachen, Diagnostik, Vorgehen, Subclinical hyperthyroidism. Dtsch Arztebl (2006) 103A-2110 / B-1818 / C-1759.

[3] Vanderpump M.P., Tunbridge W.M., French J.M. et al.: The incidence of thyroid disorders in the community: a twenty-year follow-up of the Whickham Survey. Clin Endocrinol (1995) 43: 55-68.

[4] Hollowell J.G., Staehling N.W., Flanders W.D. et al.: Serum TSH, T(4), and thyroid antibodies in the United States population (1988 to 1994): National Health and Nutrition Examination Survey (NHANES III). J Clin Endocrinol Metab (2002) 87: 489-499.

[5] Demers L.M., Spencer C.A.: Laboratory medicine practice guidelines: laboratory support for the diagnosis and monitoring of thyroid disease. Clin Endocrinol (2003) 58: 138-140.

[6] Kratzsch J., Fiedler G.M., Leichtle A. et al.: New reference intervals for thyrotropin and thyroid hormones based on National Academy of Clinical Biochemistry criteria and regular ultrasonography of the thyroid. Clin Chem (2005) 51: 1480-1486.

[7] Hollowell J.G., Staehling N.W., Flanders W.D. et al.: Serum TSH, T(4), and thyroid antibodies in the United States population (1988 to 1994): National Health and Nutrition Examination Survey (NHANES III). J Clin Endocrinol Metab (2002) 87: 489-499.

[8] Fatourechi V., McConahey W.M., Woolner L.B.: Hyperthyroidism associated with histologic Hashimoto's thyroiditis. Mayo Clin Proc (1971) 46: 682-689.

[9] Takasu N., Yamada T., Sato A. et al.: Graves' disease following hypothyroidism due to Hashimoto's disease: studies of eight cases. Clin Endocrinol (1990) 33: 687-698.

[10] Huber G., Staub J.J., Meyer C. et al.: Prospective study of the spontaneous course of subclinical hypothyroidism: prognostic value of thyrotropin, thyroid reserve, and thyroid antibodies. J Clin Endocrinol Metab (2002) 87: 3221-3226.

[11] Arata N., Ando T., Unger P. et al.: By-stander activation in autoimmune thyroiditis: studies on experimental autoimmune thyroiditis in the GFP+ fluorescent mouse.Clin Immunol (2006) 121: 108-117.

[12] Horwitz M.S., Bradley L.M., Harbertson J. et al.: Diabetes induced by Coxsackie virus: initiation by bystander damage and not molecular mimicry. Nat Med (1998) 4: 781-785.

[13] Shimojo N., Kohno Y., Yamaguchi K. et al.: Induction of Graves-like disease in mice by immunization with fibroblasts transfected with the thyrotropin receptor and a class II molecule. Proc Natl Acad Sci U S A. (1996) 93: 11074-11079.

[14] Giordano C., Stassi G., De Maria R. et al.: Potential involvement of Fas and its ligand in the pathogenesis of Hashimoto's thyroiditis. Science (1997) 275: 960-963.

[15] Ando T., Davies T.F.: Clinical Review 160: Postpartum autoimmune thyroid disease: the potential role of fetal microchimerism. J Clin Endocrinol Metab (2003) 88: 2965-2971.

[16] Imaizumi M., Pritsker A., Unger P. et al.: Intrathyroidal fetal microchimerism in pregnancy and postpartum. Endocrinology (2002) 143: 247-253.

[17] Villanueva R., Greenberg D.A., Davies T.F. et al.: Sibling recurrence risk in autoimmune thyroid disease. Thyroid (2003) 13: 761-764.

[18] Brix T.H., Kyvik K.O., Hegedüs L.: A population-based study of chronic autoimmune hypothyroidism in Danish twins. J Clin Endocrinol Metab (2000) 85: 536-539.
[19] Brix T.H., Knudsen G.P., Kristiansen M. et al.: High frequency of skewed X-chromosome inactivation in females with autoimmune thyroid disease: a possible explanation for the female predisposition to thyroid autoimmunity.J Clin Endocrinol (2005) 90: 5949-5953.
[20] Zois C., Stavrou I., Kalogera C. et al.: High prevalence of autoimmune thyroiditis in schoolchildren after elimination of iodine deficiency in northwestern Greece. Thyroid (2003) 13: 485-489.
[21] Pacini F., Vorontsova T., Molinaro E. et al.: Prevalence of thyroid autoantibodies in children and adolescents from Belarus exposed to the Chernobyl radioactive fallout. Lancet (1998) 352: 763-766.
[22] Vanderpump M.P., Tunbridge W.M., French J.M. et al.: The incidence of thyroid disorders in the community: a twenty-year follow-up of the Whickham Survey. Clin Endocrinol (1995) 43: 55-68.
[23] Huber G., Staub J.J., Meyer C. et al.: Prospective study of the spontaneous course of subclinical hypothyroidism: prognostic value of thyrotropin, thyroid reserve, and thyroid antibodies. J Clin Endocrinol Metab (2002) 87: 3221-3226.
[24] Völzke H., Werner A., Wallaschofski H. et al.: Occupational exposure to ionizing radiation is associated with autoimmune thyroid disease. J Clin Endocrinol Metab (2005) 90: 4587-4592.
[25] Bakiri F., Hassaim M., Bourouba M.S.: Subtotal thyroidectomy for benign multinodular goiter: a 6-month postoperative study of the remnant's function and sonographic aspect. World J Surg (2006) 30: 1096-1099.
[26] Nygaard B., Hegedüs L., Nielsen K.G. et al.: Long-term effect of radioactive iodine on thyroid function and size in patients with solitary autonomously functioning toxic thyroid nodules. Clin Endocrinol (1999) 50: 197-202.
[27] Hancock S.L., Cox R.S., McDougall I.R.: Thyroid diseases after treatment of Hodgkin's disease. N Engl J Med (1991) 325: 599-605.
[28] Mercado G., Adelstein D.J., Saxton J.P. et al.: Hypothyroidism: a frequent event after radiotherapy and after radiotherapy with chemotherapy for patients with head and neck carcinoma. Cancer (2001) 92: 2892-2897.
[29] Hampel R., Beyersdorf-Radeck B., Below H. et al.: Urinary iodine levels within normal range in German school-age children. Med Klin (2001) 96: 125-128.
[30] McDonnell M.E., Braverman L.E., Bernardo J.: Hypothyroidism due to ethionamide. N Engl J Med (2005) 352: 2757-2759.
[31] Desai J., Yassa L., Margusee E. et al.: Hypothyroidism after sunitinib treatment for patients with gastrointestinal stromal tumors. Ann Intern Med (2006) 145: 660-664.
[32] Barsano, The Thyroid, 7th ed. 1996, Lippincott Williams & Wilkins, p. 768.

3.1.2 Klinik und Therapie der Hypothyreose

R. Hehrmann

Symptomatik und Diagnose

Die klinische Symptomatik der Hypothyreose, insbesondere in der klassischen Form mit einer Multiorgansymptomatik, ist entscheidend für die Diagnose. Die Diagnostik umfasst zum einen die Hormonbestimmungen zum anderen Untersuchungen zur Charakterisierung der zugrunde liegenden Schilddrüsenkrankheiten.

Die organbezogene Symptomatik geht aus Tabelle 1 hervor und umfasst Symptome am Herz- und Kreislaufsystem, im Bereich des Energiestoffwechsels, am Magen/Darmtrakt, an der Psyche, Persönlichkeit und den mentalen Funktionen, am Nervensystem, an der Muskulatur, an Haut und Anhangsgebilden und am Reproduktionssystem.

Da die Hypothyreose ein Erkrankungsmaximum im Alter zwischen dem 50. und 70. Lebensjahr aufweist (siehe Abb.1) und gleichzeitig bei Frauen wesentlich häufiger vorkommt als bei Männern, ist es wichtig, in dieser Altersgruppe an die Möglichkeit des Bestehens einer Hypothyreose zu denken. Einige der klinischen Symptome, insbesondere die Veränderungen der mentalen Funktionen, der Psyche und Persönlichkeit und die Veränderungen an Haut- und Anhangsgebilden, ähneln dem physiologischen Alterungsprozess, so dass die Diagnose häufig nicht und nur verspätet gestellt wird.

Klinisch unterscheidet man verschiedene Schweregrade der Hypothyreose:

- die subklinische Hypothyreose
- die oligosymptomatische Hypothyreose
- die manifeste klassische Hypothyreose
- das Myxödemkoma, die schwerste Ausprägung einer Hypothyreose mit Beeinträchtigung des Bewusstseins bis hin zum Koma

Die Hypothyreose kommt aber durchaus auch im Kindesalter vor, wobei hier wie im Erwachsenenalter die häufigste Ursache die chronische Autoimmunthyreoiditis ist, seltener in der klassischen, von Hashimoto beschriebenen Form mit gleichzeitiger Struma, häufiger in der Form der atrophischen Thyreoiditis.

Bei einer Klassifikation der Manifestionen der Hypthyreose nach Ausmaß der Beeinträchtigung der betroffenen Patienten ergeben sich folgende Kategorien:

Manifestationen, die die Prognose (u. a. die Lebenserwartung) beeinflussen

- arterielle Hypertonie
- Hyperlipidämie
- Arteriosklerose und koronare Herzerkrankung
- obstruktives Schlafapnoesyndrom
- das Myxödemkoma

Manifestationen mit erheblicher Beeinträchtigung des Patienten

- Verlangsamung der mentalen und intellektuellen Funktionen
- „Demenz", die einer Pseudodemenz entspricht
- Müdigkeit und geringe Belastbarkeit
- Antriebslosigkeit
- Inaktivität und als Folge
- Verlust der beruflichen und sozialen Akzeptanz

Manifestationen mit geringerer Beeinträchtigung

- trockene, blasse, kalte Haut
- trockenes, raues und brüchiges Haar, oft mit Haarausfall
- raue, tiefe Stimme
- Frieren und Kälteintoleranz
- Obstipation
- Gewichtszunahme bei geringem Appetit
- Minderung der Fertilität und Muskelschwäche

Die Hypothyreose im Alter wird oft verkannt oder verspätet, zum Teil erst nach jahrelangem Verlauf, diagnostiziert. Ursachen hierfür sind die oligosymptomatischen Krankheitsanzeichen, der schleichende Beginn der Erkrankung und die langsame Progredienz. Zudem weisen die Symptome Ähnlichkeit mit dem physiologischen Alterungsprozess auf, insbesondere im Bereich der mentalen und psychischen Symptome und der Haut und Anhangsgebilde. Die Lethargie der Patienten, die nur einen geringen Leidensdruck zulässt, verhindert oft den Arztbesuch. Darüber hinaus sind die Besonderheiten der Hypothyreose im Alter nicht unbedingt Allgemeingut des medizinischen Wissens, selbst nicht in Lehrbüchern über Schilddrüsenerkrankungen und Hypothyreose.

Die Diagnostik der Hypothyreose ist außerordentlich einfach und gelingt durch die Bestimmung des basalen TSHs, des freien T4 (fT4) und ggf. des T3 bzw. des freien T3 (fT3). TSH ist bei allen primären Hypothyreosen erhöht, das fT4 in aller Regel erniedrigt. T3 bzw. fT3 kann, insbesondere bei noch bestehendem Jodmangel, im unteren Normbereich liegen und ist damit weniger verlässlich. Lediglich bei der latenten oder subklinischen Hypothyreose ist ausschließlich das TSH erhöht und fT4 und fT3 liegen noch im Normbereich. Der TRH-Test wird bei der primären Hypothyreose nicht benötigt. Lediglich wenn neben erniedrigtem T4 und T3 auch TSH erniedrigt ist, dann ist ein Stimulationstest erforderlich, um die seltenen zentralen Formen der Hypothyreose (sekundär-hypophysär oder tertiär-hypothalamisch) zu sichern.

Zur Charakterisierung der zugrunde liegenden Ursache einer Hypothyreose sind dann noch die Ultraschalluntersuchung, ggf. die Szintigraphie und Antikörperbestimmungen (TPO-AK und TG-AK) nötig. Eine eindeutige Erhöhung von TPO-AK und/oder Tg-AK sichert im Zusammenhang mit einem inhomogen echoarmen Binnenreflexmuster im Ultraschall die Diagnose der chronischen Autoimmunthyreoiditis, entweder mit Struma (klassische Hashimoto-Thyreoiditis) oder in Form der atrophischen Thyreoiditis mit kleiner Schilddrüse.

Therapie

Die Geschichte der Therapie mit Schilddrüsenhormon begann Ende des vorletzten Jahrhunderts, als um 1892 sowohl McKenzie als auch Bruns Patienten mit frischer tierischer Schilddrüse erfolgreich behandelten. Bis etwa Anfang der 60er Jahre waren Schilddrüsenextrakte wie z.B. Thyreoidea sicca oder Thyreoid dispert für die Behandlung der Schilddrüsenunterfunktion üblich. Diese Präparate stellten eine Mischung aus Schilddrüsenhormon, Iod und iodhaltigen Thyroninderivaten dar.

Seit Anfang der 60er Jahre wurden die Schilddrüsenhormone synthetisch hergestellt und standen somit als reine Substanzen für die Therapie zur Verfügung. Anfangs wurden überwiegend Kombinationen von T4 und T3 (meist im Verhältnis 10:2) hergestellt (z.B. Novothyral, Thyroxin-T3 Henning, Thyreotom), seit 1972 werden meist reine L-Thyroxin-Präparate zur Behandlung der Hypothyreose verwendet, da bekannt wurde, dass die Produktionsraten der Schilddrüse bei etwa 94% für T4 und nur etwa 6% für T3 liegen. Das übrige T3 in der Zirkulation stammt aus der Dejodierung von T4.

Die Standardtherapie der Hypothyreose bei jungen, sonst gesunden Patienten besteht anfangs aus 50-100 µg L-Thyroxin pro Tag. Die klinischen Werte und Hormonwerte, insbesondere TSH, werden nach 4-8 Wochen kontrolliert. Bei noch bestehender TSH-Erhöhung erfolgt die Dosisanpassung bis zur Senkung des TSH in den unteren Normbereich. Eine Suppression des TSH ist unerwünscht.

Bei älteren Patienten und bei Patienten mit bekannter koronarer Herzerkrankung und allgemeiner Arteriosklerose wird initial niedriger dosiert, zwischen 12,5-25 µg Thyroxin pro Tag, mit einer Steigerung um 25 µg alle vier Wochen und Kontrollen in achtwöchigen Abständen bis zur Normalisierung. Die meisten Patienten kommen mit Dosierungen zwischen 100-200 μg L-Thyroxin pro Tag aus, wenige brauchen geringere oder höhere Dosen. Die Kosten liegen pro Jahr zwischen 40 € und 60 €.

Eine Verunsicherung bezüglich dieser Standardtherapie mit reinen L-Thyroxin-Präparaten kam 1999 durch die Publikation von Bunevicius et al. [1] zustande, die in einem kleinen Kollektiv von Patienten mit Hypothyreose (durch eine Autoimmunthyreoiditis oder nach Thyreoidektomie wegen Schilddrüsenkarzinom) die Thyroxin-Therapie teilweise durch T3 ersetzten und insbesondere im Bereich der Stimmungs-Scores eine Verbesserung bei den mit dem Kombinationspräparat behandelten Patienten fanden. Allerdings wurde dieser Befund durch weitere Untersuchungen im Jahr 2003 [2] nicht bestätigt. Die Arbeiten von Sawka et al. [3], Walsh et al. [4], Clyde et al. [5] und eine Untersuchung bei Kindern mit kongenitaler Hypothyreose durch Cassio et al. [6] fanden ebenfalls keinen positiven Effekt von T3 auf die Stimmung oder auf kognitive Funktionen. Diese häufig zitierten Studien wurden an einer Gesamtzahl von 187 Patienten unter kontrollierten, randomisierten und zum Teil doppelblinden Bedingungen durchgeführt. Auch 2005 wurden mehrere Arbeiten zur T4-/T3-Kombinationstherapie publiziert, insbesondere die Arbeit von Escobar-Morreale et al. [7], von Appelhof et al. [8] sowie ein Review (Metaanalyse) von Escobar-Morreale [9]. Sie ergaben übereinstimmend, dass die Kombinationstherapie keine objektiv messbaren positiven Effekte gegenüber der T4-Standardtherapie hat, dass die Patienten subjektiv aber die Kombination favorisieren. Dies war korreliert mit einer leichten Gewichtsabnahme der Patienten, wobei diese aber zu einem relativ hohen Anteil eine subklinische Hyperthyreose mit supprimiertem TSH aufwiesen (44%).

Neuere Untersuchungen von Hennemann et al. [10] mit sogenanntem slow-release-T3 zeigt, dass hiermit unphysiologisch hohe T3-Peaks vermieden werden können, so dass es lohnend erscheint, Studien nach EBM-Kriterien mit diesem Medikament durchzuführen.

Vorerst bleibt jedoch die reine T4-Therapie die Standardtherapie der Hypothyreose. Dies wurde auch 2007 von der Washingtoner Arbeitsgruppe um Burman [11] noch einmal bestätigt. Das Fazit der Autoren lautet: "Based on the current available literature, we do not recommend the use of T4 und T3 in combination to treat patients who have hypothyreoidism".

Insgesamt ist und bleibt die Therapie der Hypothyreose eine sehr dankbare Aufgabe, die rational begründet, kausal einfach, effektiv und preiswert ist. Viele, gerade auch alte Patienten, deren Symptomatik man dem Alterungsprozess zugeschrieben hat, finden zu ihrer früheren Vitalität und ihrer früheren intellektuellen Leistung zurück.

Bei der Therapie der subklinischen Hypothyreose muss berücksichtigt werden, dass bei T4- und T3-Bestimmungen der intraindividuelle Normbereich einer einzelnen Person deutlich enger reguliert ist, als der interindividuelle Normbereich, der ja mit Kollektiven gesunder Probanden ermittelt wurde. Dies hat zur Folge, dass ein fT4-Wert im unteren Bereich des interindividuellen Normbereiches für einen individuellen Patienten bereits einem deutlich erniedrigten Wert entsprechen kann und damit zusammen mit einem erhöhten basalen TSH-Spiegel eine Hypothyreose anzeigt. Der Begriff der subklinischen oder latenten Hypothyreose ist deshalb kein scharf definierter Begriff.

Bei einer subklinischen Hypothyreose mit geringfügig erhöhtem TSH und Fehlen jeglicher Symptomatik besteht der Konsens, dass nicht in jedem Fall behandelt werden muss. Eine Indikation zur Therapie besteht in folgenden Situationen:

- in der Pubertät
- bei Fertilitätsproblemen
- in der Schwangerschaft
- bei gleichzeitiger Struma
- bei Patienten mit Fettstoffwechselstörungen
- bei chronischer Autoimmunthyreoiditis mit hohen Antikörpertitern
- bei Patienten, die Symptome einer manifesten Hypothyreose aufweisen

Besonders in der Schwangerschaft ist bei Frauen mit Hypothyreose die engmaschige Überwachung im ersten Schwangerschaftsdrittel wichtig. Bei knapp der Hälfte der Patientinnen steigt der Schilddrüsenhormonbedarf an. Ursache ist ein Anstieg des TSH unter der L-Thyroxin-Behandlung, so dass die Dosis während der Schwangerschaft erhöht werden muss. Die Vermeidung der mütterlichen Hypothyreose ist für die normale neuromuskuläre und intellektuelle Entwicklung des Kindes wichtig. Oft kommt es nach der Entbindung unter der erhöhten Dosis zu einer Suppression des TSH, so dass in der Regel auf die frühere niedrigere L-Thyroxin-Dosis zurückgegangen werden kann.

Literatur

[1] Bunevicius R., Kazanavicius G., Zalinkevicius R. et al.: Effects of thyroxine as compared with thyroxine plus triiodothyronine in patients with hypothyroidism. N Engl J Med (1999) 340: 424-429.

[2] Kaplan M., Sarne D.H., Schneider A.B.: In search of the impossible dream? Hormone replacement therapy that treats all symptoms in all hypothyroid patients. J. Clin Endocrinol Metab (2003) 88: 4540-4542.

[3] Sawka A.M., Gerstein H.C., Marriott M.J. et al.: Does a combination regimen of thyroxine (T4) and 3,5,3'-triiodothyronine improve depressive symptoms better than T4

alone in patients with hypothyroidism? Results of a double-blind, randomized, controlled trial. J Clin Endocrinol Metab (2003) 88: 4551-4555.
[4] Walsh J.P., Shiels L., Lim E.M. et al.: Combined thyroxine / liothyronine treatment does not improve well being quality of life or cognitive function compared with thyroxin alone: a randomized controlled trial in patients with primary hypothyroidism. J Clin Endocrinol Metab (2003) 88: 4543-4550.
[5] Clyde P.W., Harari A.E., Getka E.J. et al.: Combined levothyroxine plus liothyronine compared with levothyroxine alone in primary hypothyroidism: a randomized controlled trial. JAMA (2003) 290: 2952-2958.
[6] Cassio A. et al.: Treatment for congenital hypothyroidism: thyroxine alone or thyroxine plus trijodothyronine? Pediatrics (2003) 111: 1055-1060.
[7] Escobar-Morreale H.F., Botella-Carretero J.I., Gomez-Bueno M. et al.: Thyroid hormone replacement therapy in primary hypothyroidism: a randomized trial comparing L-thyroxine plus liothyronine with L-thyroxine alone. Ann Intern Med (2005) 142: 412-424.
[8] Appelhof B.C., Fliers E., Wekking E.M. et al.: Combined therapy with levothyroxine and liothyronine in two ratios, compared with levothyroxine monotherapy in primary hypothyroidism: a double-blind, randomized, controlled clinical trial. J Clin Endocrinol Metab (2005) 90: 2666-2674.
[9] Escobar-Morreale H.F., Botella-Carretero J.I., Escobar del Rey F. et al.: REVIEW: Treatment of hypothyroidism with combinations of levothyroxine plus liothyronine. J Clin Endocrinol Metab (2005) 90: 4946-4954.
[10] Hennemann G., Docter R., Visser T.J. et al.: Thyroxine plus low-dose, slow- release triiodothyronine replacement in hypothyroidism: proof of a principle. Thyroid (2004) 14: 271-275.
[11] Devdhar M., Ousman Y.H., Burman K.D.: Hypothyroidism. Endocrinol Metab Clin N Am (2007) 36: 595-615.

Tab. 1: Kliniische Symptomatik der Hypothyreose

Klinik der Hypothyreose	
Herz / Kreislauf	Bradykardie, hoher Gefäßwidwerstand, Hypertonie, Atherosklerose
Energiestoffwechsel	Kälteintoleranz, Temperaturerniedrigung, hohes Cholesterin
Magen / Darmtrakt	Verlangsamte Darmpassage, Obstipation, Resorptionsstörung
Psyche / Persönlichkeit	Verlangsamung, Müdigkeit, Lethargie, Erschöpfbarkeit
Nervensystem	Reflexabschwächung
Muskulatur	Pseudohypertrophie
Haut / Anhangsgebilde	Kalte, blasse, trockene Haut, Myxödem, sprödes Haar, Haarausfall
Reproduktionssystem	Abnahme von Libido, Potenz, Fertilität

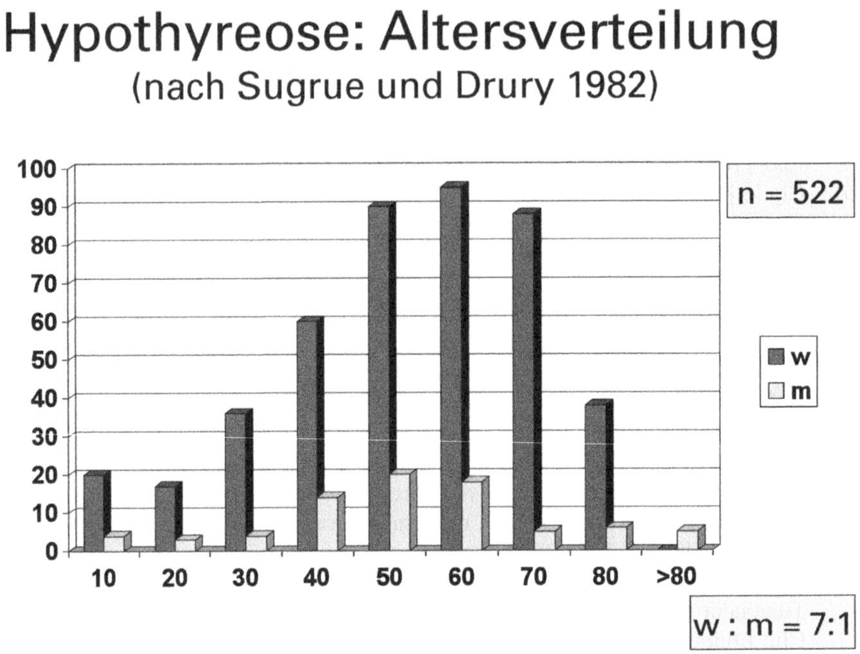

Abb. 1: Altersverteilung der Hypothyreose (w: Frauen, m: Männer, Abszisse mit Altersdekaden, Ordinate mit absoluten Zahlen).

3.1.3 Abfall der TPO-Antikörper im Langzeitverlauf bei Hashimoto-Thyreoiditis unter Levothyroxin-Medikation

I. Rahlff; M. Voell, M. Dietlein, C. Kobe, H. Schicha, M. Schmidt

Einleitung

Patienten mit einer Hashimoto-Thyreoiditis repräsentieren <1% der in unserer Schilddrüsenambulanz untersuchten Patienten. Die Diagnose ergibt sich aus einer Kombination von Laborparametern, sonographischem sowie ggf. szintigraphischem Befund. Eine TPO-Erhöhung ist ein häufiges und typisches Merkmal der Hashimoto-Thyreoiditis. Zur Beurteilung der „Floridität" der Erkrankung wird häufig die Höhe des TPO-Antikörper-Titers (TPO-AK-Titer) im zeitlichen Verlauf herangezogen. Im Vergleich zu Placebo wurde unter Selen-Medikation über einen signifikanten Abfall des TPO-Titers im zeitlichen Verlauf über 3 Monate berichtet. Es fand sich ein Rückgang der Antikörper in der Selen-Gruppe um 36% bzw. in der Placebo-Gruppe um 12%. In dieser Studie sollte untersucht werden, wie sich der TPO-Titer im Langzeitverlauf ohne Selen-Substitution entwickelt.

Methoden

Im Zeitraum vom 01.04.1994 bis 01.04.2005 wurden alle Patienten (38 Patienten, 36 Frauen, 2 Männer) mit der Diagnose Hashimoto-Thyreoiditis aus der Schilddrüsenspezialambulanz identifiziert, bei denen TPO-AK-Verlaufsmessungen über mindestens 1 Jahr vorlagen. Innerhalb dieses Zeitraums mussten mindestens 3 Kontrolluntersuchungen erfolgt sein. Die Laborparameter sowie die sonographischen Befunde mussten vollständig vorliegen. Eine szintigraphische Untersuchung fand nach Bedarf statt. Weiterhin waren alle Patienten entweder bereits vor bzw. bei der Erstuntersuchung in der eigenen Klinik mit Levothyroxin substitutionspflichtig. Die Stoffwechsellage wurde bei allen Patienten mit einem basalen TSH im unteren Normbereich eingestellt.

Ergebnisse

Nach Diagnosesicherung konnten bei einem mittleren Beobachtungszeitraum von 50 Monaten 3 Verlaufsmuster identifiziert werden:

Bei den meisten Patienten war ein hyperboler Abfall zu verzeichnen (konstant oder intermittierend fallend (Abb. 1).

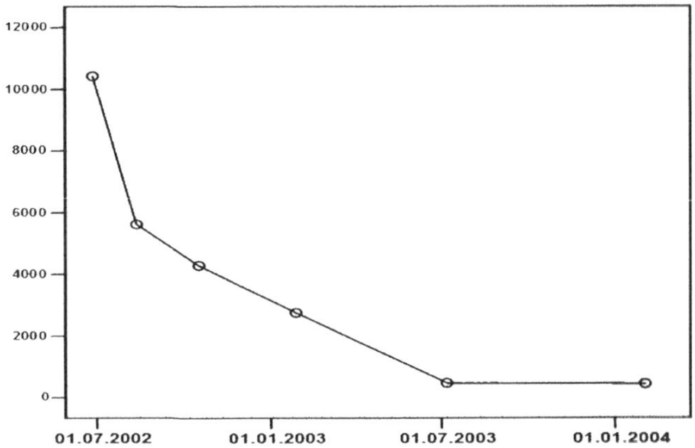

Abb. 1: Zeitlicher Verlauf des TPO-AK-Titers (IU/ml) bei einem Patienten mit hyperbolem Abfall.

Wenige Patienten zeigten einen konstanten TPO-AK-Titer im Langzeitverlauf (Abb. 2).

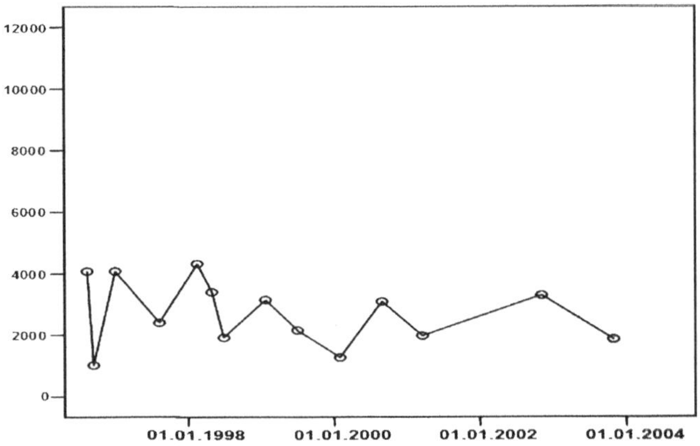

Abb. 2: Zeitlicher Verlauf des TPO-AK-Titers (IU/ml) bei einem Patienten mit weitgehend konstantem TPO-Titer.

Ein Patient zeigte einen intermittierenden TPO-AK-Anstieg (Abb.3).

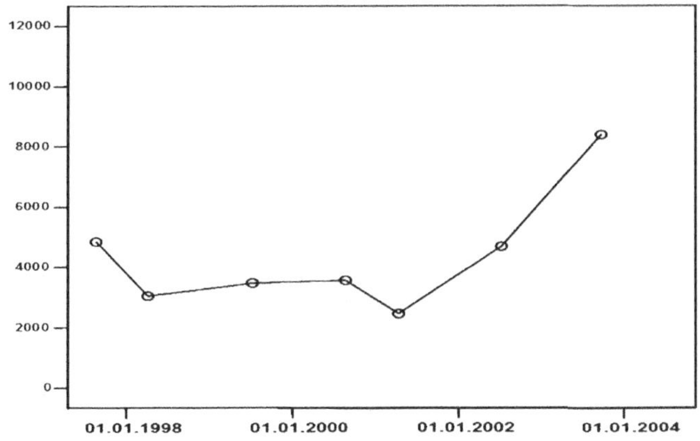

Abb. 3: Zeitlicher Verlauf des TPO-AK-Titers (IU/ml) bei einem Patienten mit intermittierndem TPO-AK-Anstieg.

Bei Diagnosestellung waren hohe TPO-AK-Werte mit einer großen Streuung (4800±4100 IU/ml) zu verzeichnen. Nach 3 Monaten war ein leichter Rückgang der TPO-AK-Werte bei weiterhin relativ großer Streuung (4400±3900 IU/ml) zu bemerken. Die Messungen 1 Jahr nach Diagnosestellung ergaben fast eine Halbierung der TPO-AK-Werte auf 2600±2500 IU/ml.

Insgesamt kam es zwar bei >90% der Patienten zu einem Abfall der TPO-AK im Langzeitverlauf, allerdings erreichten nur etwa 16% (6/38) eine völlige Normalisierung der TPO-AK-Werte (<100 IU/ml). Ca. 84% der Patienten (32/38) hatten auch im Langzeitverlauf persistierend erhöhte TPO-AK-Werte, davon 8 Patienten (21%) TPO-AK-Werte von 100-200 IU/ml, 19 Patienten (50%) TPO-AK-Werte von 200-2000 IU/ml und 5 Patienten (13%) Werte ≥2000 IU/ml.

Schlussfolgerung

Auch ohne Selen-Medikation kommt es bei der weit überwiegenden Zahl der Patienten mit hypothyreoter Hashimoto-Thyreoiditis unter Levothyroxin-Substitution zu einem TPO-AK-Abfall, allerdings langsamer als unter Selengabe berichtet. Es bleibt zu untersuchen, ob der schnellere TPO-AK-Abfall unter Selen-Medikation mit einem Nutzen für Patienten mit einer Hashimoto-Thyreoiditis verbunden ist.

Literatur

[1] Hashimoto H.: Zur Kenntnis der lymphomatösen Veränderung der Schilddrüse (Struma lymphomatosa). Arch klin Chir (1912) 97: 219-248.

[2] Weetman A., McGregor A.M.: Autoimmune thyroid disease: further developments in our understanding. Endocr Rev (1994) 15: 788–830.

[3] Gärtner R., Gasnier B.C.H., Dietrich J.W. et al.: Selenium supplementation in patients with autoimmune thyroiditis decreases thyroid peroxidase antibodies concentrations. J Clin Endocrinol Metab (2002) 87: 1687-1691.

[4] Taylor E.W.: Selenium and cellular immunity. Evidence that selenoproteins may be encoded in the +1 reading frame overlapping the human CD4, CD8, and HLA-DR genes. Biol Trace Elem Res (1995) 49: 85–95.

[5] Gärtner R., Manz F., Grossklaus R.: Representative data of iodine intake and urinary excretion in Germany. Exp Clin Endocrinol Diabetes (2001) 109: 2–7.

[6] Rayman M.P.: The importance of selenium to human health. Lancet (2000) 356: 233–241.

[7] Dietlein M., Dressler J., Grünwald F. et al.: Guideline for in vivo- and in vitro procedures for thyroid diseases (version 2). Nuklearmedizin (2003) 42: 109–115.

[8] Reiners C., Wegscheider K., Schicha H. et al.: Prevalence of thyroid disorders in the working population of Germany: ultrasonography screening in 96278 unselected employees. Thyroid (2004) 14: 926–932.

[9] Rieu M., Richard A., Rosilio M. et al.: Effects of thyroid status on thyroid autoimmunity expression in euthyroid and hypothyroid patients with Hashimoto‘s thyroiditis. Clin Endocrinol (1994) 40: 529–535.

[10] Hayashi N., Tamaki N., Konishi J. et al.: Sonography of Hashimoto‘s thyroiditis. J Clin Ultrasound (1986) 14: 123-126.

[11] Chiovato L., Marcocci C., Mariotti S. et al.: L-Thyroxin therapy induces a fall of thyroid microsomal and thyroglobulin antibodies in idiopathic myxedema and in hypothyroid, but not in euthyroid Hashimoto´s thyroiditis. J Endocrinol Invest (1986) 9: 299-305.

[12] Mariotti S., Caturegli P., Piccolo P. et al.: Antithyroid peroxidase autoantibodies in thyroid diseases. J Clin Endocrinol Metab (1990) 71: 661-669.

[13] Hegedüs L., Hansen J.M., Feldt-Rasmussen U. et al.: Influence of thyroxine treatment on thyroid size and anti-thyroid peroxidase antibodies in Hashimoto’s thyroiditis. Clin Endocrinol (1991) 35: 235–238.

[14] Schumm-Draeger P.M., Padberg S., Heller K.: Prophylactic levothyroxine therapy in patients with Hashimoto´s thyroiditis. Exp Clin Endocrinol Diabetes (1999) 3: 84–87.

[15] Gärtner R., Gasnier B.C.H.: Selenium in the treatment of autoimmune thyroiditis. BioFactors (2003) 19: 165–170.

[16] Turker O., Kumanlioglu K., Karapolat I. et al.: Selenium treatment in autoimmune thyroiditis: 9-month follow-up with variable doses. J Endocrinol (2006) 190: 151–156.

3.1.4 Prävalenz von Schilddrüsenfunktionsstörungen bei über 60-jährigen und die Bedeutung der derzeit diskutierten TSH-Normwertänderung

K.-D. Palitzsch, A. Cuk, M. Thalhammer

Einleitung

Der im Iodmangelgebiet Deutschland und insbesondere in Süddeutschland langjährig bestehende alimentäre Iodmangel stellt in dieser Region den wichtigsten Faktor für die Entwicklung einer Struma, funktioneller Schilddrüsenautonomien und in Folge davon von Hyperthyreosen dar [1,2]. Die ansteigende Häufigkeit morphologischer Schilddrüsenveränderungen mit zunehmendem Alter wurde in der Papillon-Studie erneut eindrucksvoll nachgewiesen [3]. Hingegen ist über die Häufigkeit der Schilddrüsenfunktionsstörungen beim alten Menschen in Iodmangelgebieten noch wenig bekannt. In einer Region mit grenzwertiger Iodversorgung in den Niederlanden fanden sich ein Anstieg von fT4 und eine Abnahme von TSH mit zunehmendem Alter [4]. Diese Ergebnisse wurden als mögliche Folge einer altersabhängigen Zunahme von Schilddrüsenautonomien interpretiert. Im Gegensatz dazu fand sich in den USA, einem Land mit hoher alimentärer Iodversorgung, ein altersabhängiger TSH-Anstieg [5]. Daraufhin begann eine Diskussion, den oberen Grenzwert des TSH-Referenzbereichs zu verändern [6,7].

Im Folgenden werden die Ergebnisse einer Studie zur Erfassung der Prävalenz von Schilddrüsenfunktionsstörungen bei über 60-jährigen in einem Iodmangelgebiet sowie die Bedeutung der derzeit diskutierten TSH-Normwertänderung im Hinblick auf diese Altersgruppe dargestellt.

Methoden

Im Zeitraum Juni 2004 bis Juni 2005 wurden alle über 60-jährigen Patienten erfasst, die über die Zentrale Notaufnahme (Internistischer Teil) des Klinikums München Neuperlach stationär aufgenommen wurden. Neben Alter und Geschlecht wurde die schilddrüsenspezifische Anamnese dokumentiert. Diese umfasste vorangegangene Schilddrüsenoperationen, Radioiodtherapien, Schilddrüsenmalignome oder bekannte hypophysär bedingte Schilddrüsenfunktionsstörungen. Die beiden letztgenannten

Sachverhalte waren ein Ausschlusskriterium für die Studienteilnahme. Außerdem wurde die aktuelle Medikation, soweit sie Auswirkung auf die Schilddrüsenfunktion hatte, erfasst (z. B. Thyroxin-Substitution, thyreostatische Therapie). Des Weiteren erfolgte die Bestimmung des Serum-TSH, jeweils in der Zeit zwischen 8.00 und 10.00 Uhr, um TSH-Abweichungen bedingt durch die circadiane Sekretionsrhythmik zu vermeiden.

Ergebnisse

Bei den erfassten 5.420 Patienten erfolgte eine TSH-Bestimmung in insgesamt 3.467 Fällen. Sieben Patienten wurden aufgrund eines bekannten Schilddrüsenmalignoms oder einer hypophysär bedingten Schilddrüsenfunktionsstörung von der weiteren Untersuchung ausgeschlossen. Das Durchschnittsalter lag bei 76,1±9,1 Jahren. Die altersabhängige Geschlechtsverteilung ist in Tabelle 1 dargestellt.

Tab. 1: Fallzahl und Geschlechtsverteilung nach Altersgruppen

Altersgruppe	60-69	70-79	80-89	≥90	gesamt
n	948	1210	1007	295	3460
männlich	50,1%	43,0%	32,2%	21,0%	39,9%
weiblich	49,9%	57,0%	67,8%	79,0%	60,1%

Die Ergebnisse der schilddrüsenspezifischen Anamnese sowie der Erfassung der aktuellen schilddrüsenspezifischen Medikation sind in der Tabelle 2 aufgeführt.

Tab. 2: Schilddrüsenspezifische Anamnese und Medikation nach Altersgruppen

Altersgruppe	60-69	70-79	80-89	>90	Gesamt
Operation oder Radioiodtherapie	9,5%	15,7%	12,8%	14,3%	13,1%
Thyroxin-Substitution	11,6%	15,7%	11,2%	9,8%	12,8%
thyreostatische Medikation	0,9%	2,1%	3,8%	7,1%	2,7%
Leere SD*-Anamnese	84,9%	76,6%	78,1%	76,3%	79,3%

*SD=Schilddrüse

Die nach Altersgruppen aufgeführten TSH-Mittelwerte und die Verteilung der TSH-Werte in Bezug auf den aktuellen/diskutierten Referenzbereich sind in Tabelle 3 zusammengefasst. Insgesamt lagen 21,0% (derzeitiger TSH-Referenzbereich: 0,4–4,0 mE/l) bzw. 29,9% (diskutierter TSH-Referenzbereich: 0,4–2,5 mE/l) der Werte außerhalb des jeweiligen Referenzbereichs.

Tab. 3: Altersabhängige TSH-Mittelwerte und Verteilung der TSH-Werte in Bezug auf den aktuellen bzw. den derzeit diskutierten TSH-Referenzbereich

Altersgruppe		60-69	70-79	80-89	>90	Gesamt
TSH-Mittelwert [mE/l]		1,76	1,61	1,41	1,43	1,58
aktueller Referenzbereich	<0,4	13,4%	15,4%	17,4%	19,3%	15,8%
	0,4–4,0	80,8%	79,4%	78,0%	75,3%	79,0%
	> 4,0	5,8%	5,2%	4,7%	5,4%	5,2%
diskutierter Referenzbereich	<0,4	13,4%	15,4%	17,4%	19,3%	15,8%
	0,4–2,5	71,6%	69,6%	69,3%	70,5%	70,1%
	>2,5	15,0%	15,0%	13,3%	10,2%	14,1%

Die Verteilung der TSH-Werte nach definierten cut-off-Werten im hypo- bzw. hyperthyreoten Bereich zeigt Tabelle 4.

Tab. 4: Verteilung der TSH-Werte nach definierten cut-off-Werten

TSH [mE/l]	n	%
<0,1	166	4,8
0,1–0,4	379	11,0
0,4–4,0	2734	79,0
4,0–10,0	157	4,5
>10,0	24	0,7

Da man einen Patienten mit einem „normalen“ TSH-Wert, der jedoch bereits z. B. operativ oder mittels Radioiodtherapie behandelt wurde und/oder aktuell thyreostatisch bzw. substitutiv (Thyroxin) therapiert wird, schwerlich als schilddrüsengesund bezeichnen kann, wurden diese Fälle separat betrachtet. Es zeigte sich, dass unter den Patienten mit normalem TSH-Wert 262 (9,6%) bereits operiert und 62 (2,3%) bereits radioiodtherapiert waren. 50 Patienten (1,8%) standen unter thyreostatischer Medikation und 300 (11,0%) erhielten eine Thyroxin-Substitutionsbehandlung.

Diskussion

Im Iodmangelgebiet Süddeutschland haben zahlreiche über 60-jährige Personen einen TSH-Wert, der außerhalb des derzeit gültigen TSH-Referenzbereichs von 0,4–4,0 mE/l liegt. In unserer Untersuchung lag der Anteil der formal hyperthyreoten Patienten bei 15,8%, der Anteil der Personen mit einem unter 0,1 mE/l erniedrigten TSH-Wert bei 4,8%. Es ließ sich eine stetige Zunahme der Hyperthyreosehäufigkeit mit zunehmendem Lebensalter nachweisen. Lag der Anteil der hyperthyreoten Patienten in der sechsten Lebensdekade noch bei 13,4%, stieg er bei den über 90-jährigen auf 19,3% an. Der Anteil der formal hypothyreoten Patienten lag bei 5,2% und in 0,7% der Fälle lag der TSH-Wert über 10,0 mE/l. Tendenziell fand sich eine altersabhängige Abnahme der Hypothyreosehäufigkeit.

Diese Ergebnisse stützen die Erkenntnis einer durch langjährigen Iodmangel bedingten Zunahme von Schilddrüsenautonomien und in Folge auch einer Zunahme relevanter Hyperthyreosen. In Anbetracht der zunehmenden Zahl alter Menschen in der deutschen Bevölkerung, der gesundheitlichen Folgen einer hyperthyreoten Stoffwechsellage und des vermehrten Einsatzes von z. B. iodhaltigen Kontrastmitteln in der Diagnostik stellt die Hyperthyreosehäufigkeit aus unserer Sicht ein ernstzunehmendes Problem dar.

Der Anteil der thyreostatisch oder mit Thyroxin behandelten Patienten betrug in der Gruppe der Patienten mit normalem TSH-Wert 12,8% und in der Gruppe derjenigen mit einem außerhalb des aktuellen Referenzbereichs liegenden TSH-Wert 25,5%. Anders ausgedrückt hatten von den 535 medikamentös behandelten Patienten nur 65,4% zum Zeitpunkt der Untersuchung einen im Referenzbereich liegenden TSH-Wert (0,4-4,0 mE/l). Nur 52,5% der medikamentös behandelten Patienten hätten die Kriterien für einen TSH-Zielbereich von 0,4–2,5 mE/l erfüllt. Von einer suffizienten medikamentösen Schilddrüsentherapie des alten Menschen kann nach den vorliegenden Daten keine Rede sein.

Eine Einengung des derzeit bestehenden TSH-Referenzbereichs auf 0,4–2,5 mE/l würde in unserer Region zu einem deutlichen Anstieg der „laborchemisch“ Schilddrüsenkranken im Alter führen (siehe Tab. 5). Es bleibt daher abzuwarten, ob große epidemiologische Studien eine Änderung des TSH-Referenzbereichs angeraten erscheinen lassen [8].

Tab. 5: Häufigkeit der Schilddrüsendysfunktion in Abhängigkeit vom TSH-Referenzbereich

TSH-Referenzbereich	0,4–4,0 mE/l	0,4–2,5 mE/l
Pathologisches TSH	21,0%	29,9%
Patienten mit aktuell normalem TSH nach/unter Therapie	19,5%	15,8%
Schilddrüsendysfunktion	40,5%	45,7%

Bei den vorgestellten Daten, die an einer selektionierten Personengruppe erhoben wurden, handelt es sich um eine Teilauswertung. Im Rahmen der Untersuchung wurden noch andere Parameter (z. B. kardiovaskuläre Parameter und anamnestische Daten, fT3, fT4, Schilddrüsenantikörper, Schilddrüsensonographie, Schilddrüsenzintigraphie) erhoben. Bei der weiteren Auswertung werden wir zusätzliche Informationen bezüglich morphologischer Schilddrüsenveränderungen, funktioneller Störungen und über zweifellos miterfasste Fälle des bei schweren Allgemeinerkrankungen auftretenden Low-T3-Syndroms bei älteren Menschen erhalten.

Literatur

[1] Meng W., Scriba P.C.: Jodversorgung in Deutschland, Probleme und erforderliche Maßnahmen: Update 2002. Dtsch Arztebl (2002) 99: A2560-2564.

[2] Laurberg P., Pedersen K.M., Hreidarsson A. et al.: Iodine intake and the pattern of thyroid disorders: a comparative epidemiological study of thyroid abnormalities in the elderly in Iceland and in Jutland, Denmark. J Clin Endocrinol Metab (1998) 83: 765-769.

[3] Reiners C., Wegscheider K., Schicha H. et al.: Prevalence of thyroid disorders in the working population of Germany: ultrasonography screening in 96,278 unselected employees. Thyroid (2004) 14: 926-932.

[4] Hoogendoorn E.H., Hermus A.R., de Vegt F. et al.: Thyroid function and prevalence of anti-thyroperoxidase antibodies in a population with borderline sufficient iodine intake: influences of age and sex. Clin Chem (2006) 52: 104-111.

[5] Hollowell J.G., Staehling N.W., Flanders W.D. et al.: Serum TSH, T(4), and thyroid antibodies in the United States population (1988 to 1994): National Health and Nutrition Examination Survey (NHANES III). J Clin Endocrinol Metab (2002) 87: 489-499.

[6] Wartofsky L., Dickey R.A.: The evidence for a narrower thyrotropin reference range is compelling. J Clin Endocrinol Metab (2005) 90: 5483-5488.
[7] Surks M.I., Goswami G., Daniels G.H.: The thyrotropin reference range should remain unchanged. Clin Endocrinol Metab (2005) 90: 5489-5496.
[8] Völzke H., Alte D., Kohlmann T. et al.: Reference intervals of serum thyroid function tests in a previously iodine-deficient area. Thyroid (2005) 15: 279-285.

3.2 Grundlagen, Pathogenese, Diagnostik der funktionellen Autonomie und des Morbus Basedow

3.2.1 Pathogenese der Schilddrüsenautonomie: Auswirkung auf Therapiestrategien

D. Führer-Sakel

Epidemiologie und molekulare Pathogenese

Die Schilddrüsenautonomie (SD-Autonomie) ist die häufigste Ursache der Hyperthyreose in Iodmangelgebieten (Abb.1). Umgekehrt stellt die Korrektur des Iodmangels die effektivste Maßnahme zur Prävention der SD-Autonomie dar [1-4]. Aufgrund funktionell-szintigraphischer Kriterien werden SD-Autonomien in Deutschland in unifokale, multifokale und disseminierte Autonomien unterteilt.

Die pathogenetischen Grundlagen der SD-Autonomie wurden 1993 durch die Identifizierung von Mutationen im TSH-Rezeptor-Gen auf molekularer Ebene definiert [5]. Diese Mutationen führen zu einer TSH-unabhängigen Aktivierung des G-Protein gekoppelten TSH-Rezeptors (TSH-R) und darüber zur Stimulation der intrathyreoidalen cAMP-Produktion (Abb. 2a und b). In der Schilddrüse stellt cAMP den zentralen Second Messenger dar und ist sowohl für die Regulation der Funktion, als auch für die Steuerung der Proliferation verantwortlich. Als Konsequenz der konstitutiven cAMP-Aktivierung ist somit ein Phänotyp zu erwarten, der Hyperfunktion und Wachstum beinhaltet. Dies entspricht den klinischen Charakteristika des autonomen Adenoms. Inzwischen sind mehr als 50 verschiedene, aktivierende Mutationen im TSH-R-Gens bekannt (http://www.uni-leipzig.de/~innere/tsh/). Die Prävalenz dieser Mutationen in heißen Knoten liegt, unabhängig von einem solitären oder multifokalen Auftreten der Autonomie und von der histologischen Diagnose eines Kolloidknotens oder follikulären Adenoms, in verschiedenen Untersuchungen zwischen 55-80%. Darüber hinaus wurden in einem kleinen Teil autonomer Adenome (ca. 10%) statt TSH-R-Alterationen somatische Mutationen im Gs-alpha-Protein identifiziert, welches den bevorzugten Kopplungspartner für den aktivierten TSH-R darstellt und die Aktivierung der Adenylatcyclase vermittelt. Damit stellen Mutationen im TSH-R und Gs-alpha-Protein gleichgerichtete, molekulare Ereignisse innerhalb eines Signaltransduktionsweges dar.

Die genetische Determination des Phänotyps Schilddrüsenautonomie durch die cAMP Kaskade wird zudem durch folgende klinische und experimentelle Daten unterstützt:

- Somatische TSH-R-Mutationen liegen bereits in mikroskopischen, nur mittels Autoradiographie nachweisbaren, autonomen Arealen euthyreoter Strumen vor und stellen damit ein sehr frühes (initiales) molekulares Ereignis in der Autonomieentstehung dar.
- Autonome Adenome mit TSH-R- oder Gs-alpha-Protein-Mutationen sind monoklonal.
- Patienten mit aktivierenden TSH-R-Keimbahnmutationen entwickeln eine Schilddrüsenautonomie, die autosomal-dominant vererbt wird. Die konstitutive Aktivierung der Gs-alpha-Protein-Subunit in der Schilddrüse bei Patienten mit McCune-Albright-Syndrom führt ebenfalls zur Schilddrüsenautonomie.
- In transgenen Tieren kann durch chronische Aktivierung der cAMP-Kaskade, z. B. durch Überexpression des A2-Rezeptors, Choleratoxin oder Gs-alpha-Protein-Mutation, eine toxische Schilddrüsenhyperplasie induziert werden.
- Die *in vitro* Expression von TSH-R- oder Gs-alpha-Protein-Mutationen in Zellkulturen von Schilddrüsenepithelzellen führt zur konstitutiven cAMP-Produktion und damit einhergehend zu Zellproliferation und Hyperfunktionalität [6].

Konsequenzen für die Therapie

Unter pathophysiologischen Gesichtspunkten ist bei der SD-Autonomie im Gegensatz zum Morbus Basedow keine Spontanremission zu erwarten. Eine durch SD-Autonomie verursachte manifeste Hyperthyreose bedarf daher immer einer definitiven Therapie mittels Radioiod oder SD-Operation [7-9]. Eine thyreostatische Langzeitherapie von SD-Autonomien ist obsolet (Ausnahme multimorbider alter Patient). Auch für die latente Hyperthyreose wird aufgrund von kardiovaskulären Nebenwirkungen (erhöhter Inzidenz von Vorhofflimmern) und negativem Einfluss auf den Knochenstoffwechsel (vor allem bei postmenopausalen Frauen) eine definitive Autonomieablation empfohlen. Ein weiteres Argument für eine definitive Therapie bei „nur" latent hyperthyreoter Stoffwechsellage ist das potentielle Risiko der iodinduzierten Hyperthyreose [10], insbesondere bei älteren Patienten mit erhöhter Wahrscheinlichkeit für eine Kontrastmittelapplikation im Rahmen invasiver diagnostischer Verfahren. Ob und wann hingegen bei euthyreoter SD-Autonomie ebenfalls eine klinisch relevante und damit therapiebedürftige Autonomie besteht, ist Gegenstand der Diskussion. Ältere Untersuchungen von Sandrock et al. [11] zeigen eine Inzidenz von ca. 4% manifester Hyperthyreosen/Jahr bei zuvor diagnostizierter, unbehandelter euthyreoter SD-Autonomie. Ein erhöhtes Risiko für eine Hypertherosemanifestation besteht bei einem Knotendurchmesser von >3 cm und eine Wahrscheinlichkeit von 20% für die Hyperthyreosemanifestation nach Kontrastmittel-Applikation [11-13]. Eine aktualisierte Einschätzung dieser Problematik in Regionen mit hoher endemischer Autonomieprävalenz ist unbedingt erforderlich, weil dies zum einen die Intensität des Autonomieausschlusses (TSH-Messung allein versus TSH-Messung und SD-Szintigraphie plus ggf Suppressionsszintigraphie) maßgeblich determiniert und weil es zum anderen eine wichtige Voraussetzung für die Entwicklung effektiverer Strategien zur Vermeidung einer iodinduzierten Hyperthyreose ist.

Besondere Therapiekonsequenzen ergeben sich für Patienten mit hereditärer Schilddrüsenautonomie verursacht durch aktivierende TSH-R-Keimbahnmutationen. Hinweise für das Krankheitsbild sind eine positive Familienanamnese (Auftreten von nicht-autoimmunen Hyperthyreosen in wenigstens 2 Generationen) und eine persistierende TRAK- negative Hyperthyreose neonatal bzw. im Kindesalter. Auch bei Patienten mit wiederholten Hyperthyreoserezidiven unter thyreostatischer Therapie und nach subtotaler SD-Resektion muss an eine sporadisch aufgetretene TSH-R-Keimbahnmutation gedacht werden. Bei Verdacht auf eine hereditäre SD-Autonomie sollte unter folgenden Gesichtspunkten eine molekulargenetische Diagnostik erfolgen:

- Zur Diagnosesicherung, da es sich um ein autosomal-dominant vererbtes Krankheitsbild handelt und damit eine genetische Beratung der betroffenen Patienten und ihrer Familien indiziert ist.
- Frühzeitige Identifikation noch asymptomatischer Träger der TSH-R-Keimbahnmutation
- Absicherung der klinischen Verdachtsdiagnose ist Voraussetzung für eine adäquate Therapieplanung (primäre Schilddrüsenablation ggf. in Kombination mit Radioiodtherapie), um Hyperthyreose- und Strumarezidive zu verhindern

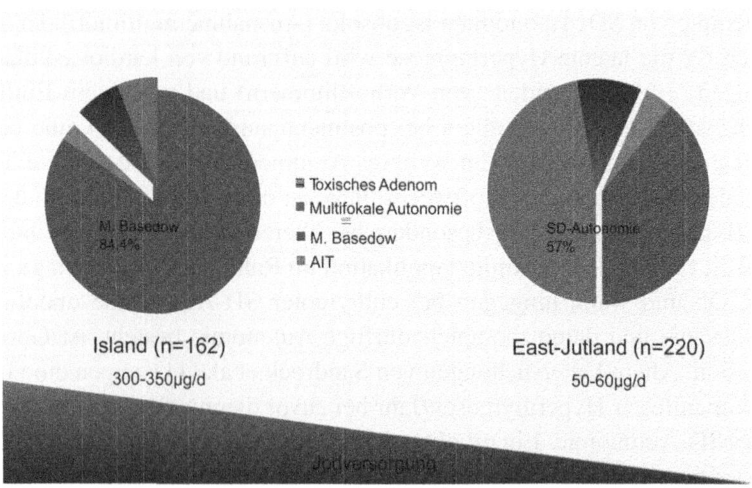

Abb. 1: Prävalenz der SD-Autonomie als Hyperthyreose Ursache in Abhängigkeit von der endemischen Iodversorgung. Hohe Prävalenz bei Iodmangel versus niedrige Prävalenz bei ausreichender Iodversorgung bzw. Iodexzess (modifiziert nach Laurberg [14]).

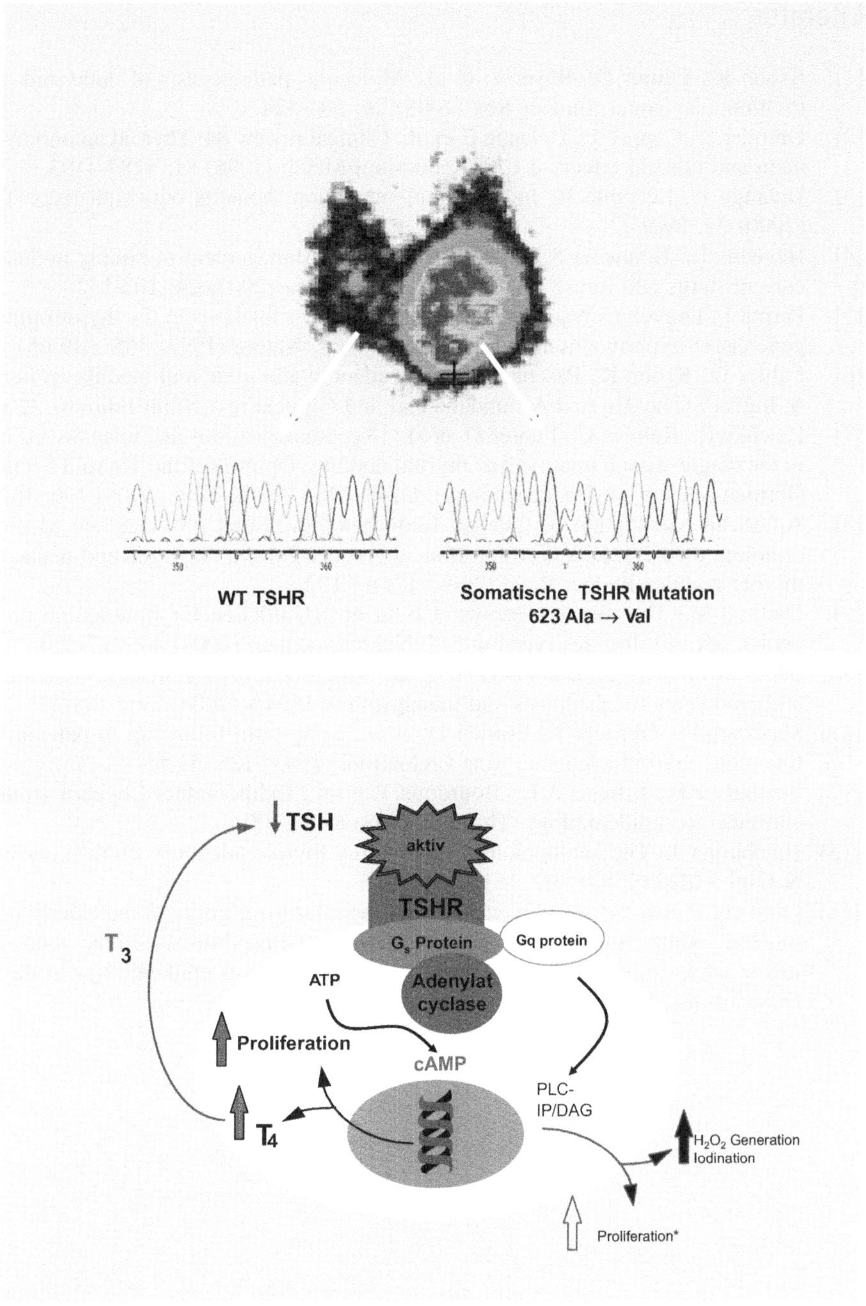

Abb. 2: a). Unifokale SD-Autonomie mit somatischer aktivierender TSH-R-Mutation (WT=wildtyp). b) Konstitutive Aktivierung einer spezifischen Signaltransduktion bei der SD-Autonomie (cAMP-Kaskade). Mutationen im TSH-R oder der Gs-alpha-Untereinheit führen zu einer gleichgerichteten Stimulation des cAMP-Signaltransduktionsweges.

Literatur

[1] Krohn K., Fuhrer D., Bayer Y. et al.: Molecular pathogenesis of euthyroid and toxic multinodular goiter. Endocr Rev (2005) 26: 504-524.

[2] Dremier S., Coppee F., Delange F. et al.: Clinical review 84: Thyroid autonomy: mechanism and clinical effects. J Clin Endocrinol Metab (1996) 81: 4187-4193.

[3] Delange F., Lecomte P.: Iodine supplementation: benefits outweigh risks. Drug Saf (2000) 22: 89-95.

[4] Hegedus L., Bonnema S.J., Bennedbaek F.N.: Management of simple nodular goiter: current status and future perspectives. Endocr Rev (2003) 24: 102-132.

[5] Parma J., Duprez L., Van Sande J. et al.: Somatic mutations in the thyrotropin receptor gene cause hyperfunctioning thyroid adenomas. Nature (1993) 365: 649-651.

[6] Fuhrer D., Krohn K., Paschke R.: Toxic adenom and toxic multinodular goiter. Werner & Ingbar`s The Thyroid A Fundamental and Clinical text[Ninth Edition]. (2005).

[7] Paschke R., Reiners C., Fuhrer D. et al.: [Recommendations and unanswered questions in the diagnosis and treatment of thyroid nodules. Opinion of the Thyroid Section of the German Society for Endocrinology]. Dtsch Med Wochenschr (2005) 130: 1831-1836.

[8] American Association of Clinical Endocrinologists and Associazione Medici Endocrinologi medical guidelines for clinical practice for the diagnosis and management of thyroid nodules Endocr Pract (2006) 12: 63-102.

[9] Dietlein M., Dressler J., Grunwald F. et al.: [Guideline for radioiodine therapy for benign thyroid diseases (version 3).]. Nuklearmedizin (2004) 43: 217-220.

[10] Surks M.I., Ortiz E., Daniels G.H. et al.: Subclinical thyroid disease: scientific review and guidelines for diagnosis and management. JAMA (2004) 291: 228-238.

[11] Sandrock D., Olbricht T., Emrich D. et al.: Long-term follow-up in patients with autonomous thyroid adenoma. Acta Endocrinol (1993) 128: 51-55.

[12] Stanbury J.B., Ermans A.E., Bourdoux P. et al.: Iodine-induced hyperthyroidism: occurrence and epidemiology. Thyroid (1998) 8: 83-100.

[13] Hamburger J.: The autonomously functioning thyroid adenoma: clinical consideration. N Engl J Med (1983) 309: 1512-1513.

[14] Laurberg P et al.: High incidence of multinodular toxic goitre in the elderly population in a low iodine intake area vs. high incidence of Graves‘ disease in the young in a high iodine intake area: comparative surveys of thyrotoxicosis epidemiology in East-Jutland Denmark and Iceland. J Intern Med (1991) 229: 415-20.

3.2.2 Grundlagen des Morbus Basedow

K.A. Ponto, G.J. Kahaly

Die autoimmune Schilddrüsenerkrankung Morbus Basedow ist für 50-60% der Hyperthyreosen verantwortlich, obwohl die Prävalenz regional abhängig von der Iodaufnahme schwankt. Eine hohe Iodaufnahme ist mit einer erhöhten Prävalenz des Morbus Basedow verknüpft. Der Morbus Basedow kommt bei bis zu zwei Prozent der Frauen vor, bei Männern ist er zehnmal seltener. Die Erkrankung beginnt selten vor dem Jugendalter, üblicherweise tritt sie zwischen dem 20. und 50. Lebensjahr auf, wobei auch eine Entstehung beim älteren Menschen möglich ist [1].

Wie bei den meisten Autoimmunerkrankungen resultiert die Anfälligkeit aus einer Kombination von genetischen und Umweltfaktoren. Die Konkordanz-Rate für den Morbus Basedow beträgt bei monozygoten Zwillingen 20-30%. Das Risiko für eine Autoimmunerkrankung der Schilddrüse ist unter Geschwistern erhöht, diese weisen entweder die Merkmale eines Morbus Basedow oder einer autoimmun bedingten Hypothyreose auf [2-4]. HLA-DR3 ist der am besten dokumentierte, genetische Risikofaktor für den Morbus Basedow und die autoimmun bedingte Hypothyreose bei Kaukasiern. Andere HLA-Assoziationen sind auch für andere Rassen, wie Japaner und Chinesen, beschrieben worden [5-6]. Ein schwacher Zusammenhang zu Polymorphismen im T-Zell-regulierenden Gen CTLA-4 wurde bei verschiedenen Rassen festgestellt. Andere Genloci, die auch einen Bereich auf dem Chromosom 18q21 einschließen, sind möglicherweise ebenso mit dem Morbus Basedow verbunden, wie mit anderen Autoimmunerkrankungen wie dem Diabetes mellitus Typ 1, der rheumatoiden Arthritis und dem systemischen Lupus erythematodes. Die Tatsache, dass überwiegend Frauen von einer Schilddrüsenautoimmunität betroffen sind, ist wahrscheinlich auf den Einfluss der Sexualhormone zurückzuführen. Einige Studien legen einen Zusammenhang zwischen vorausgegangenen, einschneidenden Lebensereignissen und dem Morbus Basedow nahe, eine ursächliche Rolle von Stress für den Autoimmunprozess muss jedoch noch nachgewiesen werden. Rauchen ist ein eher geringer Risikofaktor für einen Morbus Basedow, spielt aber bei der Entstehung einer endokrinen Orbitopathie eine maßgebliche Rolle [2-4]. Es gibt keinen überzeugenden Beweis dafür, dass Infektionen an der Krankheitsentstehung beteiligt sind. Eine Ausnahme ist die Rötelnembryopathie, die oft mit einer autoimmunen

Hypothyreose einhergeht. Eine virale Thyreoiditis löst keine nachfolgende Autoimmunerkrankung der Schilddrüse aus.

Die Hyperthyreose beim Morbus Basedow wird durch TSH-Rezeptor (TSH-R) stimulierende Immunglobuline (TSI) verursacht, die an den TSH-R binden und dort die Wirkung von TSH nachahmen [1-3]. Diese TSI können die Plazenta passieren und sind Ursache einer vorübergehenden neonatalen Hyperthyreose, welche den Schwangerschaftsverlauf bei 1-2% der Frauen mit aktivem oder früherem Morbus Basedow verkomplizieren können. Die gegen den TSH-R gerichtete Autoimmunreaktion kann auch zur Bildung von Antikörpern führen, welche die TSH-Wirkung inhibieren und somit eine Hypothyreose verursachen. In diesem Fall spricht man von blockierenden Antikörpern. Stimulierende und blockierende TSH-R-Antikörper (TRAK) binden an verschiedene Epitope des Rezeptors. Den TSH-R blockierende Antikörper werden bei ungefähr 20% der asiatischen Patienten mit autoimmuner Hypothyreose gefunden und sind mit einer Schilddrüsenatrophie verbunden. Bei Kaukasiern kommen blockierende Antikörper seltener vor. Patienten können eine Mischung aus TRAKs aufweisen. Daher kann die Schilddrüsenfunktion zwischen Hyperthyreose und Hypothyreose hin- und herschwanken, je nachdem ob stimulierende oder blockierende Antikörper vorherrschen. Den Krankheitsverlauf bei solchen Patienten vorherzusagen ist schwierig, was eine engmaschige Überwachung der Schilddrüsenfunktion erforderlich macht. Die Messung der TRAKs ist durch verschiedene Assays möglich. Assays, welche die Bindung von Antikörpern an den Rezeptor durch Kompetition von radioaktiv markiertem TSH messen, liefern keine Informationen über die funktionelle Wirkung und werden vor allem zum Nachweis von TRAKs bei atypischen Patienten eingesetzt. Bioassays messen die antikörpervermittelte Stimulation der cAMP-Produktion in Schilddrüsenzellkulturen oder in Zellen, die mit dem TSH-R transfiziert sind. Die Verwendung dieser Assays ändert das klinische Vorgehen im Allgemeinen nicht.

Antikörper gegen Thyreoglobulin (Tg) und Thyreo-Peroxidase (TPO), die leicht mittels Immunfluoreszenz, Hämagglutination, ELISA oder Radio-Immunoassay gemessen werden können, sind klinisch nützliche Marker für den Nachweis von Autoimmunerkrankungen der Schilddrüse. Die pathogene Wirkung dieser Antikörper ist aber wahrscheinlich darauf beschränkt, eine fortbestehende Autoimmunreaktion sekundär zu verstärken. So kann eine Schädigung der Schilddrüsenfollikel durch T-Zellen oder durch Zytokine die TPO an der apikalen Seite der Follikel den TPO-AK aussetzen, die dann an das Autoantigen binden und Komplement anlagern. Es gibt sowohl beim Morbus Basedow, als auch bei der autoimmunen Hypothyreose Beweise für eine intrathyreoidale Komplementaktivierung. Tg-AK binden kein Komplement, sind aber möglicherweise an einer antikörperabhängigen, durch natürliche Killerzellen vermittelten Zytotoxizität beteiligt. Der Natrium-Iodid-Symporter ist bei bis zu einem Drittel der Patienten mit Autoimmunerkrankungen der Schilddrüse ebenfalls ein Zielantigen für Autoantikörper, wobei die möglichen funktionellen Auswirkungen noch ungeklärt sind [2,3].

Aktivierte, zirkulierende T-Zellen sind bei thyreoidalen Autoimmerkrankungen erhöht und die Schilddrüse wird hierbei von CD4+- und CD8+-T-Zellen infiltriert. Von den Letzteren vermutet man, dass sie eine Perforin-abhängige Zytotoxizität vermitteln, die letztendlich zur Zerstörung der Schilddrüsenzellen führt. Zusätzlich unterliegen die Schilddrüsenzellen einer Apoptose, die durch eine Zytokin-vermittelte vermehrte Expression von Fas und möglicherweise des Fas-Liganden bewirkt wird. Die von den einwandernden Immunzellen abgegebenen Zytokine induzieren weiterhin die Expression von Oberflächenmolekülen auf den Schilddrüsenzellen, die zu folgenden Reaktionen führen:

- Wechselwirkungen mit Immunzellen (z.B. Adhäsionsmoleküle, HLA-Klasse I- und –II-Moleküle)
- Auslösung der Zytokinsekretion durch die Schilddrüsenzellen
- Freisetzung von Stickstoffmonoxid und Rückgang der Schilddrüsenhormonproduktion durch Hemmung der Synthese des TSH-R, der TPO und des Tg.

Die Gabe von Zytokinen in hoher Konzentration für therapeutische Zwecke (besonders Interferon-α) ist mit einem vermehrten Auftreten von Autoimmunerkrankungen der Schilddrüse verbunden. Ursache hierfür sind wahrscheinlich Mechanismen, die denen der sporadischen Autoimmunerkrankungen ähneln [1-4].

Zytokine scheinen eine größere Rolle bei der Schilddrüsen-assoziierten endokrinen Orbitopathie zu spielen. Hierbei findet sich eine Infiltration der extraokulären Augenmuskeln durch aktivierte T-Zellen. Die Freisetzung von Zytokinen führt zu einer Aktivierung von Fibroblasten und einer vermehrten Synthese von Glykosaminoglykanen, die Wasser binden und so die typische Muskelschwellung und Ödeme verursachen. Im späteren Krankheitsstadium tritt eine Fibrosierung auf und die Muskelzellen zeigen Zeichen einer Schädigung. Die Fibroblasten der Orbita sind möglicherweise gegenüber Zytokinen einzigartig empfindlich, was vielleicht die anatomische Lokalisierung der Immunantwort erklärt. Obwohl die Pathogenese der Schilddrüsen-assoziierten, endokrinen Orbitopathie noch unklar bleibt, gibt es vermehrt Hinweise darauf, dass die Expression von TSH-R möglicherweise ein wichtiges Autoantigen in der Orbita darstellt. Gestützt wird diese Vorstellung dadurch, dass die Injektion von TSH-R in bestimmte Mauslinien sowohl eine Autoimmunhyperthyreose auslöst als auch zu Merkmalen einer endokrinen Orbitopathie führt. Verschiedene Autoantikörper gegen Antigene von Orbitamuskelzellen und Fibroblasten sind bei Patienten mit endokriner Orbitopathie nachgewiesen worden, jedoch treten diese Antikörper wahrscheinlich als Folgeerscheinung einer T-Zell-vermittelten Autoimmunreaktionen auf [4,7].

Literatur

[1] Weetman A.P.: Graves' disease. N Engl J Med (2000) 343: 1236-1248.
[2] Weetman A.P.: Determinants of autoimmune thyroid disease. Nat Immunol (2001) 9: 769-770.
[3] Weetman A.P.: Autoimmune thyroid disease: propagation and progression. Eur J Endocrinol (2003) 148: 1-9.
[4] Prabhakar B.S., Bahn R.S., Smith T.J.: Current perspectives on the pathogenesis of Graves' disease and ophthalmopathy. Endocrine Rev (2003) 24: 802-835.
[5] Tomer Y., Barbesino G., Greeberg D.A. et al.: The international Consortium for the genetics of autoimmune thyroid disease, A new Graves' disease-susceptibility locus maps to chromosome 20q11.2. Am J Hum Genetics (1998) 63: 1749-1756.
[6] Allahabadia A., Gough S.C.L.: The different approaches to the genetic analysis of autoimmune thyroid disease. J Endocrinol (1999) 163: 7-13.
[7] Wiersinga W.M., Kahaly G.J.: Graves' orbitopathy. A multidisciplinary approach. Karger publishers, Basel (2007).

3.2.3 Diagnostik der funktionellen Autonomie und des Morbus Basedow

M. J. Reinhardt

Einleitung

Die Diagnostik gutartiger Schilddrüsenerkrankungen, im speziellen der funktionellen Autonomie und des Morbus Basedow , basiert im Wesentlichen auf 4 Säulen: den klinischen Befunden, der *in vitro* Diagnostik, der Sonographie und der Szintigraphie. Je nach Komplexität des Einzelfalles kommen dabei mehrere, oft auch alle Verfahren zum Einsatz. Welche Verfahren letztlich ausgewählt werden, hängt zunächst einmal von dem individuellen Krankheitsbild, von der Verfügbarkeit einzelner Verfahren, aber auch von den Erfahrungen des Untersuchers ab. Im nachfolgenden Kapitel werden die Grundlagen der Diagnostik erläutert und ein allgemeiner Überblick über die heute zum Einsatz kommenden Verfahren gegeben. Dabei finden die Anforderungen der Praxis ebenso Berücksichtigung wie neue und wichtige Aspekte der Durchführung einzelner Verfahren sowie die Interpretation der Befunde.

Klinische Befunde

Jede Schilddrüsenuntersuchung beginnt mit der Anamnese und der klinischen Untersuchung. Häufige Symptome, die auf das Vorliegen einer funktionellen Autonomie oder eines Morbus Basedow hinweisen können, sind:

- Innere Unruhe, Nervosität
- Gesteigerte Reizbarkeit
- Vermehrtes Schwitzen
- Wärmeintoleranz
- Gewichtsverlust
- Gesteigerter Appetit
- Schlafstörungen
- Tachykardie
- Arrhythmie
- Haarausfall
- Exophthalmus (fakultativ)

Eine gute Übersicht über die Vielzahl der möglichen Symptome findet sich bei Hörmann [1].

Auch der Palpationsbefund einer Struma oder einzelner/mehrerer Knoten geht mit einer signifikant erhöhten Wahrscheinlichkeit für das Vorliegen einer funktionellen Autonomie einher [2]. Darüber hinaus gibt die Medikamentenanamnese und vor allem die Familienanamnese weitere Hinweise auf das mögliche Vorliegen einer funktionellen Autonomie und noch mehr auf das mögliche Vorliegen einer Autoimmunerkrankung der Schilddrüse.

In vitro Diagnostik

Die *in vitro* Diagnostik von Schilddrüsenerkrankungen beginnt mit der Bestimmung des Schilddrüsenstimulierenden Hormons (TSH). Aufgrund der überschiessenden TSH-Antwort bei intrathyreoidalen Funktionsstörungen erhält man einen sehr empfindlich reagierenden Parameter, dessen Änderung die der Schilddrüsenhormone um das 20fache übersteigt [3]. Während der Unterschied zwischen der unteren zur oberen Normgrenze beim freien T4 (fT4) nur das 2,5-fache beträgt, ändert sich das TSH um den Faktor 100 [3]. Somit sind die Voraussetzungen gegeben, mit einem einzelnen Parameter eine zuverlässige Aussage über die aktuelle Funktion der Schilddrüse zu erhalten. Bei Verwendung eines TSH-Assays der 3. Generation, die seit etwa 10 Jahren verfügbar sind, wird eine funktionelle Assay-Sensitivität von 0,01 bis 0,02 mIU/l bei einem Interassay-Variationskoeffizienten unter 20% erreicht. Diese methodischen Verbesserungen führten dazu, den TRH-Test als nicht mehr notwendig zu betrachten [4]. Als supprimiert kann man bei diesem Assay allerdings erst einen TSH-Wert unter 0,02 mIU/l betrachten, da hier der TRH-stimulierte TSH-Wert 0,2 mIU/l nicht übersteigt [5]. Die Leitlinie Schilddrüsendiagnostik der Deutschen Gesellschaft für Nuklearmedizin (DGN) definiert die TSH-Suppression mit einem Wert von 0,1 mIU/l [6]. Hierzu sind stimulierte TSH-Werte bis 1,0 mIU/l möglich [5]. Noch viel weniger kann ein TSH-Wert unter der jeweiligen Normgrenze, die meist zwischen 0,27 und 0,4 mIU/l angegeben wird, als supprimiert betrachtet werden. Fast in Vergessenheit geraten ist über diese Diskussion die ausgeprägte circadiane Rhythmik der TSH-Sekretion [7]. Es gibt nur wenige Laborparameter, bei denen je nach Tages- oder Nachtzeit der Blutentnahme beim selben Menschen Änderungen bis zu 100% möglich sind. Allein während der üblichen Ambulanzzeiten von 8:00-13:00 Uhr sinkt das TSH im Serum um 1/3 des Ausgangswertes [7]. Wenn man auch nachmittags Schilddrüsensprechstunde macht, muss man bereits mit Veränderungen bis 50% rechnen [7]. Aber auch der Ernährungszustand (Nüchternheit), das Alter, Stress und schwere Allgemeinerkrankungen haben wesentlichen Einfluss auf die Höhe des TSH-Spiegels, der nicht immer sofort erfasst oder von tatsächlich vorliegenden Schilddrüsenerkrankungen abgegrenzt werden kann. Dazu kommt eine nicht unerhebliche Variabilität bei der TSH-Analytik: In der Richtlinie der Bundesärztekammer (RiLiBÄK) von 2003 wird bei der TSH-Bestimmung eine Abweichung des Einzelwertes von 18% zugelassen. Konkret bedeutet dies, das ein und derselbe Patient heute ein TSH von 0,2 mIU/l und morgen ein TSH von 1,0 mIU/l haben kann, ohne dass eine Schilddrüsenerkrankung vorliegt. Deshalb empfiehlt es sich, neben dem TSH noch einen weiteren Schilddrüsenhormonwert zu bestimmen, am besten das fT4. Mit TSH und fT4 können die meisten Funktionsstörungen der Schilddrüse zuverlässig differenziert werden. In der Abklärung einer funktionellen Autonomie oder eines Morbus Basedow muss lediglich zur Differenzierung der subklinischen und manifesten Hyperthyreose bei erniedrigtem TSH und normalem fT4 noch das fT3 bestimmt werden [8]. Da man den Wert des fT4 nicht vorhersagen kann, wird man in der Regel die drei Parameter TSH, fT4 und fT3 gleichzeitig bestimmen. Dadurch vermeidet man eine erneute Blutentnahme oder, sofern noch Serum vorhanden ist, einen erhöhten personellen und zeitlichen Aufwand und eine Verzögerung der endgültigen Diagnose. Unberücksichtigt bleibt bei diesen Überlegungen die Tatsache, dass eine funktionelle Autonomie nicht zwangsläufig zu einer TSH-Erniedrigung führt. Je nach Menge des autonomen Gewebes in der Schilddrüse und der individuellen Iodversorgung werden zwischen 20% und 80% nicht erniedrigte TSH-Werte beobachtet [9]. Hier kann erst durch die Suppressions-Szintigraphie eine Autonomie sicher ausgeschlossen werden. Dies ist heute vor dem Hintergrund einer individuell teilweise sehr unterschiedlichen Iodversorgung in Deutschland umso bedeutsamer. Auch beim Morbus Basedow werden vereinzelt erhöhte TSH-Rezeptor-Antikörper (TRAK) gemessen, wenn noch ein normales TSH vorliegt und der Patient erst später in die Hyperthyreose kommt. Ein normales TSH schließt deshalb eine Schilddrüsenerkrankung nicht aus!

Bei der Bestimmung der TRAK haben sich in den letzten 5 Jahren wesentlich neue Aspekte durch die Einführung eines Assays mit humanen rekombinanten TSH-Rezeptoren (TRAKhuman) ergeben. Gegenüber einem TRAK-Assay mit einem porcinem TSH-Rezeptor konnte ein signifikant besserer negativer prädiktiver Wert (NPV) von 97,4% gegenüber 75,5% bei nahezu identischem positivem prädiktivem Wert (PPV) von 99,1% gegenüber 97,5% erzielt werden [10]. Diese bessere diagnostische Trennschärfe wurde in der Folgezeit nicht nur in der Primärdiagnostik des Morbus Basedow erfolgreich eingesetzt, sondern auch zur Erkennung von Risikogruppen mit erhöhter Rezidivwahrscheinlichkeit. Lag nach einer 5-6 Monate dauernden thyreostatischen Therapie der TRAK-Wert über 10 U/l, konnte ein Hyperthyreoserezidiv mit einem PPV von 96,5% vorausgesagt werden. Unterhalb dieses Wertes war allerdings keine Differenzierung von Patienten mit und ohne Rezidiv in den nächsten 24 Monaten möglich [11]. Dies betraf 2/3 der untersuchten Patienten mit Morbus Basedow. Für den Verlauf einer endokrinen Ophtalmopathie konnte gezeigt werden, dass ein TRAK unter 2,6 U/l nach 5-8monatiger thyreostatischer Therapie eine hohe Spezifität von 90% für einen milden Verlauf der Erkrankung hat [12]. Die Sensitivität war mit 57% allerdings nur mäßig. Bei einem TRAK über 8,8 mU/l können Patienten mit schwerem Verlauf der endokrinen Ophtalmopathie mit einem hohen PPV von 88% erkannt werden. Als Konsequenz lässt sich die Entscheidung zu einer frühzeitigen definitiven Therapie des Morbus Basedow vor allem bei Risikogruppen ableiten.

Sonographie

Die Schilddrüsensonographie ist bei jedem Verdacht auf eine Schilddrüsenerkrankung indiziert. Als technische Voraussetzungen werden in der Leitlinie Schilddrüsendiagnostik der DGN genannt: B-Mode Ultraschallgerät mit Linear- oder Sektor-Schallkopf und ein 7,5-MHz-Schallkopf oder eine höhere Frequenz [6]. Zur Qualitätskontrolle wird gefordert, dass Herdbefunde ab 3 mm zuverlässig erkannt werden sollen. Die Durchführung erfolgt üblicherweise in Rückenlage mit Darstellung beider Schilddrüsenlappen im Transversal- und Longitudinalschnitt. Das Schilddrüsenvolumen wird als Summe der Volumina beider Schilddrüsenlappen bestimmt. Zur Volumenbestimmung eines Schilddrüsenlappens kann die Formel für das Rotationsellipsoid verwendet werden: Volumen (cm^3) = Länge (cm) x Breite (cm) x Tiefe (cm) x 0,5. Das Schilddrüsenvolumen ist alters-, geschlechts- und gewichtsabhängig. Als Referenzbereich für Erwachsene gelten bis 18 ml bei Frauen und bis 25 ml bei Männern [13]. Inwieweit diese aus dem Jahr 1983 und damit aus Zeiten des allgemeinen Jodmangels in Deutschland stammenden Referenzwerte heute noch Gültigkeit haben, muss allerdings bezweifelt werden. Als Referenzbereich für Kinder werden angegeben: Mädchen mit 6 Jahren bis 5 ml, mit 9 Jahren bis 9 ml, mit 14 Jahren bis 15 ml; Jungen mit 6 Jahren bis 5 ml, mit 9 Jahren bis 8 ml, mit 14 Jahren bis 15 ml [14,15]. Eine detaillierte altersabhängige Aufteilung findet sich auch bei [16]. Der vom Untersucher abhängige Fehler (Interobserver-Varianz) wird mit 10 bis 30% angegeben. Die DGN verlangt eine umfassende Dokumentation der Befunde [6]. Das errechnete Volumen, Besonderheiten in Lage und Form, die Beurteilung der Binnenstruktur in echonormal/echoarm/echoreich und homogen/inhomogen, eine exakte Beschreibung umschriebener Herdbefunde durch Lokalisation, Größe (in drei Ebenen), Echogenität und Begrenzung sowie die Beurteilung benachbarter Strukturen im Halsbereich, insbesondere zervikale Lymphknoten und die Nebenschilddrüsenregion soll schriftlich festgehalten werden. Darüber hinaus müssen alle wesentlichen Befunde im Bild dokumentiert werden. Da diese Dokumentation zeitaufwendig ist, erfolgt sie in der Praxis oft unvollständig. Überweisungen mit dem Zielauftrag „Szintigraphie bei Knoten links von 1,5 cm“ sind leider keine Seltenheit.

Wegen unzureichender Dokumentation muss die Sonographie dann vom Spezialisten wiederholt werden. Bei der Autonomie findet man eine Vielzahl von Befunden. Dabei werden einzelne Herdbefunde in einer Struma nodosa oder normaler Schilddrüse, eine knotige Durchbauung eines oder beider Schilddrüsenlappen aber auch eine homogene Parenchymstruktur beobachtet [17]. Fokale Autonomien sind im B-Bild zu ca. 75% echoarm, oft mit zystischer Degeneration, zu ca. 25% aber auch echonormal, echoreich oder echokomplex. Es überwiegt ein inhomogenes Schallbild. In der Farbdopplersonographie findet man oft eine vermehrte Durchblutung im Randbereich. Ein entsprechendes Beispiel zeigen die Abbildungen 1A-C. Die zusätzlich durchgeführte Szintigraphie bestätigt den Verdacht auf eine unifokale Autonomie allerdings nicht. Deshalb haben Methoden wie die farbkodierte Dopplersonographie, die Power-Dopplersonographie und die 3-D-Sonographie keinen gesicherten Stellenwert in der Diagnostik und Verlaufskontrolle von Schilddrüsenerkrankungen [6].

Szintigraphie

Die Schilddrüsenszintigraphie mit ^{99m}Tc-Pertechnetat ist zur Abklärung tastbarer und/ oder sonographisch abgrenzbarer Herdbefunde ab 1 cm im maximalen Durchmesser indiziert. Weitere Indikationen sind der Verdacht auf eine fokale oder disseminierte Autonomie bei manifester oder latenter Hyperthyreose, diagnostisch unklare Fälle in der Abklärung von Morbus Basedow und chronisch lymphozytärer Thyreoiditis, nach definitiver Therapie zur Dokumentation des Therapieerfolges und ggf. zur Verlaufskontrolle bei unbehandelten fokalen Autonomien [6]. Die technischen Voraussetzungen und die Durchführung sind detailliert in der entsprechenden Leitlinie wiedergegeben [6]. Typischerweise findet man eine fokale Mehrspeicherung in Projektion auf einen im Ultraschall abgrenzbaren Knoten. Darüber hinaus stellt sich auch oft die übrige Schilddrüse mit mehr oder weniger inhomogener Aktivitätsverteilung dar [18,19]. Im Einzelfall werden insbesondere bei knotig durchbauter Schilddrüse auch minderspeichernde Areale beobachtet. Bei der disseminierten Autonomie wird überwiegend ein inhomogenes Speicherbild im Szintigramm beobachtet, wobei Kombinationen mit fokalen Autonomien nicht selten sind [18-20]. Eine homogene, diffuse Mehrspeicherung ist hingegen eher selten. Die Differentialdiagnose einer disseminierten Autonomie und eines Morbus Basedow bei vorbestehender Struma kann aufgrund der Szintigraphie alleine schwierig sein. Im Zeitalter des TRAK-human bleiben allerdings nur wenige Fälle ungeklärt.

Als Normwert zum Nachweis bzw. Ausschluss einer funktionellen Autonomie wurde noch Mitte der 90er Jahre ein Schilddrüsenuptake unter TSH-Supression von 1,5% angesehen [21]. Dabei ist bei verbesserter Iodversorgung eine Abnahme auch des Suppressionsuptakes zu beobachten [21]. Vorbehaltlich aktueller Studien wird heute oft schon ein Suppressionsuptake von 1,0% als Grenzwert verwendet bzw. bei eindeutig fokaler Autonomie auch darunter, insbesondere wenn eine endogene TSH-Suppression besteht oder der Patient symptomatisch ist. Bei der Interpretation des Schilddrüsenuptakes müssen, neben der individuellen Iodversorgung als dem wichtigsten Parameter, auch andere Einflussfaktoren berücksichtigt werden. Die Einnahme von Schilddrüsenhormonen und Perchlorat führt oft zu einem verminderten Uptake, der aber auch bei vorausgegangener Iodexposition und bestimmten Schilddrüsenerkrankungen, wie Thyreoiditiden, beobachtet wird. Ein vermehrter Uptake findet sich bei längerer Thyreostatika-Einnahme, beim Morbus Basedow aber auch als Rebound-Effekt nach Absetzen einer Schilddrüsenhormon- und vor allem einer Thyreostatikatherapie sowie generell in einer Iodmangelsituation. Differentialdiagnostische Probleme kann dabei insbesondere die Iod-induzierte Hyperthyreose im Anfangsstadium bereiten, bei der aufgrund der Iodexposition der Uptake oft vermindert ist und noch keine manifeste Hyperthyreose besteht. Um die Schilddrüsenszintigraphie adäquat zu interpretieren, braucht der Nuklearmediziner deshalb eine Vielzahl von Informationen:

- Schilddrüsenszintigramm
- schilddrüsenwirksame Medikamente
- iodreiche Ernährung
- Exposition mit jodhaltigen Röntgenkontrastmitteln/Hautdesinfektionsmitteln
- Schilddrüsenfunktionsparameter, v. a. TSH
- Lokalisation sonographischer Befunde einschließlich Bilddokumentation
- Befunde früherer Schilddrüsenszintigramme
- kürzlich applizierte Radiopharmaka

Die Abbildung 2 zeigt ein typisches Szintigramm einer bifokalen Autonomie mit zwei hyperfunktionellen Knoten im linken Schilddrüsenlappen bei normal großer Schilddrüse und endogener TSH-Suppression. Die Patientin wurde bei deutlich erhöhtem Suppressionsuptake von 2,3% und klinischer Symptomatik einer Radiojodtherapie zugeführt.

In Abbildung 3A und 3B ist ein Fall dargestellt, bei dem suppressions-szintigraphisch eine disseminierte Autonomie sicher ausgeschlossen wurde, nachdem initial bei der Kombination ältere Patientin, diffus vergrößerte Schilddrüse mit inhomogener Binnenstruktur und relativ hohem Uptake bei normalem TSH differentialdiagnostisch eine disseminierte Autonomie von einer Iodmangelstruma abgegrenzt werden musste. Die Patientin erhielt eine medikamentöse Strumatherapie.

Auch zur Differentialdiagnose des Morbus Basedow von der Hashimoto-Thyreoiditis mit initialer Hyperthyreose ist die Schilddrüsenszintigraphie geeignet, wie vor wenigen Jahren von einer Göttinger Arbeitsgruppe gezeigt wurde [22]. Bei 110 unbehandelten Patienten mit Hyperthyreose aus den Jahren 1995-1999 konnte anhand eines

Suppressionsuptakes von 2,0% mit einer Sensitivität von 96% und einer Spezifität von 94% zwischen Morbus Basedow und Hashimoto-Thyreoiditis unterschieden werden [22].

Zusammenfassung

In der Regel braucht man zur Diagnostik der funktionellen Autonomie der Schilddrüse und des Morbus Basedow neben der klinischen Untersuchung und der Anamnese sowohl die *in vitro* Verfahren, den Ultraschall und die Szintigraphie. Letztere ist bei Verdacht auf Morbus Basedow nicht regelhaft erforderlich. Für den rationalen und rationellen Einsatz dieser Verfahren wurden in den letzten Jahren verschiedene Algorithmen entwickelt. Ein nach Ansicht des Autors recht gelungener Algorithmus findet sich bei [1]. Welche Verfahren auch immer eingesetzt werden, wichtig ist, bei der Interpretation der Befunde die Aussagekraft aber auch die Limitationen eines jeden Verfahrens zu berücksichtigen und in die Beurteilung einfließen zu lassen. Einige relevante Aspekte wurden hier vorgestellt. Die Herausforderung liegt für den Experten nicht nur in der korrekten Interpretation der verschiedenen Befunde, sondern vielmehr darin, diese Befunde mit dem individuellen Krankheitsbild eines Patienten in Einklang zu bringen.

Literatur

[1] Hörmann R.: Schilddrüsenkrankheiten. Blackwell Verlag (2001) 3. Auflage.

[2] Bähre M., Hilgers R., Lindemann C. et al.: Physiological aspects of the thyroid trapping function and its suppression in iodine deficiency using 99mTc pertechnetate. Acta Endocrinol (1987) 115: 175-182.

[3] Füssl H.S.: Schilddrüse nur latent gestört. MMW Fortschr Med (2004) 146: 4-6.

[4] Spencer C.A., Schwarzbein D., Guttler R.B. et al.: Thyrotropin (TSH)-releasing hormone stimulation test responses employing third and fourth generation TSH assays. J Clin Endocrinol Metab (1993) 76: 494-498.

[5] Saller B., Broda N., Heydarian R. et al.: Utility of third generation thyrotropin assays in thyroid function testing. Exp Clin Endocrinol Diabetes (1998) 106: Suppl 4:S29-33.

[6] http://leitlinien.net/

[7] Caron P.J., Nieman L.K., Rose S.R. et al.: Deficient nocturnal surge of thyrotropin in central hypothyroidism. J Clin Endocrinol Metab (1986) 62: 960-964.

[8] Siegmund T., Scholz I., Schumm-Draeger P.M.: Diagnostische Weichenstellung mit TSH und Sonographie. MMW Fortschr Med (2004) 146: 66-69.

[9] Bähre M., Hilgers R., Lindemann C. et al.: Physiological aspects of the thyroid trapping function and its suppression in iodine deficiency using 99mTc pertechnetate. Acta Endocrinol (1987) 115: 175-182.

[10] Schott M., Feldkamp J., Bathan C. et al.: Detecting TSH-receptor antibodies with the recombinant TBII assay: technical and clinical evaluation. Horm Metab Res (2000) 32: 429-35.

[11] Schott M., Morgenthaler N.G., Fritzen R. et al.: Levels of autoantibodies against human TSH receptor predict relapse of hyperthyroidism in Graves‘ disease. Horm Metab Res (2004) 36: 92-96.

[12] Eckstein A.K., Plicht M., Lax H. et al.: Thyrotropin receptor autoantibodies are independent risk factors for Graves‘ ophthalmopathy and help to predict severity and outcome of the disease. J Clin Endocrinol Metab (2006) 91: 3464-3670.

[13] Olbricht T., Schmitka T., Mellinghoff U. et al.: Sonographic determination of thyroid volume in subjects with healthy thyroids. Dtsch Med Wochenschr (1983) 108: 1355-1358.

[14] Gutekunst R., Smolarek H., Wachter W. et al.: Goiter epidemiology.IV. Thyroid volumes in German and Swedish school children. Dtsch Med Wochenschr (1985) 110: 50-54.

[15] WHO: Recommended normative values for thyroid volume in children aged 6-15 years. WHO Bulletin (1997) 75: 95-97.

[16] Hampel R.: Diagnostik und Therapie von Schilddrüsenfunktionsstörungen. Uni-Med Verlag (2002) 2.Auflage.

[17] Becker D., Beuscher-Willems B., Brügmann L.: Ultraschall-Kursbuch. Thieme Verlag, (2003) 4. Auflage.

[18] Ramelli F., Studer H., Bruggisser D. et al.: Pathogenesis of thyroid nodules in multinodular goiter. Am J Pathol (1982) 109: 215–223.

[19] Peter H.J., Gerber H., Studer H.: Pathogenesis of heterogeneity in human multinodular goiter. J Clin Invest (1985) 76: 1992–2002.

[20] Studer H., Peter H.J., Gerber H.: Natural heterogeneity of thyroid cells: the basis for understanding thyroid function and nodular goiter growth. Endocr Rev (1989) 10: 125-135.

[21] Reinhardt M.J., Högerle S., Trupkovic T. et al.: Influence of urinary iodine excretion on thyroid technetium-99m pertechnetate uptake with and without TSH suppression: what happens when iodine supply increases? Eur J Nucl Med (1998) 25: 1475-1481.

[22] Sahlmann C.O., Siefker U., Lehmann K. Et al.: Quantitative thyroid scintigraphy for the differentiation of Graves' disease and hyperthyroid autoimmune thyroiditis. Nuklearmedizin (2004) 43: 124-128.

Abb. 1a:

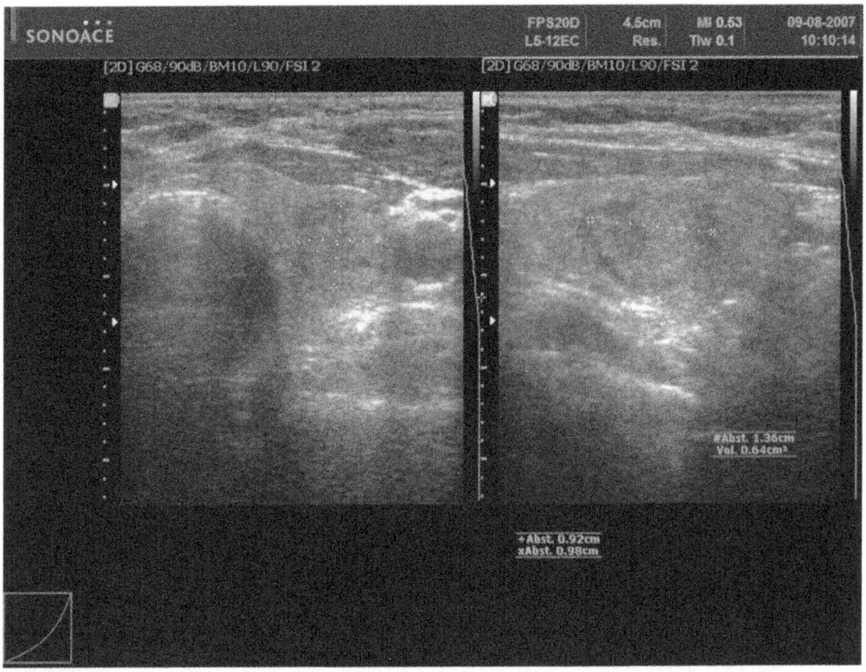
SONOACE
FPS20D
L5-12EC
4.5cm
Res.
MI 0.53
TIw 0.1
09-08-2007
10:10:14
[2D] G68/90dB/BM10/L90/FSI 2
[2D] G68/90dB/BM10/L90/FSI 2
#Abst. 1.36cm
Vol. 0.64cm³
+Abst. 0.92cm
xAbst. 0.98cm

Abb. 1b:

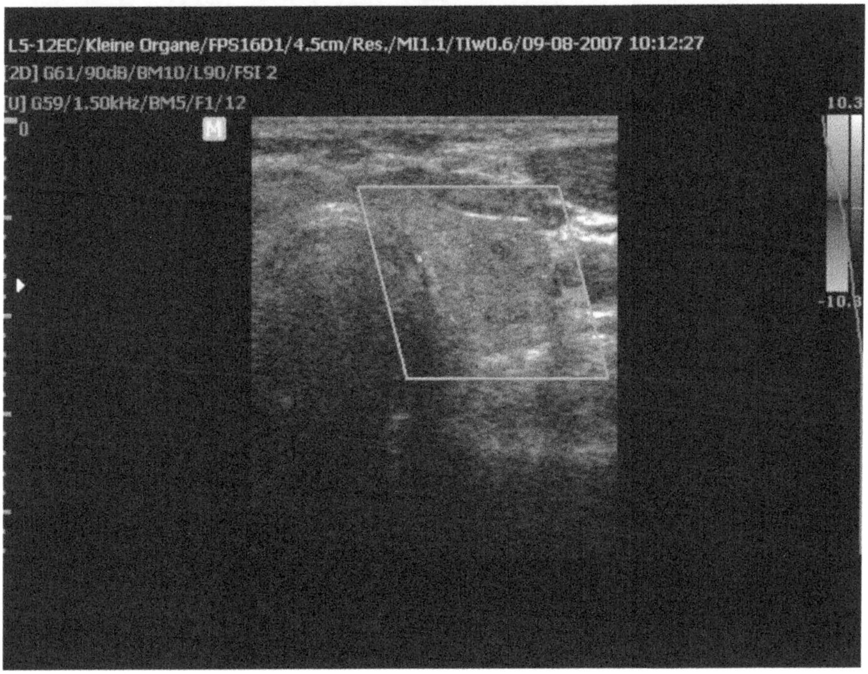
L5-12EC/Kleine Organe/FPS16D1/4.5cm/Res./MI1.1/TIw0.6/09-08-2007 10:12:27
[2D] G61/90dB/BM10/L90/FSI 2
[U] G59/1.50kHz/BM5/F1/12
10.3
-10.3

Abb. 1c:

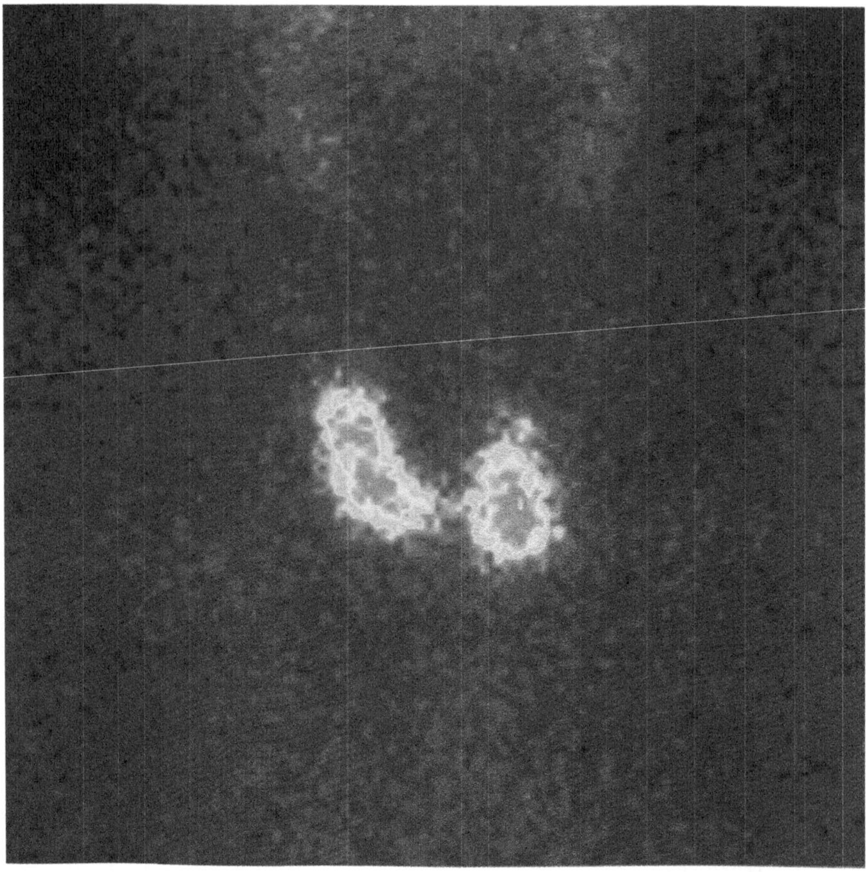

Abb. 1: Struma uninodosa Grad I mit einem kleinen, echoarmen Knoten im linken Schilddrüsenlappen (A). Im Color-Doppler zeigt sich ein hypervaskularisierter Randsaum, verdächtig auf eine unifokale Autonomie (B). Die zusätzlich durchgeführte Szintigraphie zeigt eine volumenproportionale Speicherung mit einem Gesamtuptake von 1,1% (C). Eine Autonomie kann damit ausgeschlossen werden.

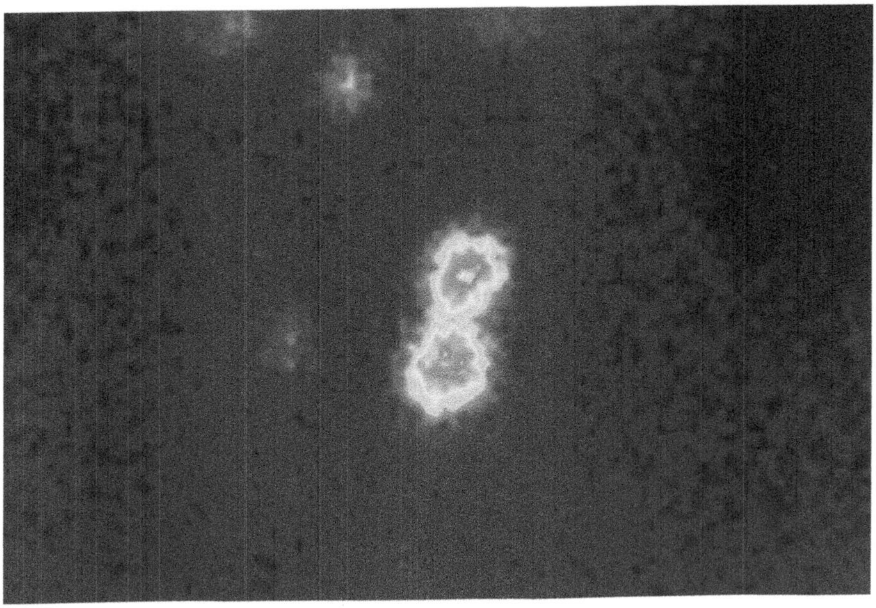

Abb. 2: Szintigramm einer 56 jährigen Patientin mit vermehrter Unruhe und Schlafstörungen. Das TSH war endogen supprimiert. Im Ultraschall fanden sich 2 Knoten im linken Schilddrüsenlappen bei einem Gesamtvolumen der Schilddrüse von 18 ml. Der Schilddrüsenuptake war mit 2,3% deutlich erhöht. Die Patientin wurde einer Radioiodtherapie zugeführt.

Abb. 3a:

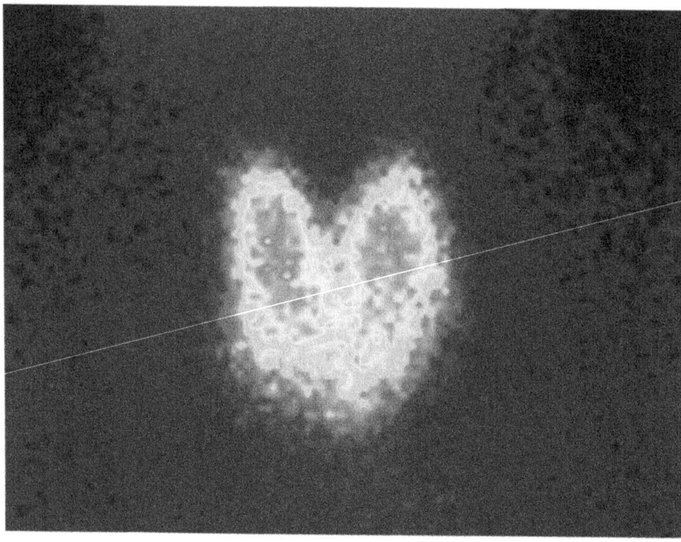

Abb. 3b:

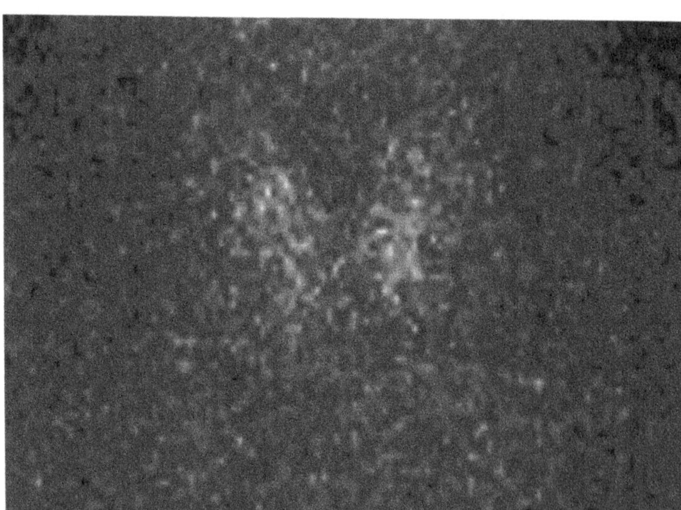

Abb. 3: Szintigramm einer 60 jährigen Patientin mit sichtbarer Struma ohne typische Symptomatik. Das TSH betrug 1,46 mIU/l. Im Ultraschall zeigte sich eine Struma diffusa von 48 ml Gesamtvolumen mit inhomogener und überwiegend echonormaler Binnenstruktur. Der Schilddrüsenuptake im Szintigramm betrug 2,8% (A). Zum Ausschluss einer disseminierten Autonomie wurde ein Suppressionsszintigramm angefertigt. Der Uptake betrug 0,2% (B). Damit war eine funktionelle Autonomie ausgeschlossen und die Patientin erhielt eine medikamentöse Strumatherapie.

3.3 Therapie der funktionellen Autonomie und des Morbus Basedow

3.3.1 Thyreostatische Therapie

K.-M. Derwahl

Jede Form der Hyperthyreose wird primär mit den Thionamiden Thiamazol (Methimazol), Carbimazol, ein Prodrug des Thiamazols, oder Propylthiouracil behandelt. Eine Ausnahme stellt eine destruierende Form einer Thyreoiditis (z. B. Thyreoiditis de Quervain) dar, da in diesem Fall die Hyperthyreose auf einer destruktionsbedingten Freisetzung von Schilddrüsenhormonen und nicht auf einer gesteigerten Synthese beruht.

Thionamide hemmen die Thyreo-Peroxidase (TPO) und damit die Synthese von Schilddrüsenhormonen. Propylthiouracil hemmt darüber hinaus die extrathyroidale Deiodination von Thyroxin zu Trijodthyronin und kann auf diese Weise etwas schneller initial die Serum-T3-Konzentration und damit die Symptome einer Hyperthyreose hemmen.

In der Praxis erfolgt in Deutschland die Therapie primär mit Thiamazol oder dem Prodrug Carbimazol, das erst nach Umwandlung in Thiamazol wirksam wird. Propylthiouracil wird in der Regel nur zur thyreostatischen Therapie in der Schwangerschaft (s. u.) eingesetzt. Die Thionamide hemmen die durch die TPO katalysierte Iodination des Thyroxin und verzögern dadurch die Schilddrüsenhormonsynthese. Dabei ist die Wirkung der Thyreostatika abhängig vom intrathyreoidalen Iodgehalt: Umso höher der Iodgehalt, desto größer ist die erforderliche Dosis des Thyreostatikums. Dies erklärt die Tatsache, dass bei Iodmangel geringere Thionamiddosen ausreichen und umgekehrt bei Iodkontamination, z. B. durch iodhaltige Kontrastmittel, sehr viel höhere Thyreostatika-Dosen zur Behandlung der Hyperthyreose benötigt werden.

Dosierung von Thiamazol, Carbimazol und Propylthiouracil und Gabe von Betablockern, Perchlorat und Lithium

Da Carbimazol erst im Organismus zu Thiamazol metabolisiert wird, ist der Wirkungseintritt von Carbimazol in der thyreostatischen Therapie der Hyperthyreose verzögert. 15 mg Carbimazol werden zu etwas weniger als 10 mg Thiamazol umgewandelt. Die pharmakologische Wirkung von Thiamazol beträgt etwa 24 Stunden, so dass die einmalige tägliche Gabe von Thiamazol oder Carbimazol in der Behandlung der Hyperthyreose ausreichend ist. Im Gegensatz dazu ist die Halbwertzeit von Propylthiouracil kürzer, so dass dieses Thyreostatikum 2-3 mal pro Tag verabreicht werden muss. Die Dosierungen von Thiamazol, Carbimazol und Propylthiouracil sind in Tabelle 1 wiedergegeben.

Tab. 1. Thyreostatika und ihre Dosierungen

Medikament	Initialtherapie (mg/Tag)	Erhaltungsdosis (mg/Tag)
Thiamazol	10–40	2,5–10
Carbimazol	15–60	5–15
Propylthiouracil	150–300	30–150

Die Initialdosis der thyreostatischen Therapie richtet sich im Wesentlichen nach der Schwere der Hyperthyreose, d. h. dem klinischen Bild und den peripheren Schilddrüsenhormon-spiegeln (Übersicht bei [1]). Berücksichtigt wird ferner das Ausmaß des Iodmangels, da wie oben beschrieben, die Thionamidwirkung durch hohe intrathyreoidale Iodspiegel beeinträchtigt wird.

Zur Initialtherapie sind im Allgemeinen bei leichter Hyperthyreose 10–15 mg Thiamazol ausreichend, bei mittelschwerer klinischer Hyperthyreose-Symptomatik 20-30 mg und nur bei schwerer Hyperthyreose 40 mg, bei Iodkontamination ggf. noch höhere Thiamazoldosen.

Propylthiouracil wird meist nur in der Schwangerschaft gegeben und als Alternativpräparat beim Auftreten von leichten Nebenwirkungen (Exanthem, Arthralgien) unter der Gabe von Thiamazol oder Carbimazol, da es nur bei einem kleineren Teil der Patienten zu einer Kreuzallergie zwischen Thiamazol und Propylthiouracil kommt. Bei Agranulozytose oder anderen schweren Nebenwirkungen der Thyreostatika-Therapie ist auch Propylthiouracil kontraindiziert. Als Alternative ist eine Therapie mit (s. u.) Perchlorat oder (besser) eine unmittelbare ablative Therapie (Operation, Radioiodtherapie) indiziert.

Perchlorat hemmt den Natrium-Iodid-Symporter, der Iodid gleichzeitig mit Natrium aktiv in die Schilddrüse transportiert. Die thyreostatische Therapie von Perchlorat beruht also auf einer Iodidverarmung der Schilddrüse, so dass der thyreostatische Effekt erst sehr verzögert auftritt. Bei der Iod-induzierten Hyperthyreose ist die Gabe von Perchlorat im Allgemeinen nicht sinnvoll, da die Schilddrüse bereits massiv mit Iodid überschwemmt ist. Ausnahme ist die Amiodaron-induzierte Hyperthyreose, da Amiodaron im Fettgewebe gespeichert wird und das frei gesetzte Iodid kontinuierlich in die Schilddrüse aufgenommen werden kann. Die Perchlorat-Therapie ist im Allgemeinen keine Dauertherapie, da es unter Perchlorat ebenfalls zu schweren Nebenwirkungen (Agranulozytose) kommen kann. Sie sollte nur von einem erfahrenen Arzt eingeleitet und kontrolliert werden. Perchlorat wird in der Regel vor Gabe iodhaltiger Kontrastmittel bei bekannter Autonomie bzw. bei latenter Hyperthyreose (bei manifester Hyperthyreose in Kombination mit Thiamazol) zur Hemmung der Iodaufnahme eingesetzt.

Auch Lithium hat eine thyreostatische Wirkung. Es hemmt die proteolytische Freisetzung von Schilddrüsenhormonen aus Thyreoglobulin, verlängert die thyreoidale Halbwertzeit von Iod und hemmt die periphere Konversion von Thyroxin zu Triiodthyronin. Lithium, das in der Psychiatrie zur Behandlung der manisch-depressiven Erkrankung eingesetzt wird, wird daher auch gelegentlich zur Behandlung der Iod-induzierten Hyperthyreose verwendet.

Eine symptomatische Therapie mit Betablockern ist bei allen Hyperthyreose-Patienten indiziert, die unter den Folgen eines gesteigerten Sympathikotonus (z. B. tachykarde Herzrhythmusstörungen) leiden. Häufig wird Propanolol (1-3 mal 10-20 mg und mehr) empfohlen; grundsätzlich ist aber auch jeder andere Betablocker möglich. Bei leichten Formen einer Hyperthyreose ist im Einzelfall auch ausschließlich eine Betablocker-Therapie indiziert.

Nebenwirkungen

Die Nebenwirkungen der thyreostatischen Therapie sind in Tabelle 2 wiedergegeben. Nebenwirkungen wie Juckreiz und leichte Hautrötungen sind meist harmlos und treten häufig nur vorübergehend auf. Bei einem ausgeprägten Exanthem ist ein Therapieversuch mit Propylthiouracil indiziert. Nebenwirkungen unter thyreostatischer Therapie treten im Allgemeinen nur in den ersten 3 Monaten auf und sind dosisabhängig, so dass die thyreostatische Therapie mit einer möglichst niedrigen Dosis durchgeführt werden sollte. Die Remissionsrate eines Morbus Basedow ist nicht von der Höhe der thyreostatischen Dosis abhängig; unter höherer thyreostatischer Dosis kommt es lediglich zu einem früheren Eintritt der Euthyreose. Schwerwiegende Nebenwirkungen der thyreostatischen Therapie sind Blutbildveränderungen (Agranulozytose, Thrombozytopenie und Panzytopenie) und eine cholestatische Hepatopathie. Diese vorwiegend unter höher dosierter thyreostatischer Therapie auftretenden Nebenwirkungen, machen einen sofortigen Abbruch der thyreostatischen Therapie erforderlich. Bei Agranulozytose und ggf. bei ausgeprägter Thrombozytopenie bzw. schwerer Panzytopenie ist eine Klinikeinweisung indiziert, um diese schwerwiegenden hämatologischen Nebenwirkungen und daraus resultierende schwere Infektionen kompetent behandeln zu können (z. B. Gabe von Granulozyten-Kolonie-stimulierenden Faktor bei Agranulozytose). Wichtig ist es, den Patienten darauf hinzuweisen, dass auftretende Ulzera im Mund und Rachenbereich sowie Fieber Hinweise auf eine Agranulozytose sein können. Auch bei der cholestatischen Hepatopathie ist eine Klinikbehandlung in schweren Fällen unumgänglich.

Tab: 2. Leichte und schwere Nebenwirkungen der thyreostatischen Therapie (modifiziert nach [2])

Leichte Nebenwirkungen:	– Rötung und Exanthem – Urtikaria – Arthralgien – Geschmacks- und Riechstörungen – Anorexie – Übelkeit – Fieber
Schwere Nebenwirkungen:	– Agranulozytose – Thrombozytopenie – Lupus-ähnliches Syndrom – Vaskulitis – Akute Hepatitis (Lebernekrose) – Cholestatische Hepatopathie

Kontraindikationen

Eine Kontraindikation für eine thyreostatische Therapie ist im Wesentlichen nur das Auftreten einer schwerwiegenden Nebenwirkung. Die Schwangerschaft stellt keine Kontraindikation für eine thyreostatische Therapie dar (s. u.). Lediglich eine Kombinationstherapie mit Levothyroxin sollte vermieden werden, da in der Schwangerschaft eine möglichst niedrige thyreostatische Therapie angestrebt wird und Kombinationstherapien höhere Dosen eines Thyreostatikums erforderlich machen.

Verlauf und Therapiekontrollen

Bis zum Erreichen der Euthyreose sind Kontrollen der Schilddrüsenfunktion in 2-3wöchigen Abständen indiziert, danach in 6-12wöchigen Abständen. Kontrolliert werden in den ersten Wochen nur das freie T3 und das freie T4; das basale TSH sollte frühestens nach 4-6 Wochen überprüft werden. Wichtig ist es, im ersten Vierteljahr der thyreostatischen Therapie auch das Blutbild und die Leberenzyme mitzubestimmen. Eine Bestimmung der Schilddrüsenautoantikörper (TSH-Rezeptor-Antikörper (TRAK) und TPO-Antikörper) beim Morbus Basedow (s. u.) ist bis zum Ende der thyreostatischen Therapie nicht notwendig. Allenfalls am Ende der thyreostatischen Therapie, nach 1 bis 1½ Jahren, können TRAK bestimmt werden, da sehr niedrige bzw. normale TRAK für eine bleibende Remission sprechen (Übersicht bei [1]).

Nach Normalisierung der Schilddrüsenhormone wird bei Anstieg des TSH in den mittleren Normbereich mit einer Reduktion der thyreostatischen Dosis begonnen. Bei geringer Patienten-Compliance bzw. bei Patienten, für die häufigere Kontrollen der Schilddrüsenfunktion nicht möglich sind, kann eine Kombinationstherapie mit Levothyroxin sinnvoll sein. Die Kombinationstherapie aus Thyreostatikum und Levothyroxin führt zu einer etwas stabileren Stoffwechsellage und verhindert ein Absinken in den hypothyreoten Bereich. Allerdings werden bei dieser Therapie etwas höhere Thyreostatika-Dosen benötigt.

Besonderheiten der thyreostatischen Therapie des Morbus Basedow

Wie bei vielen Autoimmunerkrankungen gibt es auch beim Morbus Basedow Spontanremissionen ohne therapeutische Intervention. Solche Spontanremissionen werden heute nur noch bei Patienten mit sehr leichter Hyperthyreose gefunden, die unter Betablocker-Therapie innerhalb eines Jahres meist wieder euthyreot werden [2]. Da in der Regel bei ausgeprägterer Hyperthyreose alle Patienten thyreostatisch behandelt werden, liegen Statistiken über Spontanremissionen (ohne thyreostatische Therapie) bei diesen Patienten nicht vor. Ebenso ungeklärt ist die Frage, ob Thyreostatika eine postulierte, immunsuppressive bzw. immunmodulierende Wirkung haben oder ausschließlich die nachgewiesene, hemmende Wirkung auf die Schilddrüsenhormonsynthese. Wenn ausschließlich die Hemmung dieser Überfunktion durch Thyreostatika bewirkt wird, wäre die Rückbildung des Autoimmunprozesses beim Morbus Basedow letztlich auf eine Spontanremission zurückzuführen [3].

Die Basis der Behandlung der Basedow-Hyperthyreose ist die thyreostatische Therapie über 1–1½ Jahre, bei einem Rezidiv die Radioiodtherapie und bei einer großen Struma eine nahezu totale Thyreoidektomie (Übersicht bei [1]). Die Indikation zu den einzelnen Therapieformen überlappen sich jedoch. So kann beim Morbus Basedow und einer sehr großen Struma nach initialer thyreostatischer Therapie schon frühzeitig eine Operation angestrebt werden. Andererseits kann im Einzelfall bei einem Rezidiv und einer eher kleinen Struma auch eine Operation statt einer Radioiodtherapie sinnvoll sein, z. B. bei Frauen mit Kinderwunsch.

Da die Nebenwirkungen der thyreostatischen Therapie dosisabhängig sind, besteht heute die Strategie, eine möglichst niedrig dosierte thyreostatische Therapie durchzuführen. Hinsichtlich des Therapieerfolges (der Remissionsrate) gibt es keinen Unterschied zwischen einer hochdosierten Therapie mit 40 mg Thiamazol und einer niedrig dosierten Therapie mit 10 mg nach einem Jahr [4]. Die höhere Dosierung führt lediglich zu einem frühzeitigeren Erreichen der Euthyreose. Deshalb wird die thyreostatische Therapie je nach Schweregrad der Hyperthyreose im Allgemeinen z. B. mit 20–40 Thiamazol mg pro Tag begonnen und dann nach wenigen Wochen schrittweise reduziert. Eine Ausnahme ist die Iod-induzierte Hyperthyreose, die häufig höhere thyreostatische Dosen erforderlich macht und deren Behandlung im Allgemeinen in die Hand eines Experten gehört.

Verlauf des Morbus Basedow unter thyreostatischer Therapie: Remission und Rezidiv

Etwa 30-40% der behandelten Patienten erreichen unter thyreostatischer Therapie nach 12-18monatiger Behandlungsdauer eine Remission. Eine Fortführung der thyreostatischen Therapie bei diesen Patienten ist im Allgemeinen nicht sinnvoll, da die Wahrscheinlichkeit einer Remission bei den weiterbehandelten Patienten immer geringer wird [5]. Grundsätzlich besteht die Möglichkeit, nach Erreichen der Euthyreose unter thyreostatischer Therapie zusätzlich Levothyroxin zu geben. Diese Therapiestrategie hat keinen Einfluss auf die Remissionsrate, hilft aber Hypothyreosen unter thyreostatischer Therapie zu verhindern und ist geeignet für Patienten, denen eine regelmäßige Kontrolle nicht möglich ist oder die diese Kontrollen ablehnen. In der Schwangerschaft ist eine Kombinationstherapie kontraindiziert, da die benötigte Dosis des Thyreostatikums ansteigt und in der Schwangerschaft nur eine niedrig dosierte thyreostatische Therapie vertretbar ist (s. u.).

Sichere Zeichen für eine bleibende Remission im Einzelfall sind nicht bekannt. Für eine bleibende Remission spricht eine normale Schilddrüsengröße bzw. eine nur kleine Struma nach Abschluss der thyreostatischen Therapie, ein normalisiertes Echomuster in der Sonographie, niedrige oder nicht nachweisbare TRAK und eine fehlende oder nicht mehr aktive endokrine Orbitopathie [6].

Bei Auftreten eines Hyperthyreose-Rezidivs erfolgt zunächst eine passagere thyreostatische Therapie und dann eine ablative Therapie (Radioiodtherapie oder Operation). Bei großen Basedow-Strumen ist häufig primär nach thyreostatischer Vorbehandlung eine operative Therapie anzustreben, da mit einer Normalisierung bzw. ausreichenden Reduktion des Schilddrüsenvolumens nicht zu rechnen ist. Bei Radioiodtherapie des Morbus Basedow und einer nachweisbaren endokrinen Orbitopathie ist eine begleitende Glucocorticoid-Behandlung indiziert, um einer Verschlechterung der Orbitopathie vorzubeugen.

Sonderfall thyreostatische Therapie in Schwangerschaft und Stillzeit

Der Morbus Basedow in der Schwangerschaft verläuft im Allgemeinen mild, da bei schwerer Hyperthyreose die Konzeption weniger wahrscheinlich ist. In jedem Fall muss während einer Schwangerschaft bei Morbus Basedow eine thyreostatische Therapie durchgeführt werden. Dabei sollte eine möglichst niedrige Thyreostatika-Dosis gewählt werden. Ziel dieser Therapie ist, die Serumkonzentration des freien T4 im oberen Referenzbereich oder ein wenig darüber zu halten [7]. Eine Kombinationstherapie mit Levothyroxin muss auf jeden Fall vermieden werden, da unter Levothyroxin die notwendige Thyreostatika-Dosis höher liegt. Wesentlicher Grund dafür ist, dass Levothyroxin transplazentar kaum auf den Fötus übergeht, so dass eine höhere thyreostatische Dosis zu einer fetalen Hypothyreose führt.

Wegen der Thiamazol-assoziierten Embryopathie (typisch: Aplasia cutis congenita) wird Propylthiouracil in der thyreostatischen Therapie während der Schwangerschaft bevorzugt. Bei Unverträglichkeit von Propylthiouracil sollte aber eine Behandlung mit Thiamazol oder Carbimazol erfolgen, da in jedem Fall bei persistierender Hyperthyreose eine höhere Wahrscheinlichkeit für teratogene Effekte besteht. Im 2. oder spätestens im 3. Trimester der Schwangerschaft kommt es häufig spontan zu einer Remission der Hyperthyreose, laborchemisch nachweisbar durch den gleichzeitigen Abfall der TRAK [8]. Daher kann im 2. oder 3. Trimester meist die thyreostatische Therapie reduziert und dann im Verlauf ganz abgesetzt werden.

Eine Neugeborenen-Hyperthyreose tritt bei etwa 1–5% der Kinder auf, deren Mütter während der Schwangerschaft wegen eines Morbus Basedow behandelt wurden. Sie ist bedingt durch einen transplazentaren Übertritt von stimulierenden TRAK. Um das Risiko einer neonatalen Hyperthyreose abschätzen zu können, wird empfohlen, zu Beginn des 3. Trimesters bei allen Schwangeren mit einem Morbus-Basedow TSH-Rezeptor-Antikörper zu messen (TRAK-Assay). Die Neugeborenen dieser Mütter müssen nach der Geburt und auch im Verlauf pädiatrisch hinsichtlich ihrer Schilddrüsenfunktion überwacht werden. Unter niedriger thyreostatischer Therapie ist ein Stillen des Neugeborenen möglich.

Besonderheiten der thyreostatischen Therapie der Hyperthyreose bei der funktionellen Autonomie

Da Spontanremissionen bei der funktionellen Autonomie im Gegensatz zum Morbus Basedow unter thyreostatischer Therapie nicht eintreten können, besteht grundsätzlich bei der Autonomie die Indikation zu einer ablativen Therapie (Radioiodtherapie oder Operation). Eine Ausnahme stellen gelegentlich geriatrische Patienten aufgrund ihrer Multimorbidität oder ihrer Pflegebedürftigkeit dar. Bei diesen Patienten ist eine niedrig dosierte Dauertherapie mit 5-10 mg Thiamazol bzw. Carbimazol möglich. Vor einer Operation sollte immer eine euthyreote Stoffwechsellage angestrebt werden. Ausnahme ist die Iod-induzierte thyreotoxische Krise, bei der eine thyreostatische Therapie nicht zur gewünschten Euthyreose führt und akut unter besonderen anästhesiologischen Kautelen eine Operation als ultima ratio durchgeführt wird. Grundsätzlich erfolgt vor einer Radioiodtherapie der funktionellen Autonomie ebenfalls eine thyreostatische Therapie der Hyperthyreose mit dem Ziel einer Euthyreose. Allerdings sollte die Thyreostase 1 Woche vor und 1 Woche nach Radioiodgabe ausgesetzt werden, um einen optimalen therapeutischen Erfolg zu erzielen, wie eine gerade publizierte Metaanalyse bestätigt hat [9].

Literatur

[1] Derwahl K.M.: Autoimmunerkrankungen der Schilddrüse. Uni Med Verlag Bremen (2006).

[2] Weetman A.P.: Graves‘ disease N Engl J Med (2000) 343: 1236-1248.

[3] Weetman A.P., DeGroot L.: Autoimmunity to the thyroid gland. In: Thyroid disease manager (1999) Endocrine Education, Chicago.

[4] Reinwein D., Benker G., Lazarus J.H. et al.: A prospective randomized trial of antithyroid drug dose in Graves' disease therapy. European Multicenter Study Group on Antithyroid Drug Treatment J Clin Endocrinol Metab (1993) 76: 1516-1521.

[5] Maugendre D., Gatel A., Campion L. et al.: Antithyroid drugs and Graves' disease--prospective randomized assessment of long-term treatment. Clin Endocrinol (1999) 50: 127-132.

[6] Eckstein A.K., Lax H., Lösch C. et al.: Patients with severe Graves' ophthalmopathy have a higher risk of relapsing hyperthyroidism and are unlikely to remain in remission. Clinical Endocrinology (2007) 67: 607–612.

[7] Mandel S.J., Brent G.A., Larsen P.R.: Review of antithyroid drug use during pregnancy and report of a case of aplasia cutis Thyroid (1994) 4: 129-133.

[8] Kung A.W., Jones B.M.: A change from stimulatory to blocking antibody activity in Graves' disease during pregnancy J Clin Endocrinol Metab (1998) 83: 514-518.

[9] Walter M.A., Briel M., Christ-Crain M. et al.: Effects of antithyroid drugs on radioiodine treatment: systematic review and meta-analysis of randomised controlled trials. BMJ (2007) 334: 514.

3.3.2 Radioiodtherapie benigner Schilddrüsenerkrankungen

U. Haberkorn

Die Radioiodtherapie ist die systemische Applikation von ^{131}I mit dem Ziel eine hohe intrathyreoidale Dosis zu erhalten, um Schilddrüsengewebe auszuschalten [1-3]. ^{131}I ist ein kombinierter Beta- und Gammastrahler mit einer Halbwertszeit von 8,04 Tagen. Die Betapartikel weisen eine maximale Energie von 0,61 MeV und damit eine mittlere Reichweite von 0,5 mm auf. Die hochenergetische Gammastrahlung (364 keV) bedingt, dass die Patienten in Deutschland mindestens für 48 Stunden stationär bleiben müssen. Danach richtet sich die Entlassung nach der Dosisleistung in 2 m Abstand: Voraussetzung ist das Unterschreiten von 3,5 µSv/h, entsprechend einer Restaktivität von ca. 250 MBq. Eine vorzeitige Entlassung bei höheren Werten ist nach Anzeige (bis 17,5 µSv/h) oder nach Genehmigung (ab 17,5 µSv/h) durch die Aufsichtsbehörde möglich. Die Applikation des Radionuklids kann intravenös erfolgen, wird aber meistens oral als Kapsel oder in flüssiger Form vorgenommen. Radioiod wird rasch im Magen resorbiert, dann über den Natrium-Iodid-Symporter in die Schilddrüse transportiert und dort über die Aktivität der Thyreo-Peroxidase an Tyrosinreste des Thyreoglobulins gebunden. Dies führt zu einer selektiven Anreicherung in hormonaktiven autonomen Arealen bei gleichzeitiger Schonung der übrigen Organe.

Ziele

Die Ziele der Radioiodtherapie bei benignen Schilddrüsenerkrankungen sind:

- die dauerhafte Beseitigung der Hyperthyreose (Morbus Basedow)
- die funktionelle Ausschaltung autonomer Areale
- eine Volumenreduktion bei euthyreoter Struma

Indikationen

Indikationen für eine Radioiodtherapie sind die manifeste Hyperthyreose bei Autonomie und Morbus Basedow, die latente Hyperthyreose bei Autonomie, eine autonome Struma (abhängig von Struma- und Knotengröße oder funktioneller Relevanz; d.h. autonomes Volumen >10ml, Tc-Uptake bei supprimiertem TSH von 1-1,5% oder vollständige TSH-Suppression ohne schilddrüsenspezifische Medikation) sowie die Rezidivstruma mit und ohne Autonomie. Eine definitive Therapie der Struma ist insbesondere bei solchen euthyreoten Knotenstrumen indiziert, die trotz ausreichender Iodid- und Levothyroxin-Medikation stetig an Volumen zunehmen. Zu beachten ist eine bestehende oder fehlende Symptomatik. In der Regel sollte die Indikation nicht zu spät gestellt werden, da die Therapie mit Zunahme des autonomen Volumens bzw. der Hyperthyreose aufwendiger werden kann. Die Entscheidung muss gemeinsam mit dem Patienten in Abwägung der jeweiligen Argumente für bzw. gegen Radioiodtherapie versus Operation gefällt werden.

Eine Radioiodtherapie ist in der Regel vorzuziehen beim Morbus Basedow bei einem Schilddrüsenvolumen ≤60 ml, bei einer Autonomie mit einem Volumen ≤100 ml (wenn kein Malignomverdacht vorliegt sowie keine großen liquiden Degenerationen), bei Voroperationen, erhöhtem Operationsrisiko und bei einer Ablehnung der Operation seitens des Patienten. Eine weitere Indikation ist die Persistenz der Hyperthyreose oder ein Rezidiv 6-12 Monate nach Beginn einer konservativen Therapie des Morbus Basedow. Eine Radioiodtherapie ist kontraindiziert bei Schwangeren und stillenden Müttern. Die Operation ist dagegen anzustreben bei Nichtzutreffen der genannten Kriterien, insbesondere bei Kompressionssymptomen, der Notwendigkeit eines sofortigen Therapieeffekts und natürlich bei einer Ablehnung der Radioiodtherapie seitens des Patienten. Ferner ist eine Operation als Alternative zur Radioiodtherapie nach konservativer Therapie des Morbus Basedow bei Persistenz oder Rezidiv möglich.

Eine thyreostatische Therapie wird nur selten bevorzugt: z. B. bei Morbus Basedow mit geringem Rezidivrisiko (weibliches Geschlecht, Alter >40 J, Schilddrüsenvolumen unter 40 ml, TSH-Rezeptor-Antikörper (TRAK) unter 10 IU/l) und wenn relevante Begleiterkrankungen vorliegen, die gegen eine Operation oder eine Radioiodtherapie sprechen.

Beim Morbus Basedow wird nach Erstdiagnose zunächst 6-12 Monate thyreostatisch behandelt, da die spontane Remissionsrate bei ca. 50% liegt. Ein Alter <40 Jahre, männliches Geschlecht, Schilddrüsenvolumen >40 ml, endokrine Orbitopathie und hohe TRAK-Werte sprechen für eine geringe Remissionswahrscheinlichkeit und somit für eine relativ frühzeitige definitive Therapie.

Vorbereitung

Zur Vorbereitung auf die Radioiodtherapie ist mindestens 4 Wochen vor Therapie auf die Vermeidung einer exzessiven Iodzufuhr zu achten, wie z. B. iodhaltige Kontrastmittel, iodhaltige Medikamente wie Amiodaron. Eine thyreostatische Medikation sollte soweit möglich mindestens 1-2 Tage vor Radioiodgabe abgesetzt werden. Ferner wird eine jodarme Diät ohne Fisch, Meeresfrüchte und Algenprodukte ca.3-10 Tage vor Therapie bzw. Radioiodtest als sinnvoll angesehen.

Bei der Autonomie wird eine peripher euthyreote Stoffwechsellage mit TSH-Suppression (≤0,3 mU/l) angestrebt, um eine spezifische Iodaufnahme in den autonomen Arealen bei Aussparung des normalen Schilddrüsengewebes zu erreichen. Daher ist bei einer kompensierten Autonomie die Gabe von Schilddrüsenhormonen vor der Radioiodtherapie mit dem Ziel einer Suppression des TSH notwendig. Beim Morbus Basedow ist keine TSH-Suppression erforderlich. Die Therapie sollte bei euthyreoter Stoffwechsellage erfolgen. Vor der Therapie des Morbus Basedow ist eine augenärztliche Untersuchung sinnvoll, um eine bei der klinischen Untersuchung nicht apparente, endokrine Orbitopathie nicht zu übersehen. Bei vorbestehender endokriner Orbitopathie sollte einen Tag vor oder am Tage der Radioiodapplikation die Gabe von Corticoiden (ca. 0,5 mg/kg Körpergewicht Prednisolon) beginnen. Diese kann bei florider oder exazerbierender endokriner Orbitopathie, bei der die Indikation zur Radioiodtherapie besonders streng zu stellen ist, auf bis zu 1,5 mg/kg gesteigert werden.

Bei einer Struma mit multifokaler Autonomie orientiert sich die Schilddrüsenhormongabe an der Frage, ob der funktionelle oder der mechanische Aspekt im Vordergrund steht: TSH-Suppression bei Überwiegen des funktionellen Aspekts, keine Gabe von Schilddrüsenhormonen bei vorwiegend mechanischen Beschwerden. Bei sehr großen Strumen sowie bei klinischem Hinweis auf mechanische Auswirkungen auf die Luftröhre sollte eine Trachea-Zielaufnahme zum Ausschluss einer Trachealstenose erfolgen.

Bei manifester Hyperthyreose kann eine thyreostatische Therapie bis zur Radioiodtherapie und anschließend überbrückend bis zum Wirkungseintritt erfolgen. Zur Aufklärung gehören die Information über die verschiedenen verfügbaren Therapieformen unter Berücksichtigung von Nutzen und Risiko, Nebenwirkungen, Durchführung der Radioiodtherapie unter stationären Strahlenschutzbedingungen, strahlenhygienische Maßnahmen nach der Entlassung, die Notwendigkeit der Kontrazeption über 4-6 Monate, Notwendigkeit der lebenslangen Nachsorge und die schriftliche Dokumentation der Aufklärung und des Einverständnisses. Ferner ist eine mögliche Schwangerschaft auszuschließen.

Radioiodtest

Zeitnah vor der Radioiodtherapie wird zur individuellen Dosisberechnung ein Radioiodtest durchgeführt [4]. Diese individuelle Aktivitätsermittlung vor der Radioiodtherapie dient der Dosisoptimierung und der Überprüfung der Frage, ob eine Radioiodtherapie überhaupt in effizienter Weise möglich ist. Dazu erfolgt die Applikation von 1-10 MBq ^{131}I bzw. ^{123}I (oral oder intravenös). Anschließend wird die thyreoidale Anreicherung 2-6 und 24 Stunden nach Applikation mit einer Messsonde gemessen, die Berechnung des prozentualen Uptakes erfolgt im Vergleich mit einer bekannten Aktivität in einem Phantom. Die Genauigkeit des Zeit-Aktivitäts-Intergrals steigt zwar mit der Anzahl der Messpunkte, vor allem bei Einschluss späterer Messungen (bis zu 4-8 Tagen nach Applikation), aus Praktikabilitätsgründen beschränkt man sich jedoch – mit ausreichender Genauigkeit – auf die erwähnten 2 Zeitpunkte. Die zu berechnenden Parameter sind die maximale Aufnahme sowie die effektive Halbwertszeit. Da die effektive Halbwertszeit nur geringe interindividuelle Variationen aufweist, kann diese anhand der 2 Messpunkte und aus Literaturdaten abgeschätzt werden: Sie liegt für Morbus Basedow und für die unifokale Autonomie in Hyperthyreose bei 4,2 Tagen, für die unifokale Autonomie in Euthyreose und die multifokale/ disseminierte Autonomie in Hyperthyreose bei 4,8 Tagen und für die multifokale/disseminierte Autonomie in Euthyreose bei 5,5 Tagen. Die Bestimmung der Dosis erfolgt dann in der Regel mithilfe der Marinelli-Formel:

Aktivität (MBq) = (angestrebte Herddosis (Gy) x Herdvolumen (ml) x 24,67)/(maximale Radioiodaufnahme (%) x effektive Halbwertszeit (d))

Dosiskonzepte

Bei einer Autonomie mit und ohne Hyperthyreose wird ein funktionsoptimiertes Konzept angewandt: Für die unifokale Autonomie wird eine Herddosis von etwa 300-400 Gy angestrebt; für die multifokale und disseminierte Autonomie etwa 150 Gy. Beim Morbus Basedow sind zwei Konzepte möglich: ein ablatives Konzept mit einer Herddosis von etwa 250-300 Gy zur Beseitigung der Hyperthyreose mit ggf. anschließender lebenslanger Substitution mit Levothyroxin und ein funktionsoptimiertes Konzept (bei entsprechendem Wunsch des Patienten und bei Patienten mit niedrigem Rezidivrisiko) mit einer Herddosis von etwa 150 Gy. Bevorzugt wird aber das ablative Konzept. Dieses weist insbesondere bei schwer einstellbarer Hyperthyreose, endokriner Orbitopathie und Rezidivhyperthyreose einige Vorteile auf: Die Beseitigung der hyperthyreoten Stoffwechsellage wird schneller und nachhaltiger erreicht. Die Zeit, in der durch die Zerstörung von Schilddrüsenzellen vermehrt Antigene präsentiert werden (nach bisheriger Meinung ein entscheidender Faktor der

Antikörperbildung und damit der Verstärkung der Symptomatik), wird verkürzt und die posttherapeutische Substitution mit Schilddrüsenhormonen ist ohne nennenswerte endogene Hormonfreisetzung problemlos durchführbar. Zur Verkleinerung einer Struma bzw. Rezidivstruma wird eine Herddosis von etwa 120–150 Gy angestrebt. Standardaktivitäten und eine regelhafte Durchführung einer fraktionierten Radioiodtherapie sind abzulehnen.

Durchführung

Vor der Gabe des Radionuklids ist zunächst eine individuelle Überprüfung der Aktivität vorzunehmen. Die Verabreichung erfolgt in der Regel oral als Kapsel oder in flüssiger Form. Zur optimalen Resorption sollte der Patient mindestens 4 Stunden vor und 1 Stunde nach der Applikation nüchtern bleiben. Unter der Therapie werden tägliche Messungen zur Erfassung von Uptake und effektiver Halbwertszeit vorgenommen. Damit kann auch eine Abschätzung der Therapiedosis und der Restkörperdosis sowie bei Bedarf auch eine Nachtherapie während des stationären Aufenthaltes (nach 2-3 Tagen) erfolgen, falls eine erhebliche Unterschreitung der Therapiedosis zu befürchten ist. Die sehr selten auftretende Strahlenthyreoiditis kann einfach mit einer Eiskrawatte oder, wenn nötig, mit einem Antiphlogistikum oder mit Glucocorticoiden behandelt werden. Bei der Glucocorticoid-Behandlung der endokrinen Orbitopathie im Rahmen eines Morbus Basedow ist vor und während der Glucocorticoid-Therapie eine eingehende evtl. auch internistische Abklärung durchzuführen und die absoluten bzw. relativen Kontraindikationen (z. B. Diabetes mellitus, Ulcus ventriculi, Ulcus duodeni, Elektrolytstörungen) zu berücksichtigen. Die Dosierung wird, wie oben erwähnt, in Abhängigkeit vom klinischen Bild gewählt. Bei hochflorider endokriner Orbitopathie ist jedoch die Indikation zur Radioiodtherapie besonders streng zu stellen, insbesondere bei Rauchern. Die Glucocorticoidtherapie wird dann ausschleichend über 4-6 Wochen bei höherer Dosierung und über einen längeren Zeitraum gegeben.

Ergebnisse

Der Wirkungseintritt der Radioiodtherapie ist nach etwa 2-3 Monaten zu erwarten. Eine Beseitigung der Autonomie wird beim oben genannten Dosiskonzept nach der ersten Radioiodtherapie in etwa 90% bei einer gleichzeitigen Hypothyreoserate (latent und manifest) von etwa 10-20% erreicht. Die Beseitigung der Hyperthyreose beim Morbus Basedow durch ein ablatives Konzept gelingt in über 90%, allerdings bei einer Hypothyreoserate von über 90%; bei funktionsoptimiertem Konzept kommt es zur Beseitigung der Hyperthyreose in etwa 70-80% bei einer Hypothyreoserate von etwa 40-50%. Diese kann im Langzeitverlauf höher ausfallen. Eine Volumenreduktion gelingt bei (autonomer) Struma bis auf etwa 50%, bei Morbus Basedow mit ablativem Konzept bis auf etwa 20%, bei fokaler Autonomie bis auf etwa 20%. Insbesondere bei der Struma ist die Volumenreduktion größenabhängig. Bei 50–100 ml ist eine Volumenreduktion um ca. 50% möglich. Sehr große Strumen mit einem Volumen über 200 ml erlauben gelegentlich keine für eine Herddosis von 100 Gy ausreichende Aktivität, da hier die Gefahr einer Thyreoiditis mit lokaler posttherapeutischer Kompressionssymptomatik besteht. Eine Struma permagna mit einem Volumen von 250 ml kann durch eine einzelne Radioiodapplikation um etwa 30–40% verkleinert werden. Hier kann dann eine zweite oder dritte Radioiodtherapie nötig sein. Als Alternative ist in diesem Falle jedoch die Operation zu erwägen.

Nebenwirkungen

Die Hypothyreoserate ist bei der fokalen Autonomie gering, beim ablativen Konzept des Morbus Basedow sogar beabsichtigt. Eine Strahlen-Thyreoiditis tritt sehr selten ca. 3-5 Tage nach Therapie auf und kann mit einer Eiskrawatte oder nicht-steroidalen Antiphlogistika behandelt werden. Eine nach der Radioiodtherapie einer funktionellen Autonomie auftretende Immunthyreopatie ist ebenfalls sehr selten. Das Risiko einer Erstmanifestation oder Progredienz der endokrinen Orbitopathie beim Morbus Basedow durch eine möglicherweise erhöhte Bildung von Antikörpern infolge einer vermehrten Antigenpräsentation wird zum Teil kontrovers diskutiert. Hier muss auch der Spontanverlauf der Erkrankung berücksichtigt werden. Hohe TSH-Werte bzw. eine hypothyreote Stoffwechsellage können die Symptome verstärken, so dass eine Hypothyreose nach Therapie durch rechtzeitige Gabe von Schilddrüsenhormonen vermieden werden muss. Weiterhin ist die oben erwähnte Gabe von Corticoiden sinnvoll. Zur Vermeidung einer Trachealkompression ist bei einer Struma permagna vor der Therapie eine Trachea-Zielaufnahme durchzuführen, um prophylaktisch antiphlogistisch behandeln zu können.

Nachsorge

Eine Anpassung der medikamentösen Therapie entweder als thyreostatische Therapie oder Levothyroxin-Gabe wird nach Kontrolle der Stoffwechsellage in Intervallen von 3-6 Wochen bis zur Erfolgskontrolle der Radioiodtherapie durchgeführt. Letztere sollte nach etwa 3 Monaten unter Berücksichtigung vom klinischen Erscheinungsbild, Schilddrüsenlabor, Sonographie und Szintigraphie durchgeführt werden.

Weitere Kontrollen werden dann 6 und 12 Monate nach Therapie durchgeführt, anschließend folgt eine jährliche Kontrolle mittels Ultraschall und anhand der Laborwerte. Wenn nötig, ist eine Substitutionstherapie mit Levothyroxin bzw. eine Struma-Prophylaxe mit Iodid oder einem Kombinationspräparat aus Levothyroxin und Iodid einzuleiten. Die Verantwortung für die Nachsorge liegt laut Gesetz bei dem die Radioiodtherapie durchführenden Nuklearmediziner. Teile der Nachsorge können jedoch an einen fachlich geeigneten Arzt übergeben werden, wenn dieser der Mitteilungspflicht an den behandelnden Nuklearmediziner nachkommt.

Zusammenfassung

Benigne Schilddrüsenerkrankungen sollten in den meisten Fällen nach einer zeitlich begrenzten medikamentösen Behandlung einer definitiven Therapie (Operation oder Radioiodtherapie) zugeführt werden. Die Radioiodtherapie ist als eine nebenwirkungsarme und effiziente Methode anzusehen, und kann bei fehlendem Malignitätsverdacht, insbesondere für ältere Patienten mit Schilddrüsenautonomie, zur Strumaverkleinerung und bei Patienten mit Morbus Basedow und eher kleinem Schilddrüsenvolumen sehr gut eingesetzt werden. Große, knotige oder möglicherweise maligne Strumen sollten dagegen eher primär operativ saniert werden.

Literatur

[1] Bell E., Grünwald F.: Radioiodtherapie. Springer Berlin Heidelberg New York (1999).

[2] Grünwald F., Menzel C.: Radioiodtherapie. In. Kuwert T., Grünwald F., Haberkorn U., Krause T. (Hrsg.) Nuklearmedizin. Thieme Stuttgart (2007).

[3] Dietlein M., Dressler J., Grünwald F. et al.: Leitlinie zur Radioiodtherapie (RIT) bei benignen Schilddrüsenerkrankungen. http://www.nuklearmedizin.de/publikationen/leitlinien.php

[4] Dietlein M., Dressler J., Eschner W. et al.: Verfahrensanweisung zum Radioiodtest http://www.nuklearmedizin.de/publikationen/leitlinien.php

3.3.3 Therapie der endokrinen Orbitopathie

A. Eckstein, J. Esser

Standardisierte Untersuchung der EO

Für die Indikationsstellung zur spezifischen Therapie der EO muss eine Beurteilung der Aktivität und des Schweregrades der EO erfolgen [1]. Standardisierte Untersuchungsprotokolle kann man von der *homepage* der EUGOGO (European group on Graves ophthalmopathy) www.eugogo.com herunterladen. Es wird folgendes Vorgehen empfohlen:

Aktivität der EO

Für die Aktivitätsbeurteilung werden typische subjektive Beschwerden bei aktiver Entzündung, die klassischen Entzündungszeichen und 3 Merkmale der Krankheitsdynamik herangezogen. Alle Merkmale einer aktiven EO sind in dem sogenannten *"Clinical Activity Score"* (CAS) zusammengefasst, der maximal 10 Punkte zählt (Tab. 1). Dieses Protokoll wurde inzwischen auch durch einen hervorragenden Bilderatlas ergänzt [2]. Ein CAS ≥4 kennzeichnet eine aktive EO.

Schweregradbeurteilung

Zur Schweregradbeurteilung werden alle typischen Manifestation einer EO in ihrem Ausmaß beurteilt:

- Lidkonfiguration
- Ausmaß der Entzündung:
  Schwellung der Lider (keine, mild, moderat, schwer)
  Rötung der Lider (keine/vorhanden)
  Rötung der Bindehaut (keine/vorhanden)
  Chemosis der Bindehaut (keine/vorhanden)
  Karunkelschwellung (keine/vorhanden)
- Ausmaß des Exophthalmus
- Bewertung der Doppelbilder (= Feld des binokularen Einfachsehens)

- Bewertung der Augenbewegungsstörung: Messung der monokularen Exkursionsstrecken
- Bewertung der Hornhaut- und Bindehautbenetzungssituation
- Beurteilung der Funktion des Nervus opticus

Klassifikation der EO und Managementplan

Anhand der Manifestationen kann die EO in drei verschiedene Schweregradgruppen eingeteilt werden [1], für die unterschiedliche therapeutische Maßnahmen erfolgen müssen (siehe Managementplan Abb. 1):

Visus bedrohende Manifestationen der EO: In diese Gruppe gehören Patienten mit Optikuskompression und schwerer Expositionskeratopathie. Diese Patienten müssen notfallmäßig behandelt werden.

Moderate bis schwere EO: Patienten mit das Sehvermögen nicht bedrohenden jedoch so schweren Manifestationen, dass diese die Leistungsfähigkeit und das Wohlbefinden der Patienten so beeinflussen, dass eine immunsuppressive Therapie ggf. in Kombination mit einer Orbitaspitzenbestrahlung indiziert ist. Diese Gruppe umfasst Patienten mit einer Lidretraktion >2 mm, moderater bis schwerer entzündlicher Weichteilsymptomatik, einem Exophthalmus >3 mm und einer Reduktion der monokularen Exkursionen >8°.

Milde EO: Diese Gruppe umfasst Patienten, deren EO-Manifestationen so mild sind, dass sie im täglichen Leben kaum beeinträchtigt sind: Lidretraktion ≤2 mm, milde entzündliche Weichteilsymptome, Exophthalmus ≤3 mm, keine Augenbewegungsstörung.

Faktoren, die den Verlauf der EO beeinflussen

Zusammenhang zwischen Therapie der Schilddrüsenüberfunktion und dem Verlauf der EO

Für die erfolgreiche Therapie der EO ist eine enge Zusammenarbeit mit dem Schilddrüsenspezialisten notwendig. Wichtigstes Ziel ist die Herstellung einer stabilen euthyreoten Schilddrüsenstoffwechsellage. Patienten mit einer schlecht kontrollierten Schilddrüsenfunktion (Über- oder Unterfunktion) entwickeln viel öfter eine schwere EO, als stabil euthyreot eingestellte Patienten [3]. Bei Patienten mit einer schweren EO ist ein Auslassversuch nach thyreostatischer Therapie nicht sinnvoll, da nur eine sehr geringe Remissionswahrscheinlichkeit besteht (ca. 8%) und die EO mit jedem

Rezidiv reaktiviert werden kann [4]. Anhand der Höhe der TRAK-Spiegel, gemessen im humanen TRAK-Assay, kann frühestens nach 6 Monaten thyreostatischer Therapie die Rezidivwahrscheinlichkeit (bei TRAK >10 IU/l Rezidivwahrscheinlichkeit 96.6%) abgeschätzt werden [5]. Weitere cut-off-Werte für eine hohe Rezidivwahrscheinlichkeit sind 7.5 IU/l nach 12 Monaten (Rezidivwahrscheinlichkeit 97% [6]) und 3.9 IU/l nach 15-18 Monaten thyreostatischer Therapie [7]. Wenn diese cut-off-Werte überschritten werden, dann ist ein Auslassversuch zu diesem Zeitpunkt nicht sinnvoll, da bei einem Rezidiv der Schilddrüsenüberfunktion auch die EO reaktiviert werden kann.

Bei Erstdiagnose der Schilddrüsenüberfunktion und gleichzeitigem Vorhandensein einer EO hat die thyreostatische Therapie den günstigsten Einfluss auf die EO [8]. Für den Verlauf 3-4 Monate nach Beginn der thyreostatischen Therapie fehlen randomisierte Studien. In Anwendungsbeobachtungen wird ein günstiger Einfluss der Schilddrüsenoperation beschrieben (69% besser, 23% unverändert and 8% schlechter [9]). Ein bis anderthalb Jahre nach Beginn der thyreostatischen Therapie wird der Verlauf der EO durch die Schilddrüsenoperation kaum mehr beeinflusst [10]. Allerdings hat die Größe der Restschilddrüsen einen entscheidenden Einfluss, bei Resten ≥4ml steigt des Risiko einer Rezidivhyperthyreose [11]. Die Beseitigung des Schilddrüsenrestes nach einer Schilddrüsenoperation durch eine Radioiodtherapie (RIT) hat einen positiven Einfluss auf den Verlauf der EO [12, 13].

Bei moderater bis schwerer EO sollte als definitive Therapie eher eine Schilddrüsenoperation erfolgen, da nach einer RIT das Risiko der Verschlechterung der EO besteht [14]. Wenn eine RIT durchgeführt wird, sollte sie bei Vorliegen einer aktiven EO unter Steroidschutz erfolgen. Bei einer inaktiven EO reicht dagegen das Vermeiden einer hypothyreoten Stoffwechsellage aus, um einer Reaktivierung einer vorhandenen EO vorzubeugen [15].

Einfluss des Rauchens auf die Therapie der EO

Raucher entwickeln eine EO häufiger und mit höherem Schweregrad. Für diesen Zusammenhang gibt es eine eindeutige Dosis-Wirkungs-Beziehung [16]. Weiterhin erhöht Rauchen die Wahrscheinlichkeit der Progression einer EO nach einer RIT [14]. Rauchen verzögert das Ansprechen und verringert die Ansprechrate auf eine antientzündliche Therapie [17]. Deshalb sollten alle Patienten intensiv motiviert werden, das Rauchen aufzugeben. In einer retrospektiven Studien konnte gezeigt werden, dass EO-Patienten, die mit dem Rauchen aufhören, eine bessere Prognose für die EO aufweisen, als die Patienten die weiterhin rauchen [18].

Einfluss der TRAK-Spiegel auf den Verlauf der EO

Es besteht eine enge Assoziation zwischen TRAK-Spiegel (gemessen im humanen TRAK Assay [19]) und dem Schweregrad sowie dem Verlauf der EO [20]. Die Unterschiede zwischen Patienten mit einem milden Verlauf der EO und einem schweren Verlauf der EO sind so groß, dass sich mittels einer ROC-Analyse für den gesamten Zeitraum diagnostische cut-off-TRAK-Spiegel errechnen lassen, die mit 90%iger Spezifität ein signifikant erhöhtes Risiko eines milden oder schweren Verlaufs der EO signalisieren. Nur für den Zeitraum 1-4 Monate nach Erstmanifestation der EO ist keine Vorhersage möglich. Zu diesem Zeitpunkt können hohe TRAK-Werte noch mit beiden Verläufen assoziiert sein. Ab einem Zeitpunkt von 5 Monaten nach Erstmanifestation sind klare Unterscheidungen möglich: TRAK-Werte >8,8 IU/l sind mit einem 18,4-fach erhöhten Risiko eines schlechten Verlaufs und Werte unterhalb 2,6 IU/l sind mit einer 6,8-fach erhöhten Chance eines milden Verlaufes assoziiert. Aufgrund einer niedrigeren Sensitivität (zwischen 51-78%) liegen die TRAK-Werte einer ganzen Reihe von Patienten allerdings in einem Graubereich für die keine Aussagen möglich sind. Die diagnostischen cut-off-Spiegel sind in Abbildung 2 dargestellt. In nicht eindeutigen Therapiesituationen können somit die TRAK-Werte zu jedem Zeitpunkt der Erkrankung für Therapieentscheidungen mit herangezogen werden.

Therapie der aktiven EO

Milde EO

Bei einer milden aktiven EO kann man in den allermeisten Fällen den Spontanverlauf der Erkrankung abwarten. Bei zwei Drittel der Patienten bessert sich die EO mit Normalisierung der Schilddrüsenfunktion [21]. Manche Patienten fühlen sich durch die entzündlichen Weichteilsymptome jedoch stark gestört, so dass trotz milder Symptomatik auch bei diesen Patienten eine immunsuppressive Therapie (meist Steroide) angewendet werden kann (Dosierung siehe Therapie der moderaten bis schweren EO).

Moderate bis schwere EO

Bei moderater bis schwerer aktiver (CAS ≥4) EO mit dem entsprechenden Leidensdruck [22] ist eine intravenöse Therapie mit Steroiden ggf. in Kombination mit einer Orbitaspitzenbestrahlung (bei Motilitätstörung) angezeigt (Tab. 2).

Steroidtherapie: Steroide werden bei der Therapie der EO schon sehr lange auf verschiedenen Applikationswegen (oral, lokal, retrobulbär,intravenös) angewendet. Die Startdosis für eine orale Steroidtherapie liegt üblicherweise bei ungefähr 1mg/kgKG und wird über 6-12 Wochen langsam reduziert. Randomisierte, placebokontrollierte Studien gibt es nicht. In den meisten verfügbaren Anwendungsbeobachtungen oder randomisierten Studien werden orale Steroide mit anderen möglichen Therapien verglichen [23-31]. Die Responserate liegt zwischen 33-63%, vor allem für die entzündlichen Weichteilsymptome, für frisch aufgetretene Motilitätstörungen und für die Optikusneuropathie. Leider wird häufig von einer Rückkehr der Symptome nach Beendigung der Steroidtherapie berichtet. Weiterhin treten bei längerer Anwendung eine ganze Reihe von Nebenwirkungen auf (Magenprobleme, Gewichtszunahme, Osteoporose, Cushing-Symptomatik usw.). Vor allem ältere Patienten sollten eine Osteoporose-Prophylaxe erhalten. Intravenös appliziert ist eine Steroidtherapie wesentlich effektiver (Responserate ≈ 80%) [23, 24, 27, 32-34]. Welches Dosierungsschema am besten ist, lässt sich aus der vorhandenen Literatur noch nicht ableiten. Intravenös verabreicht treten weniger Nebenwirkungen auf [23, 27]. Kumulative Dosen >8 g sollten jedoch vermieden werden, da bei höheren Dosen lebensbedrohliche Leberschädigungen beschrieben wurden [35, 36].

Orbitaspitzenbestrahlung: Nach Angaben aus der Literatur sprechen ungefähr 60% aller Patienten auf eine Orbitaspitzenbestrahlung an, dies ist vergleichbar mit der oralen Steroidtherpie allerdings bei einem verzögertem Wirkungseintritt [29]. Die übliche Dosis beträgt 20 Gy fraktioniert in 10 Dosen innerhalb von 2 Wochen [37]. Eine stärkere Fraktionierung und Verzögerung der Applikation über 20 Wochen ist vergleichbar effektiv bei besserer Verträglichkeit [38]. Auch 10 Gy sind effektiv [38]. In 2 randomisierten Studien wurde die Wirksamkeit der Orbitaspitzenbestrahlung im Vergleich zur Scheinbestrahlung bewiesen. Signifikant war die Verbesserung der Motilität [39, 40]. Üblicherweise wird die Orbitabestrahlung gut vertragen. Einer vorübergehenden Verschlechterung der Symptome kann durch eine begleitende Steroidtherapie vorgebeugt werden, die zusätzlich die Effektivität verbessert [31, 41]. Mehrere Langzeitbeobachtungen zeigten eine hohe Sicherheit der Orbitaspitzenbestrahlung [42-44]. Obwohl keine erhöhte Tumorrate nachgewiesen werden konnte, sollte die Indikation bei jungen Patienten sorgfältig abgewogen werden. Bei Patienten mit Diabetes und Hypertonus kann durch die Orbitaspitzenbestrahlung möglicherweise eine Retinopathie verschlechtert werden und sollte deshalb bei Patienten mit Retinopathie nicht durchgeführt werden [45]. Das Vorliegen eines Diabetes und/ oder Hypertonus ohne Retinopathie stellt eine relative Kontraindikation dar.

Andere Therapieoptionen: Für Somatostatin-Analoga zeigte sich in drei randomisierten Studien kein signifikanter Effekt [46-48]. Immunglobuline zeigen eine den Steroiden vergleichbare Effektivität sind jedoch wesentlich teurer [26]. Azathioprine erwies sich als nicht effektiv [49]. Cyclosporin ist nur in Kombination mit Steroiden stärker wirksam als Steroide allein [25, 28]. Neue immunmodulatorische Medikamente wie Rituximab [50] und Etanercept [51], die in der Rheumatherapie große Erfolge vorweisen, haben sich in Anwendungsbeobachtungen als effektiv erweisen. Die Wirkung muss jedoch noch in randomisierten Studien überprüft werden.

Schwere, das Sehvermögen bedrohende EO

Bei einer schwersten EO mit Optikuskompression sollte eine knöcherne Orbitadekompression erfolgen [52], wenn die Optikusneuropathie 1-2 Wochen nach einer intravenösen Steroidtherapie nicht stabil rückläufig ist [53]. Eine schwere Hornhaut-Benetzungsstörung mit Hornhaut-Ulzeration wird bei Patienten mit einer EO meist durch einen ausgeprägten Lagophthalmus und eine stark eingeschränkte Hebung und damit ein reduziertes Bell-Phänomen verursacht. Meist wird die vergrößerte Lidspalte mit Lagophthalmus durch einen massiven Exophthalmus verursacht, deshalb ist auch bei diesen Patienten eine rasche Orbitadekompression zur Exophthalmus-Reduktion angezeigt. Bei stark eingeschränkter Hebung kann ggf. eine rasche ein- oder beidseitige Rücklagerung des M. rectus inferior durchgeführt werden. Bei starker Oberlidretraktion kann man durch eine Botulinumtoxin-Injektion das Oberlid absenken (Injektion in den Müller-Muskel zum dosierten Absenken des Lides um wenige Millimeter, Injektion in den Levatormuskel für eine vollständige therapeutische Ptosis) [54]. Therapie-resistente Hornhaut-Ulzerationen können mit einer Amnionmembran versorgt werden [55].

Therapie der inaktiven EO

Bei Patienten mit inaktiver EO sind vielfältige operative rehabilitative Maßnahmen möglich. Voraussetzung für alle operativen Maßnahmen (außer der knöchernen Dekompression in Notfallsituationen) ist eine inaktive EO und unveränderte Befunde über 6 Monate. Da die EO bei jedem Rezidiv der Schilddrüsenüberfunktion wieder reaktiviert werden kann, sollte sich der Patient entweder im Stadium einer stabilen Remission befinden (mindestens 6 Monate) oder die definitive Behandlung der Schilddrüsenüberfunktion (Schilddrüsenresektion, Radioiodtherapie) abgeschlossen sein. Ist die optimale Ausgangssituation für die chirurgische Maßnahme erreicht, sollte eine bestimmte Reihenfolge eingehalten werden (1. Orbitachirurgie, 2. Schieloperationen und 3. Lidkorrekturen), da die orbitachirurgischen Maßnahmen Schielwinkel und Lidkonfigurationen und die Schieloperationen die Lidstellung beeinflussen. Alle operativen Möglichkeiten sind ausführlich in einer erst kürzlich erschienenen Monografie beschrieben [56]. Zwei repräsentative Patientenbeispiele sind in Abbildung 3 und 4 dargestellt.

Orbitachirurgische Maßnahmen

Die Dekompression kann über alle vier Wände der Orbita erfolgen. In den letzten Jahrzehnten wurden die operativen Techniken ständig weiterentwickelt. Die Zugangswege zu den Orbitawänden sind vielfältig: koronar [57], transantral [52], endoskopisch transnasal [58], neurochirurgisch von cranial [59], transkonjunktival („swinging eyelid approach") [60]. Das Ausmaß der Reduktion des Exophthalmus (bis zu 10 mm, durchschnittlich 4-6 mm bei Dekompression von 2-3 Wänden) korreliert zur Anzahl der dekomprimierten Wände und dem Ausgangsexophthalmus. Vor allem nach der Dekompression der medialen und inferioren, seltener der lateralen Orbitawand kommt es häufig zu einem Neuauftreten einer Augenfehlstellung bzw. zur Verschlechterung eines vorbestehenden Schielens [61], wobei die Verschlechterung einer vorbestehenden Motilitätseinschränkung (50-70%) wesentlich häufiger ist, als deren Neuauftreten (4%-10%) [57]. In fast allen Fällen verschlechtert sich die Abduktion durch den Prolaps der verdickten Augenmuskeln in Richtung der Siebbeinzellen. Die vertikale Beweglichkeit verändert sich kaum, da der laterale Anteil des Orbitabodens bestehen bleibt, um ein starkes Absinken des Bulbus zu vermeiden. Neuere Arbeiten zeigen, dass sich durch den Erhalt der vorderen Periorbita bzw. einer medial-inferioren Knochenleiste und durch eine balancierte Dekompression das Ausmaß postoperativer Motilitätsverschlechterungen verringern lässt [62]. Bei starkem intraorbitalen Druck ist es jedoch in manchen Fällen nicht möglich, die Periorbita bzw. die medial-inferiore Knochenleiste zu belassen, um den Sehnerven ausreichend zu entlasten. Weitere Komplikationen neben der postoperativ verschlechterten Augenbeweglichkeit umfassen Entropium, Liquorfistel, Meningitis, persistierende Sensibilitätsstörung der Haut, Sinusitis, Obstruktion des Tränen-Nasen-Ganges und Geruchsstörungen [52].

Augenmuskeloperationen

Ziel der Augenmuskelchirurgie bei der EO ist eine bestmögliche Normalisierung der Bulbusbeweglichkeit, des Feldes des binokularen Einfachsehens (BES) und der Kopfzwangshaltung. In den allermeisten Fällen gelingt dies durch eine einfache Rücklagerung der fibrosierten Augenmuskeln. In der Literatur werden für die einzelnen Methoden relativ ähnliche Erfolgsraten (zwischen 80-90% Doppelbildfreiheit im Gebrauchsblickfeld) angegeben (Übersicht [63, 64]). Am allerhäufigsten wird die einfache Rücklagerung des M. rectus inferior durchgeführt. Dabei kann durch die feste Bandverbindung zwischen dem Augenmuskel und den Unterlidretraktoren postoperativ eine Unterlidretraktion auftreten.

Operative Lidkorrekturen

Ziele der Lidoperationen sind die Reduktion einer eventuell vorhandenen Benetzungsstörung und die Wiederherstellung eines normalen Aussehens. Zur Überbrückung der Zeit bis eine operative Lidkorrektur möglich wird, kann eine starke Oberlidretraktion mit einer transkonjunktivalen Injektionen von Botulinustoxin-A in den Müller-Muskel (direkt hinter dem Tarsusoberrand) vorübergehend reduziert werden [54]. Vor einer Lidoperation muss man die Ursache der Lidspaltenerweiterung genau evaluieren. Ein starker Exophthalmus führt zu einer gleichmäßigen Lidspaltenerweiterung und sichtbarer gleichmäßiger Oberlid- und Unterlidretraktion und sollte kausal mit einer orbitachirurgischen Maßnahme verringert werden. Bei Patienten, die keine orbitachirurgischen Maßnahmen wünschen, kann man Oberlid- und Unterlid durch eine Tarsorrhaphie wieder näher zusammenbringen. Weiterhin kann auch eine Hebungseinschränkung durch die vermehrte Koinnervation der M. levator palpebrae bei intendiertem Aufblick eine Oberlidretraktion verursachen. Diese kann natürlich durch eine beidseitige (ggf. asymmetrische) M. rectus inferior-Rücklagerung behoben werden.

Nur die echte Oberlidretraktion, die beim Abblick zunimmt, kann mit einer operativen Lidverlängerung gebessert werden. Auch bei der Behebung der Lidretraktion haben sich in den letzten Jahren mehrere vergleichbare Operationstechniken mit und ohne Interponat etabliert [63, 65, 66]. Da die Oberlidretraktion in fast allen Fällen temporal stärker ausgeprägt ist als medial, ist die Durchtrennung des lateralen Levator-Horns für eine erfolgreiche Oberlidverlängerung unbedingt notwendig [66]. Das gilt auch für geringe Befunde. Überkorrekturen wurden beobachtet, wenn Müller-Muskel und M. levator palpebrae zu weit nach medial durchtrennt wurden. Eine Blepharoplastik mit oder ohne Fettresektion sollte zur besseren Dosierung wenn möglich nicht in gleicher Sitzung erfolgen.

Adjuvante Therapie der EO

Zur Verbesserung der Benetzungssituation sind in allen Phasen der Erkrankung (insbesondere bei Lagophthalmus) Tränenersatzmittel sinnvoll. Bis zur Schieloperation können zur Kompensation der Doppelbilder Prismenfolien verschrieben werden. Bis zur operativen Korrektur kann die Lidspaltenerweiterung mit Botulinumtoxin-Injektionen in den Müller-Muskel von subkonjunktival verringert werden [54, 67-69].

Zusammenfassung

Für die erfolgreiche Therapie der endokrinen Orbitopathie (EO) ist eine enge Zusammenarbeit mit dem Schilddrüsenspezialisten notwendig. Wichtigstes Ziel ist die Herstellung einer stabilen euthyreoten Schilddrüsenstoffwechsellage. Da Raucher eine EO häufiger (und mit höherem Schweregrad) entwickeln, die auch schlechter auf die Therapie anspricht, sollten alle Patienten intensiv motiviert werden, das Rauchen aufzugeben. Für die Indikationsstellung zur spezifischen Therapie der EO muss eine Beurteilung der Aktivität und des Schweregrades der EO erfolgen. Standardisierte Untersuchungsprotokolle kann man von der Homepage der EUGOGO (European group on Graves ophthalmopathy) www.eugogo.com herunterladen.

Bei zwei Drittel der Patienten bessert sich die EO mit Wiederherstellung einer euthyreoten Stoffwechsellage. Bei einer milden, aktiven EO kann man deshalb häufig den Spontanverlauf der Erkrankung abwarten. Bei moderater bis schwerer, aktiver EO ist eine intravenöse Therapie mit Steroiden ggf. in Kombination mit einer Orbitaspitzenbestrahlung (bei Motilitätstörung) angezeigt.

Bei Patienten mit einer schweren EO ist ein Auslassversuch nach thyreostatischer Therapie nicht sinnvoll, da nur eine sehr geringe Remissionswahrscheinlichkeit besteht (ca. 8%) und die EO mit jedem Rezidiv reaktiviert werden kann. Anhand der Höhe der TSH-Rezeptor-Antikörperspiegel (TRAK-Spiegel) kann frühestens nach 6 Monaten der thyreostatischen Therapie die Remissionswahrscheinlichkeit abgeschätzt werden. Bei moderater bis schwerer EO sollte als definitive Therapie eher eine Schilddrüsenoperation durchgeführt werden, da nach einer Radioiodtherapie das Risiko der Verschlechterung der EO besteht. Wenn eine Radioiodtherapie durchgeführt wird, sollte sie unter Steroidschutz erfolgen. Bei einer extrem schweren EO mit Optikuskompression ist eine knöcherne Orbitadekompression angezeigt, wenn die Optikusneuropathie 1-2 Wochen nach einer intravenösen Steroidtherapie nicht stabil rückläufig ist.

Bei Patienten mit inaktiver EO sind operative rehabilitative Maßnahmen möglich, wobei zuerst orbitachirurgische Maßnahmen, dann die Schieloperation(en) und zuletzt die Lidkorrekturen erfolgen sollten. Verschiedene Varianten der Orbitadekompression dienen zur Reduktion des Exophthalmus. Schieloperationen erfolgen zur Verringerung der Doppelbilder und zur Verbesserung der Augenbeweglichkeit. Rücklagerungen der fibrosierten Augenmuskeln stehen im Vordergrund. Verschiedene Lidkorrekturen dienen zur Verkleinerung der Lidspalten und der Verbesserung der Lidkonfiguration. Bei der Lidverlängerung kann die Oberlidverlängerung mit oder ohne Implantat erfolgen, während für eine Unterlidverlängerung immer ein Implantat nötig ist. Ein Prolaps des orbitalen Fettgewebes an den Lidern kann ebenfalls entfernt werden.

Zur Verbesserung der Benetzungssituation sind in allen Phasen der Erkrankung (insbesondere bei Lagophthalmus) Tränenersatzmittel sinnvoll. Bis zur Schieloperation können zur Kompensation der Doppelbilder Prismenfolien verschrieben werden. Bis zur operativen Korrektur einer Oberlidretraktion kann die Lidspaltenerweiterung mit Botulinumtoxin-Injektionen in den Müller-Muskel (transkonjunktival) verringert werden.

Tabellen und Abbildungen

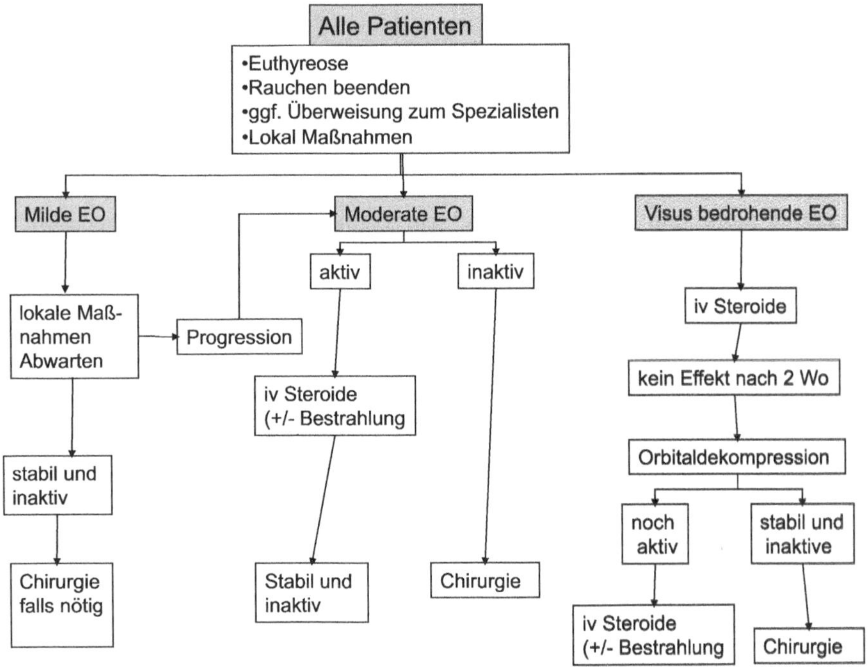

Abb. 1: Managementplan EO

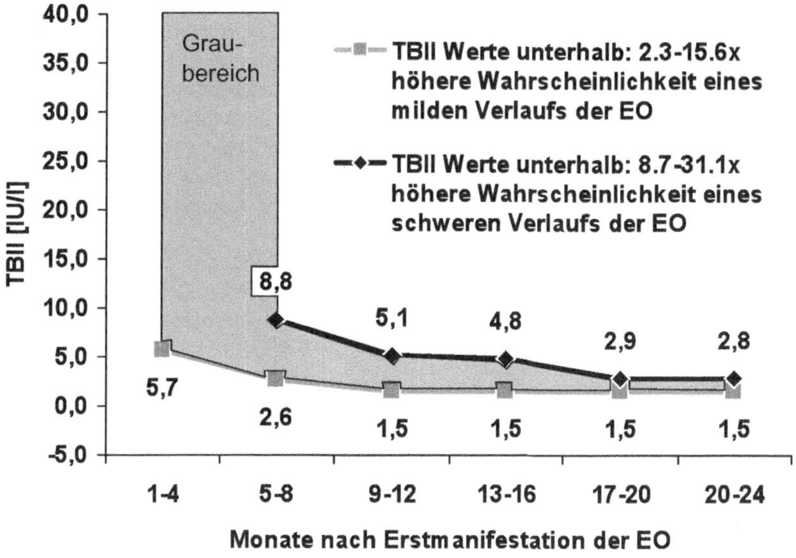

Abb. 2: TSH-Rezeptor-Antikörper (TRAK) cut-off-Werte für die Vorhersage des Verlaufs der EO (humaner TRAK Assay)

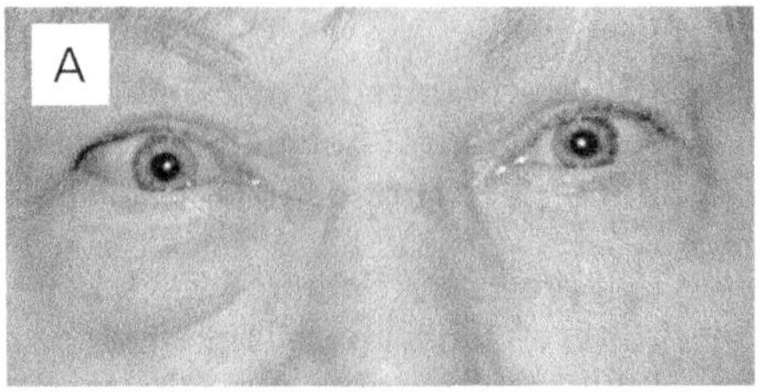

A: 12/05: Hyperthyreose seit 9 Mo., Endokrine Orbitopathie seit 6 Mo. Schilddrüsenfunktion ↑↓ unter thyreostatischer Therapie, beginnende Optikuskompression rechts, TRAk 26 IU/l, 20 Zig./die
➡ i.v. Steroide, Radiatio, SD OP

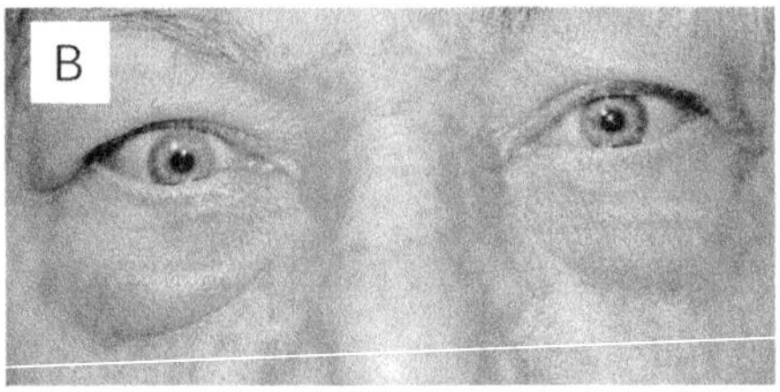

B: 2/06: Z.n. SD OP, TSH 0.3 unter L-Thyroxin 125 µg, Steroidakne, nach Absetzen der Steroide: EO ↓↓ Optikuskompression R, TRAK 34 IU/l
➡ Orbitadekompression

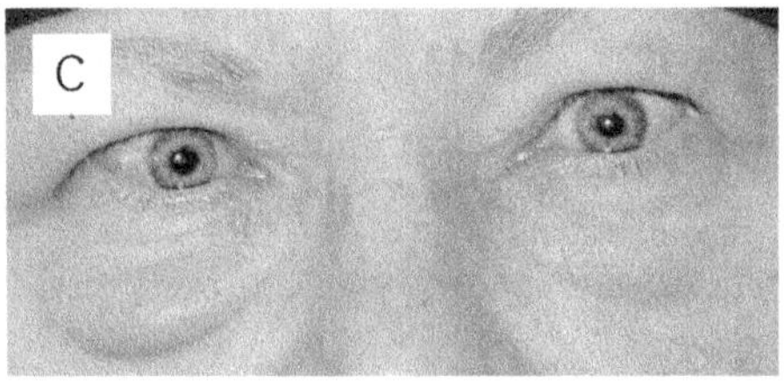

C: 4/06: Z.n. Orbitadekompression, Verstärkung der Schielstellung (Zunahme des Innenschielens), TRAK 14 IU/l
➡ Schieloperation geplant, wenn Schielwinkel 6 Monate stabil

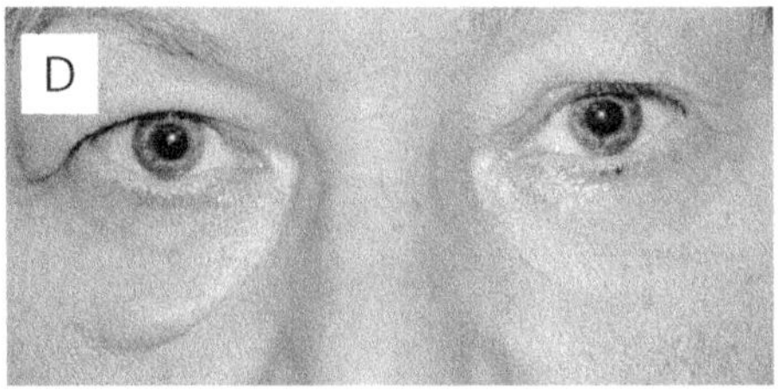

D: 10/06 Z.n. Schieloperation (M. rectus medialis Rücklagerung rechts), störende Blepharochalasis Ober- und Unterlider, TRAK 3.4IU/l
➡ Blepharoplastik Oberlider bds. Unterlid rechts

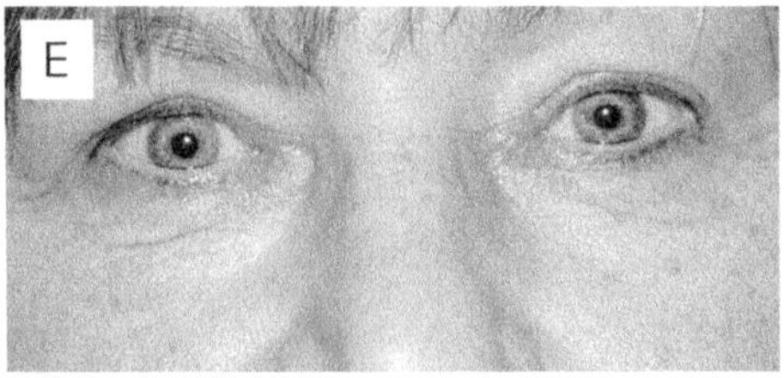

E: 2/07 Patient 6 Wochen nach letzter Lidkorrektur, TRAK 1.2 IU/l

Abb. 3: Patientenbeispiel: operatives und konservatives Management einer Patientin mit Optikuskompression

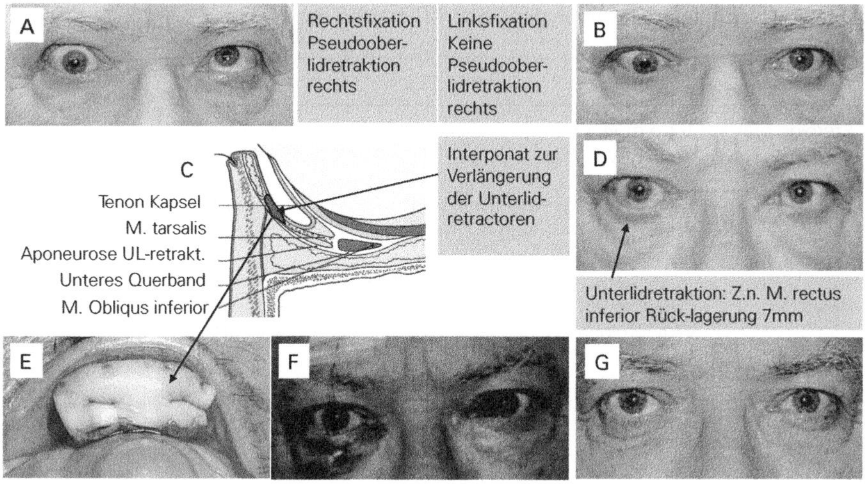

Abb. 4: Patientenbeispiel: Zusammenhang zwischen Lidspaltenweite und Augenmuskelveränderung: ausgeprägte Hebungseinschränkung (10°) und geringere Abduktionseinschränkung (40°) rechts mit kombinierter vertikaler und horizontaler Schielstellung, Pseudooberlidretraktion bei Rechtsfixation [A], verschwindet, wenn rechtes Auge im Abblick (bei Linksfixation) [B], nach M. rectus inferior Rücklagerung 7mm Unterlidretraktion durch ungewollte Rücklagerung der Unterlidretraktoren [D]. Operative Korrektur der Unterlidretraktion durch Einsetzen eines Interponates [C, E] zwischen Tarsus und Unterlidretraktoren (zusätzlich M. rectus medialis Rücklagerung links zur Korrektur der horizontalen Schielstellung). Zur Optimierung des OP Effektes – Belassen der Haltefäden am Unterlid für 3-4 Tage [F]. Endresultat 6 Wochen nach Unterlidverlängerung [G]

Tab. 1: 10 Punkte Score zur Beurteilung der Aktivität der EO (Clinical Activity Score = CAS)

Kriterium	vorhanden
Subjektive Aktivitätszeichen	
Schmerzen oder Druckgefühl hinter dem Augapfel während der letzten 4 Wochen	1
Schmerzen bei Auf-, Ab, oder Seitenblick während der letzten 4 Wochen	1
Objektive Entzündungszeichen	
Rötung der Augenlider	1
Schwellung der Augenlider	1
Diffuse Rötung der Konjunktiva in mindestens einem Quadranten	1
Chemosis	1
Karunkelschwellung	1
Zeichen der Progredienz	
Protrusiozunahme >2 mm während der letzten 1-3 Monate	1
Verminderung der Augenbeweglichkeit in beliebiger Richtung >5° während der letzten 1-3 Monate	1
Visusminderung um >1 Linie während der letzten 1–3 Monate	1
Gesamtscore	Maximal 10

Tab. 2: Übersicht über die antientzündlichen Therapien der EO

Therapie	Dosis	Response	Literatur
Steroide oral	1-1.5 mg/kg KG für 6-12 Wochen	50-60%	[24, 26-29]
Steroide i.v.	z. B. 3 Tage 1g, oder 1 Infusion/ Woche für 6 Wochen 500mg und für weitere 6 Wochen 250 mg	77-88%	[24, 27, 34]
Radiatio	10-20Gy, ggf. prolongiert (1Gy/ Wo) (prolongiert: besser verträglich)	46-60% (bezüglich Motilitätsstörung)	[29, 38-40]
Radiatio + Steroide	s.o.	63-83%	[23, 31,41]

Literatur

[1] Wiersinga, W.M., et al., Clinical assessment of patients with Graves' orbitopathy: the European Group on Graves' Orbitopathy recommendations to generalists, specialists and clinical researchers. Eur J Endocrinol, 2006. 155(3): p. 387-9.

[2] Dickinson, A.J. and P. Perros, Controversies in the clinical evaluation of active thyroid-associated orbitopathy: use of a detailed protocol with comparative photographs for objective assessment. Clin Endocrinol (Oxf), 2001. 55(3): p. 283-303.

[3] Prummel, M.F., et al., Effect of abnormal thyroid function on the severity of Graves' ophthalmopathy. Arch Intern Med, 1990. 150(5): p. 1098-101.

[4] Eckstein, A., et al., Patients with severe Graves ophthalmopathy (GO) have a higher risk of relapsing hyperthyroidism and are unlikely to remain in remission. Clin Endocrinol (Oxf), 2007. 67(4): p. 607-12.

[5] Schott, M., et al., Levels of autoantibodies against human TSH receptor predict relapse of hyperthyroidism in Graves' disease. Horm Metab Res, 2004. 36(2): p. 92-6.

[6] Eckstein, A.K., et al., Patients with severe Graves' ophthalmopathy have a higher risk of relapsing hyperthyroidism and are unlikely to remain in remission. Clin Endocrinol (Oxf), 2007. 67(4): p. 607-12.

[7] Carella, C., et al., Serum thyrotropin receptor antibodies concentrations in patients with Graves' disease before, at the end of methimazole treatment, and after drug withdrawal: evidence that the activity of thyrotropin receptor antibody and/or thyroid response modify during the observation period. Thyroid, 2006. 16(3): p. 295-302.

[8] Tallstedt, L., et al., Occurrence of ophthalmopathy after treatment for Graves' hyperthyroidism. The Thyroid Study Group. N Engl J Med, 1992. 326(26): p. 1733-8.

[9] Frilling, A., et al., The influence of surgery on endocrine ophthalmopathy. World J Surg, 1990. 14(3): p. 442-5; discussion 445-6.

[10] Marcocci, C., et al., The course of Graves' ophthalmopathy is not influenced by near total thyroidectomy: a case-control study. Clin Endocrinol (Oxf), 1999. 51(4): p. 503-8.

[11] Dralle, H. and C. Sekulla, [Morbidity after subtotal and total thyroidectomy in patients

with Graves' disease: the basis for decision-making regarding surgical indication and extent of resection]. Z Arztl Fortbild Qualitatssich, 2004. 98 Suppl 5: p. 45-53.
[12] Moleti, M., et al., Effects of thyroidectomy alone or followed by radioiodine ablation of thyroid remnants on the outcome of graves' ophthalmopathy. Thyroid, 2003. 13(7): p. 653-8.
[13] Menconi, F., et al., Effects of Total Thyroid Ablation Vs near-Total Thyroidectomy Alone on Mild to Moderate Graves' Orbitopathy Treated with Intravenous Glucocorticoids. J Clin Endocrinol Metab, 2007.
[14] Bartalena, L., et al., Relation between therapy for hyperthyroidism and the course of Graves' ophthalmopathy. N Engl J Med, 1998. 338(2): p. 73-8.
[15] Perros, P., et al., A prospective study of the effects of radioiodine therapy for hyperthyroidism in patients with minimally active graves' ophthalmopathy. J Clin Endocrinol Metab, 2005. 90(9): p. 5321-3.
[16] Pfeilschifter, J. and R. Ziegler, Smoking and endocrine ophthalmopathy: impact of smoking severity and current vs lifetime cigarette consumption. Clin Endocrinol (Oxf), 1996. 45(4): p. 477-81.
[17] Eckstein, A., et al., Impact of smoking on the response to treatment of thyroid associated ophthalmopathy. Br J Ophthalmol, 2003. 87(6): p. 773-6.
[18] Nunery, W.R., et al., The association of cigarette smoking with clinical subtypes of ophthalmic Graves' disease. Ophthal Plast Reconstr Surg, 1993. 9(2): p. 77-82.
[19] Costagliola, S., et al., Second generation assay for thyrotropin receptor antibodies has superior diagnostic sensitivity for Graves' disease. J Clin Endocrinol Metab, 1999. 84(1): p. 90-7.
[20] Eckstein, A.K., et al., Thyrotropin receptor autoantibodies are independent risk factors for Graves' ophthalmopathy and help to predict severity and outcome of the disease. J Clin Endocrinol Metab, 2006. 91(9): p. 3464-70.
[21] Perros, P., A.L. Crombie, and P. Kendall-Taylor, Natural history of thyroid associated ophthalmopathy. Clin Endocrinol (Oxf), 1995. 42(1): p. 45-50.
[22] Wiersinga, W.M., M.F. Prummel, and C.B. Terwee, Effects of Graves' ophthalmopathy on quality of life. J Endocrinol Invest, 2004. 27(3): p. 259-64.
[23] Marcocci, C., et al., Comparison of the effectiveness and tolerability of intravenous or oral glucocorticoids associated with orbital radiotherapy in the management of severe Graves' ophthalmopathy: results of a prospective, single-blind, randomized study. J Clin Endocrinol Metab, 2001. 86(8): p. 3562-7.
[24] Macchia, P.E., et al., High-dose intravenous corticosteroid therapy for Graves' ophthalmopathy. J Endocrinol Invest, 2001. 24(3): p. 152-8.
[25] Kahaly, G., et al., Ciclosporin and prednisone v. prednisone in treatment of Graves' ophthalmopathy: a controlled, randomized and prospective study. Eur J Clin Invest, 1986. 16(5): p. 415-22.
[26] Kahaly, G., et al., Randomized trial of intravenous immunoglobulins versus prednisolone in Graves' ophthalmopathy. Clin Exp Immunol, 1996. 106(2): p. 197-202.
[27] Kahaly, G.J., et al., Randomized, single blind trial of intravenous versus oral steroid monotherapy in Graves' orbitopathy. J Clin Endocrinol Metab, 2005. 90(9): p. 5234-40.
[28] Prummel, M.F., et al., Prednisone and cyclosporine in the treatment of severe Graves' ophthalmopathy. N Engl J Med, 1989. 321(20): p. 1353-9.
[29] Prummel, M.F., et al., Randomized double-blind trial of prednisone versus radiotherapy in Graves' ophthalmopathy. Lancet, 1993. 342(8877): p. 949-54.

[30] Kung, A.W., et al., The effect of somatostatin versus corticosteroid in the treatment of Graves' ophthalmopathy. Thyroid, 1996. 6(5): p. 381-4.
[31] Bartalena, L., et al., Orbital cobalt irradiation combined with systemic corticosteroids for Graves' ophthalmopathy: comparison with systemic corticosteroids alone. J Clin Endocrinol Metab, 1983. 56(6): p. 1139-44.
[32] Bartalena, L., A. Pinchera, and C. Marcocci, Management of Graves' ophthalmopathy: reality and perspectives. Endocr Rev, 2000. 21(2): p. 168-99.
[33] Wiersinga, W.M. and M.F. Prummel, Graves' ophthalmopathy: a rational approach to treatment. Trends Endocrinol Metab, 2002. 13(7): p. 280-7.
[34] Kauppinen-Makelin, R., et al., High dose intravenous methylprednisolone pulse therapy versus oral prednisone for thyroid-associated ophthalmopathy. Acta Ophthalmol Scand, 2002. 80(3): p. 316-21.
[35] Marino, M., et al., Acute and severe liver damage associated with intravenous glucocorticoid pulse therapy in patients with Graves' ophthalmopathy. Thyroid, 2004. 14(5): p. 403-6.
[36] Weissel, M. and W. Hauff, Fatal liver failure after high-dose glucocorticoid pulse therapy in a patient with severe thyroid eye disease. Thyroid, 2000. 10(6): p. 521.
[37] Bartalena, L., et al., Orbital radiotherapy for Graves' ophthalmopathy. Thyroid, 2002. 12(3): p. 245-50.
[38] Kahaly, G.J., et al., Low- versus high-dose radiotherapy for Graves' ophthalmopathy: a randomized, single blind trial. J Clin Endocrinol Metab, 2000. 85(1): p. 102-8.
[39] Prummel, M.F., et al., A Randomized Controlled Trial of Orbital Radiotherapy Versus Sham Irradiation in Patients with Mild Graves' Ophthalmopathy. J Clin Endocrinol Metab, 2004. 89(1): p. 15-20.
[40] Mourits, M.P., et al., Radiotherapy for Graves' orbitopathy: randomised placebo-controlled study. Lancet, 2000. 355(9214): p. 1505-9.
[41] Marcocci, C., et al., Orbital radiotherapy combined with high dose systemic glucocorticoids for Graves' ophthalmopathy is more effective than radiotherapy alone: results of a prospective randomized study. J Endocrinol Invest, 1991. 14(10): p. 853-60.
[42] Marcocci, C., et al., Long-term safety of orbital radiotherapy for Graves' ophthalmopathy. J Clin Endocrinol Metab, 2003. 88(8): p. 3561-6.
[43] Wakelkamp, I.M., et al., Orbital irradiation for Graves' ophthalmopathy: Is it safe? A long-term follow-up study. Ophthalmology, 2004. 111(8): p. 1557-62.
[44] Marquez, S.D., et al., Long-term results of irradiation for patients with progressive Graves' ophthalmopathy. Int J Radiat Oncol Biol Phys, 2001. 51(3): p. 766-74.
[45] Robertson, D.M., et al., Retinal microvascular abnormalities in patients treated with external radiation for graves ophthalmopathy. Arch Ophthalmol, 2003. 121(5): p. 652-7.
[46] Stan, M.N., et al., Randomized, double-blind, placebo-controlled trial of long-acting release octreotide for treatment of Graves' ophthalmopathy. J Clin Endocrinol Metab, 2006. 91(12): p. 4817-24.
[47] Dickinson, A.J., et al., Double-blind, placebo-controlled trial of octreotide long-acting repeatable (LAR) in thyroid-associated ophthalmopathy. J Clin Endocrinol Metab, 2004. 89(12): p. 5910-5.
[48] Wemeau, J.L., et al., Octreotide (long-acting release formulation) treatment in patients with graves' orbitopathy: clinical results of a four-month, randomized, placebo-controlled, double-blind study. J Clin Endocrinol Metab, 2005. 90(2): p. 841-8.
[49] Perros, P., et al., Azathioprine in the treatment of thyroid-associated ophthalmopathy. Acta Endocrinol (Copenh), 1990. 122(1): p. 8-12.

[50] Salvi, M., et al., Treatment of Graves' disease and associated ophthalmopathy with the anti-CD20 monoclonal antibody rituximab: an open study. Eur J Endocrinol, 2007. 156(1): p. 33-40.
[51] Paridaens, D., et al., The effect of etanercept on Graves' ophthalmopathy: a pilot study. Eye, 2005. 19(12): p. 1286-9.
[52] Garrity, J.A., et al., Results of transantral orbital decompression in 428 patients with severe Graves' ophthalmopathy. Am J Ophthalmol, 1993. 116(5): p. 533-47.
[53] Hart, R.H., et al., Early response to intravenous glucocorticoids for severe thyroid-associated ophthalmopathy predicts treatment outcome. J Ocul Pharmacol Ther, 2005. 21(4): p. 328-36.
[54] Ebner, R., Botulinum toxin type A in upper lid retraction of Graves' ophthalmopathy. J Clin Neuroophthalmol, 1993. 13(4): p. 258-61.
[55] Heinz, C., et al., Amniotic membrane transplantation for reconstruction of corneal ulcer in graves ophthalmopathy. Cornea, 2004. 23(5): p. 524-6.
[56] Wiersinga, W. and G. Kahaly, Graves's ophthalmopathy. A multidisciplinary approach. Karger, 2007.
[57] Kalmann, R., et al., Coronal approach for rehabilitative orbital decompression in Graves' ophthalmopathy. Br J Ophthalmol, 1997. 81(1): p. 41-5.
[58] Michel, O., et al., Follow-up of transnasal orbital decompression in severe Graves' ophthalmopathy. Ophthalmology, 2001. 108(2): p. 400-4.
[59] Linnet, J., L. Hegedus, and P. Bjerre, Results of a neurosurgical two-wall orbital decompression in the treatment of severe thyroid associated ophthalmopathy. Acta Ophthalmol Scand, 2001. 79(1): p. 49-52.
[60] Paridaens, D.A., et al., Transconjunctival orbital decompression in Graves' ophthalmopathy: lateral wall approach ab interno. Br J Ophthalmol, 2000. 84(7): p. 775-81.
[61] Paridaens, D., et al., The incidence of diplopia following coronal and translid orbital decompression in Graves' orbitopathy. Eye, 1998. 12 (Pt 5): p. 800-5.
[62] Goldberg, R.A., et al., Strabismus after balanced medial plus lateral wall versus lateral wall only orbital decompression for dysthyroid orbitopathy. Ophthal Plast Reconstr Surg, 2000. 16(4): p. 271-7.
[63] Esser, J. and A. Eckstein, Ocular muscle and eyelid surgery in thyroid-associated orbitopathy. Exp Clin Endocrinol Diabetes, 1999. 107 Suppl 5: p. S214-21.
[64] Nguyen, V.T., et al., Correction of restricted extraocular muscle motility in surgical management of strabismus in graves' ophthalmopathy. Ophthalmology, 2002. 109(2): p. 384-8.
[65] Fenton, S. and E.G. Kemp, A review of the outcome of upper lid lowering for eyelid retraction and complications of spacers at a single unit over five years. Orbit, 2002. 21(4): p. 289-94.
[66] Mourits, M.P. and I.V. Sasim, A single technique to correct various degrees of upper lid retraction in patients with Graves' orbitopathy. Br J Ophthalmol, 1999. 83(1): p. 81-4.
[67] Morgenstern, K.E., et al., Botulinum toxin type a for dysthyroid upper eyelid retraction. Ophthal Plast Reconstr Surg, 2004. 20(3): p. 181-5.
[68] Shih, M.J., S.L. Liao, and H.Y. Lu, A single transcutaneous injection with Botox for dysthyroid lid retraction. Eye, 2004. 18(5): p. 466-9.
[69] Uddin, J.M. and P.D. Davies, Treatment of upper eyelid retraction associated with thyroid eye disease with subconjunctival botulinum toxin injection. Ophthalmology, 2002. 109(6): p. 1183-7.

3.3.4 Funktionslose heiße Knoten – Pitfall für die Radioiodtherapie

P. Groth, S. Dunkelmann, C. Schümichen

Die Radioiodherapie ist Mittel der Wahl bei der Behandlung der funktionellen Schilddrüsenautonomie, da gezielt autonomes Gewebe getroffen wird und Remissionen mit euthyreoter Funktionslage in bis zu 98% der Fälle erreicht werden.

In früheren Jahren war vor der Radioiodtherapie ein ausführlicher prätherapeutischer Radioiodtest zur Ermittlung der Iodkinetik Standard. In seltenen Fällen waren dabei Knoten mit hohem ^{99m}Tc-Pertechnetat-Uptake und zunächst gesteigertem ^{131}I-Uptake auffällig, die bereits Stunden später einen Verlust des ^{131}I-Uptakes aufwiesen. Dieses Phänomen der gesteigerten Iodraffung bei fehlender Langzeitspeicherung wurde als „Leerlauf-Adenom" bezeichnet, wobei sich eine Radioiodtherapie erübrigte.

Aus ökonomischen Zwängen ist es derzeit üblich, vor der Radioiodtherapie eine ^{99m}Tc-Pertechnetat-Szintigraphie und einen Kurz-Test nach Applikation von 2 MBq ^{131}I mit Ermittlung des „maximalen" Uptakes nach 24 Stunden durchzuführen. Ohne szintigraphische Darstellung der Iodidverteilung in der Schilddrüse läuft man damit Gefahr, solche heißen Knoten ohne eigentliche Funktion (fehlende Hormonsynthese) zu übersehen.

Ein ähnliches Verhalten ist bei Patienten mit fokaler Autonomie unter hoher Thyreostatika-Dosis zu beobachten: Die Funktion des Natrium-Iodid-Symporters bleibt erhalten, die TPO-Reaktion wird gehemmt, wodurch der Iodid-Einbau in das Tyrosinmolekül unterbunden wird.

Ein Beispiel hierfür ist in Abbildung 1 dargestellt: Unter 30 mg Thiamazol fiel ein hoher Uptake im ^{99m}Tc-Pertechnetat-Szintigramm der Schilddrüse auf, während 24 Stunden nach Applikation von ^{131}I keine Speicherung zu verzeichnen war. Nach einer Thyreostatika-Pause von 3 Wochen war dann auch eine hohe Speicherung von ^{131}I in der Schilddrüse vorhanden.

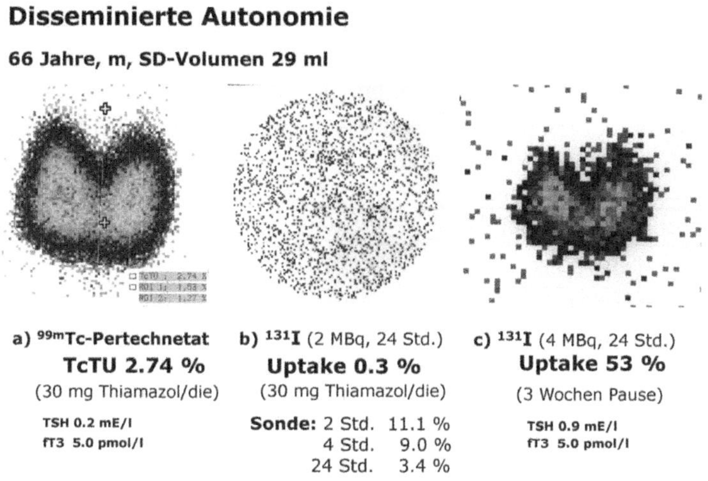

Abb.1: Disseminierte Autonomie unter Thyreostase und nach Entzug

Der genaue Pathomechanismus solcher nur im Frühszintigramm heißer Knoten ist bisher nicht geklärt. Offenbar ist bei ihnen die Iodidaufnahme gesteigert, während eine Störung der Hormonsynthese auf Ebene des zellulären Iodidtransportes, der Iodidoxidation oder des Einbaus von Iodid in Tyrosin am Thyreoglobulin vorliegt und Iodid deshalb die Follikelzelle frühzeitig wieder verlässt (Abb. 2).

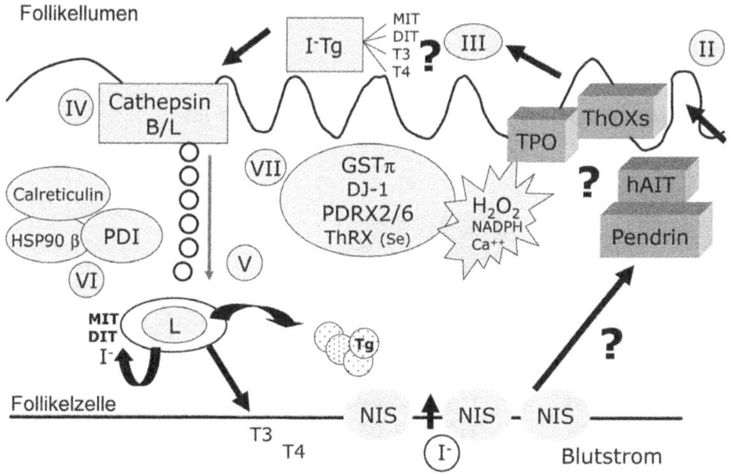

Abb.2: Stoffwechsel in funktionslosen heißen Knoten
(modifiziert nach Krause K 2007; Lacroix L 2004; Dunn JT 2001)

Eine unachtsam durchgeführte Radioiodtherapie kann bei diesen Patienten eine Hypothyreose verursachen, wenn sehr hohe Aktivitäten appliziert werden. Je nach Selektion des Krankenguts ist das Auftreten funktionsloser heißer Knoten unterschiedlich häufig. Im Rostocker Krankengut des Jahres 2006 konnte bei 10 von 606 (1,6%) zur Radioiodtherapie anstehenden Patienten solches Schilddrüsengewebe nachgewiesen werden (Tab. 1).

Autor		Häufigkeit	(%)
Strauss	1970	2/56	3.6
Atkins	1973	3/100	3.0
Shambaugh	1974	7/204	3.4
Massin	1977	8/80	10
Szonyi	1982	1/46	2.2
Ryo	1983	18/122	14.8
Reschini	1993	2/273	0.7
Rostock	2006	10/606	1.6

Tab.1: Häufigkeit funktionsloser heißer Knoten

Drei dieser Patienten werden vorgestellt:

Fall 1: Patientin mit einer unifokalen Autonomie und hohem ^{99m}Tc-Pertechnetat-Uptake, auch unter hormoneller TSH-Suppression. Im ^{131}I-Test fehlender Anstieg und eher niedrige Sondenmesswerte bis 24 Stunden nach Applikation, szintigraphisch nur sehr geringer ^{131}I-Uptake im Knoten (Abb.3).

Unifokale Autonomie

74 Jahre, w, SD-Volumen 130 ml, Knotenvolumen 107 ml

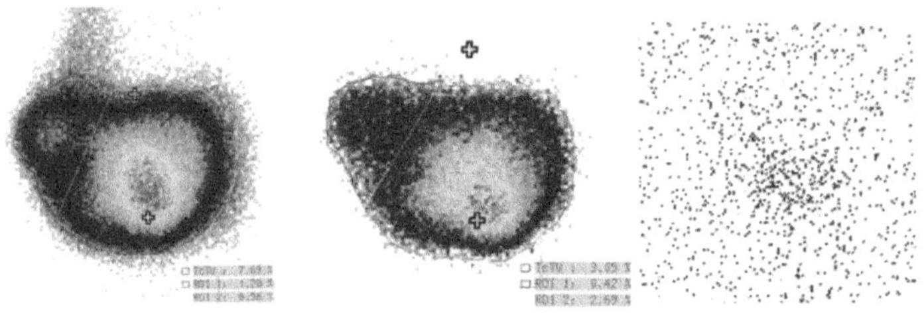

a) ^{99m}**Tc-Pertechnetat**
TcTU 7.69 %
TSH 1.9 mE/l

b) ^{99m}**Tc-Pertechnetat**
TcTUs 3.05 %
TSH 0.1 mE/l
14 Tage L-Thyroxin 200

c) ^{131}**I** (2 MBq, 24 Std.)
Uptake 4.5 %
Sonde: 2 Std. **13.4 %**
4 Std. **12.6 %**
24 Std. **13.3 %**

Abb.3 (Fall 1): Funktionslose großlumige fokale Autonomie im linken Lappen

Fall 2: Patientin mit disseminierter Autonomie und grenzwertigem ^{99m}Tc-Pertechnetat-Uptake unter hormoneller TSH-Suppression. Im ^{131}I-Test deutlich abfallende Sondenmesswerte und szintigraphisch sehr niedriger ^{131}I-Uptake (Abb.4).

Disseminierte Autonomie

39 Jahre, w, SD-Volumen 81 ml

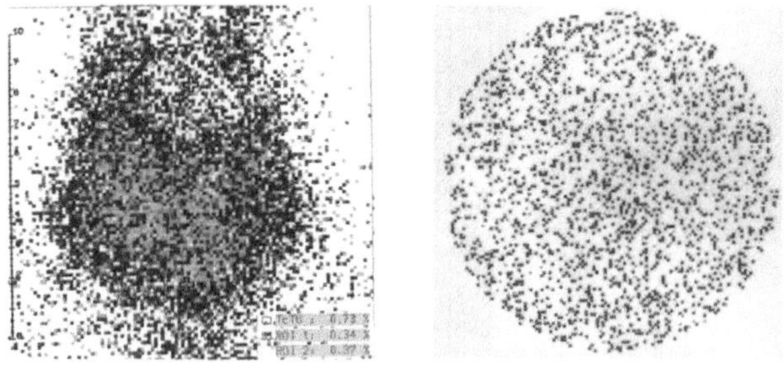

a) ^{99m}Tc-Pertechnetat
TcTUs 0.73 %

TSH 0.04 mE/l (14 Tage L-Thyroxin 200)

b) ^{131}I (2 MBq , 24 Std.)
Uptake 0.23 %
Sonde: 2 Std. **8.5 %**
4 Std. **7.3 %**
24 Std. **2.8 %**

Abb.4 (Fall 2): Funktionell grenzwertig relevante disseminierte Autonomie

Fall 3: Patientin mit unifokaler/disseminierter Autonomie und hohem ^{99m}Tc-Pertechnetat-Uptake im rechtsseitigen Knoten bei grenzwertig hohem TSH-Basalspiegel wie auch unter hormoneller TSH-Suppression. Die im ^{131}I-Test abfallenden Sondenmesswerte wurden übersehen, weshalb die Radioiodtherapie durchgeführt wurde, im posttherapeutischen Szintigramm fiel dann ein deutlich geringerer ^{131}I-Uptake im Knoten auf (Abb.5).

Unifokale / Disseminierte Autonomie

69 Jahre, w, SD-Volumen 43.5 ml, Knotenvolumen 31.5 ml

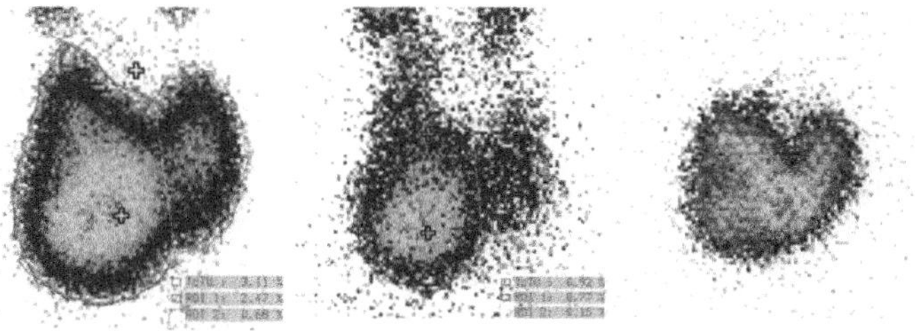

a) ^{99m}Tc-Pertechnetat
TcTU 3.11 %
TSH 3.11 mE/l

b) ^{99m}Tc-Pertechnetat
TcTUs 0.92 %
(Rechts / Links = 5.1/1)
TSH 0.03 mE/l
14 Tage L-Thyroxin 200

c) ^{131}I (1290 MBq, 24 Std.)
Uptake 5.17 %
(Rechts / Links = 5.7/1)
Sonde: 2 Std. **19.6 %**
4 Std. **18.3 %**
24 Std. **10.8 %**

Abb.5 (Fall 3): Funktionslose fokale Autonomie rechts kaudal

Nach Literaturangaben sollen funktionslose heiße Knoten eher maligne entarten als kalte Knoten (Tab.2). Wir haben drei unserer Patientinnen zytologisch untersucht (Tab.3) und in allen Fällen eine onkozytäre Metaplasie angetroffen, in einem Fall verknüpft mit einer follikulären Hyperplasie.

Tab. 2: Malignitäts-Nachweis in funktionslosen heißen Knoten nach Literaturmitteilung

Autor		Häufigkeit	Histologie
Massin [7]	1972	5/8	?
Turner [13]	1975	1/1	foll. Ca
Erjavec [15]	1977	14/28	2 pap./12 foll. Ca
Szonyi [11]	1982	1/1	?
Tonacchera [12]	1999	2/15	pap./foll. Ca
dell Elba [2]	2003	1/1	pap. Ca
Leisner [6]	2007	1/1	pap. Ca

Tab. 3: Zytologische Ergebnisse bei Punktion funktionsloser heißer Knoten

Diagnose	Zytologischer Befund
Bifokale Autonomie	Thyreozytenverbände mit onkozytärer Metaplasie
Unifokale / diss. Aut.	Thyreozytenverbände mit onkozytärer Metaplasie
Unifokale Autonomie	Thyreozytenverbände mit onkozytärer Metaplasie
	Folikuläre Neoplasie

Schlussfolgerungen

Knoten mit gesteigerten Iodraffung und fehlender Hormonsynthese sind selten. Die Pathogenese ist bisher nicht geklärt, eine Punktmutation ist anzunehmen. Wird eine Radioiodtherapie bei großen funktionslosen heißen Knoten durchgeführt, besteht die Gefahr der Entwicklung einer posttherapeutischen Hypothyreose.

Der Verdacht auf funktionsloses heißes Gewebe ergibt sich bei Patienten mit nicht spontaner TSH-Suppression, aus abfallenden Messwerten bis 24 Stunden im ^{131}I-Test und einem niedrigen 24-Stunden-Uptake, so dass grundsätzlich frühe ^{131}I-Uptake-Messungen nach 2 und 4 Stunden im Radioiodtest mit einbezogen werden sollten.

Eine szintigraphische Aufzeichnung der ^{131}I-Verteilung in der Schilddrüse unter Ausnutzung der Testaktivität im Vergleich mit dem ^{99m}Tc-Pertechnetat-Szintigramm kann den Verdacht bestätigen. Funktionslose heiße Knoten sollten zumindest zytologisch untersucht werden.

Literatur

Atkins H.L., Klopper J.F., Lambrecht R.M. et al.: A comparison of technetium-99m and iodine-123 for thyroid imaging. Am.Roentgen (1973) 117: 195-201.

dell Elba L., Gerundini P., Caputo M. et al.: Association of hyperfunctioning thyroid adenoma with thyroid cancer presenting as "trapping only" nodule at ^{99m}TcO4^{-}scintigraphy. Endocrinol Invest (2003) 26: 1124-1127.

Dunn J.T., Dunn A.D.: Update on intrathyroidal iodine metabolism. Thyroid (2001) 11: 407-414.

Erjavec M, Movrin T, Auersperg M, Golouh R: Comparative accumulation of 99mTc and 131I in thyroid nodules: case report. J Nucl Med (1977) 18:346-7.

Krause K., Karger S., Schierhorn A. et al.: Proteomic profiling of could thyroid nodules. Endocrinology (2007) 18: 1754-1763.

Lacroix L., Pourcher T.H., Magnon L. et al.: Expression of the apical iodide transporter in human thyroid tissue: a comparison study with other iodide transporters. J Clin Endocrinology & Metabolism (2004) 89: 1423-1428.

Leisner B.: Persönliche Mitteilung (2007).

Massin J.P., Planchon L., Accard J.L. et al.: Scintigraphic discordances between technetium- 99m and iodine-131 in the study of thyroid nodules. Nouv Presse Med (1977) 6: 97-100.

Reschini E., Catania A., Ferrari C. et al.: Comparison of pertechnetate and radioiodine thyroid scintiscans in thyroid disease. J Nucl Biol Med (1993) 37: 12-17.

Ryo U.Y., Vaidya P.V., Schneider A.B. et al.: Thyroid imaging agents: A comparison of I-123 and Tc-99m-Pertechnetate. Radiology (1983) 148: 819-822.

Shambaugh G.E., Quinn J.L., Oyasu R. et al.: Disparate thyroid imaging.Combined studies with sodium pertechnetate Tc- 99m and radioctive idodine. JAMA (1974) 28: 866-869.

Strauss HW, Hurley PJ, Wagner HN Jr.: Advantages of 99mTc pertechnetate for thyroid scanning in patients with decreased radioiodine uptake. Radiology (1970) 97: 307-10.

Szonyi G., Bowers P., Allwright S. et al.: Comparative study of ^{99m}Tc and ^{131}I in thyroid scanning. Eur J Nucl Med (1982) 7: 444-446.

Tonacchera M., Vitti P., Agretti P. et al.: Functioning and nonfunctioning thyroid adenomas involv different molecular pathogenic mechanism. J Clin Endocrinology & Metabolism (1999) 84: 4155-4158.

Turner J.W., Spencer R.P.: Thyroid carcinoma presenting as a pertechnetate"hot"nodule, but without ^{131}I uptake: case report. J Nucl Med (1976) 17: 22-23.

3.3.5 Ist der Erfolg einer Radioiodtherapie des Morbus Basedow oberhalb von 200 Gy dosisabhängig?

C. Kobe, I. Weber, W. Eschner, F. Sudbrock, M. Schmidt, M. Dietlein, H. Schicha

Erstes Ziel bei der Behandlung des Morbus Basedow ist die aktuelle Beseitigung der Symptome der Überfunktion. Kurzfristig erfolgt hierzu zunächst die Gabe thyreostatisch wirksamer Medikamente. Dabei wird in der Anfangsphase engmaschig (z. B. alle 8-14 Tage) bis zum Erreichen einer stabilen Stoffwechsellage kontrolliert.

Mittel- und langfristig sind verschiedene Therapiestrategien denkbar. Zum einen die konservativ-medikamentöse Therapie mit der Einnahme von Thyreostatika über 1-2 Jahre, wobei es je nach Ausgangsbedingungen in 10-70% der Fälle zur Ausheilung kommt. Zum anderen eine definitive Therapie: Operation oder Radioiodtherapie. Bis in die 90er Jahre war die subtotale Thyreoidektomie der „Goldstandard" beim operativen Vorgehen, wurde aber auf Grund der Rezidivrate und der langfristigen Entwicklung einer Hypothyreose zu Gunsten der totalen Thyreoidektomie weitgehend verlassen. Der überwiegende Teil der Patienten entscheidet sich bei der Radioiodtherapie für ein ablatives Konzept, da bei der „funktionsoptimierten" Radioiodtherapie mit einem verzögerten Eintritt des Behandlungserfolgs, einer Versagerquote von bis zu 20% und einem unklaren Langzeitverlauf mit hoher Wahrscheinlichkeit einer Hypothyreose gerechnet werden muss. Bei der ablativen Therapie ist die weitgehende Beseitigung der Schilddrüse und damit der Überfunktion das Ziel. Eine anschließende lebenslange Gabe von Schilddrüsenhormon (L-Thyroxin) ist zum Ausgleich der Unterfunktion erforderlich und erfordert nur seltene Kontrollen (etwa 1-2 x pro Jahr).

Die Radioiodtherapie des Morbus Basedow mit einem ablativen Konzept ist in etwa 90% der Fälle primär erfolgreich. In den Leitlinien wird ein Dosiskonzept von 250-300 Gray empfohlen [1]. Kontrovers diskutiert wird die Abhängigkeit des Therapieerfolgs von der Strahlendosis (Gray) im ablativen Bereich. Ziel der Studie war daher die Überprüfung der Dosisabhängigkeit und möglicher Einflussfaktoren auf den Erfolg der ablativen Radioiodtherapie des Morbus Basedow.

Im Zeitraum von Juli 2001 bis Juni 2004 konnten 571 Patienten bis 12 Monate nach Radioiodtherapie beobachtet werden. Einschlusskriterien waren ein gesicherter Morbus Basedow, eine Rekompensation der Stoffwechsellage und ein Absetzen der thyreostatischen Medikation 2 Tage vor der Radioiodtherapie. Endpunkt der Studie war die Schilddrüsenfunktion zwölf Monate nach Radioiodtherapie. Als Erfolg wurde die Beseitigung der Überfunktion gewertet.

Bei vorbestehender endokriner Orbitopathie wurde mit der Gabe des Radioiods eine vierwöchige Therapie mit Prednisolon 0,4-0,5 mg/kg Körpergewicht/Tag begonnen, mit anschließendem Ausschleichen mit 2,5 mg/d.

Alle Patienten durchliefen 10-14 Tage vor der Radioiodtherapie den ambulanten Radioiodtest zur Berechnung der zu verabreichenden Aktivität. Zwei Tage nach Absetzen der thyreostatischen Medikation erfolgten am ersten Testtag die sonographische Volumetrie und die Applikation der Testkapsel mit einer Aktivität von 2,5 MBq ^{131}I. Die nach 6 h, 24 h und 5 d erhobenen Messdaten wurden automatisch in eine Datenbank übertragen, und die zu applizierende Aktivität nach den Formeln der Verfahrensanweisung zum Radioiodtest [2] berechnet:

$$A[MBq] = F \cdot \frac{M[g] \cdot D[Gy]}{RIU_{\max}[\%] \cdot HWZ_{eff}[d] + t_1[d] / 2 \cdot \ln 2)} \qquad \text{(A)}$$

mit

M: Schilddrüsenmasse,

D: Zielvolumendosis

F: Umrechnungsfaktor [3]; $24{,}7 MBq \cdot \frac{d \cdot \%}{g \cdot Gy}$

RIU_{max}: Maximaler Radioiod-Uptake gemessen zum Zeitpunkt t_1

HWZ_{eff}: effektive thyreoidale Halbwertszeit des ^{131}I;

$$A[MBq] = F / 2 \cdot \frac{M[g] \cdot D[Gy]}{RIUt[\%] \cdot t[d]} \qquad \text{(B)}$$

Die Zielvolumendosis (D) betrug 250 Gy. Die therapeutische Dosimetrie erfolgte in Analogie zum Vorgehen im Radioiodtest. Unmittelbar nach der Applikation und dann zweimal täglich im 12stündigen Intervall wurden Messungen der Ganzkörper- und der Schilddrüsenaktivität am Sondenmessplatz durchgeführt.

Der Therapieerfolg wurde bis 12 Monate nach Radioiodtherapie beobachtet und die Erfolgsrate wurden mit dem Alter und Geschlecht der Patienten, den TSH- und TSH-R-Antikörper-Werten (TRAK-Werten), dem Schilddrüsenvolumen und dem Vorliegen einer endokrinen Orbitopathie verglichen.

Ab einer Energiedosis von 200 Gy betrug der Therapieerfolg 12 Monate nach Radioiodtherapie 96%. Dies galt auch für Schilddrüsenvolumina >40 ml. Alter und Geschlecht der Patienten, die peritherapeutischen TSH- und TRAK-Werte und das Vorliegen einer endokrinen Orbitopathie blieben ohne Einfluss auf den Therapieerfolg.

Die ablative Radioiodtherapie des Morbus Basedow zeigte eine hohe primäre Erfolgsrate (96%) im Dosisbereich über 200 Gray. Eine weitere Steigerung der Erfolgsrate durch eine höhere Dosis konnte aber nicht beobachtet werden. Bei kompensierter Stoffwechsellage und nach Absetzen der thyreostatischen Medikation wurde im ablativen Bereich oberhalb von 200 Gray der Therapieerfolg auch nicht durch das Alter und Geschlecht der Patienten, die Volumina der Schilddrüse, die TSH- und TRAK-Werte oder dem Vorliegen einer endokrinen Orbitopathie beeinflusst.

Willemsen et al. [4] fanden bei 43 Patienten, die mit einer Zieldosis von 300 Gy behandelt wurden, 12 Monate nach Radioiodtherapie eine 100%ige Erfolgsrate. Gerade bei dem Wunsch nach einem sicheren Therapieerfolg wurde diese Zieldosis für erforderlich erachtet. Reinhardt et al. [5] fanden bei insgesamt 224 Patienten eine sichere Beseitigung der Überfunktion 15 Monaten nach Therapie bei 73% der Patienten bei einer angestrebten Zieldosis von 150 Gray, 77% bei 200 Gy und 92% bei 300 Gy. Urbannek [6] konnte in seiner Dissertation eine Dosiseffektkurve zwischen der tatsächlich erreichten Dosis und der Erfolgsrate zeigen: Er beobachtete Erfolgsraten von 78% zwischen 100-200 Gy, 80% zwischen 200-300 Gy, 89% zwischen 300-400 Gy und 100% bei über 400 Gy.

Während die Dosisabhängigkeit des Therapieerfolgs im unteren Bereich unstrittig ist, zeigen unsere Ergebnisse insbesondere im Dosisbereich von 200-300 Gy höhere Erfolgsraten als vorangegangene Untersuchungen. Die Ursachen für diese Differenz sind sicher das konsequente Absetzen der Thyreostase zwei Tage vor Radioiodtest/ Radioiodtherapie sowie die Kompensation der Stoffwechsellage vor Durchführung der Radioiodtherapie. Ob darüber hinaus weitere Faktoren, z. B. die verbesserte Iodversorgung in Deutschland, zu einer höheren Strahlensensibilität der Schilddrüse geführt haben könnten, ist in künftigen, auch experimentellen Studien zu klären.

Bei konstanter prätherapeutischer Zieldosis zeigte sich in unserer Studie eine relativ breite Streuung der posttherapeutisch erzielten Dosis. Um bei allen Patienten sicher eine Organdosis über 200 Gy zu erreichen, wird bei der peritherapeutischer Dosimetrie zur Dosisberechnung eine Zieldosis von 250 Gy empfohlen.

Literatur

[1] Dietlein M., Dressler J., Grünwald F. et al.: Guideline for radioiodine therapy for benign thyroid diseases (version 3). Nuklearmedizin (2004) 43: 217-220.

[2] Dietlein M., Dressler J., Eschner W. et al.: Procedure guideline for radioiodine test (version 2). Nuklearmedizin (2003) 42: 116-119.

[3] Snyder W.S., Ford M.R., Warner G.G. et al.: MIRD Pamphlet No.11: "S" Absorbed dose per unit cumulated activity for selected radionuclides and organs. Society of Nuclear Medicine, New York (1975).

[4] Willemsen U.F., Knesewitsch P., Kreisig T. et al.: Functional results of radioiodine therapy with a 300 Gy absorbed dose in Graves'disease. European Journal of Nuclear Medicine (1993) 20: 1051-1055.

[5] Reinhardt M.J., Brink I., Joe A.Y. et al.: Radioiodine therapy in Graves'disease based on tissue-absorbed dose calculations: effect on pre-treatment thyroid volume on clinical outcome. Eur J Nucl Med Mol Imaging (2002) 29: 1118-1124.

[6] Urbannek V.: Radioiodtherapie bei Morbus Basedow – Vergleich verschiedener Therapieregime bezüglich der Thyreostatikagabe. Dissertation der Universität zu Köln (2003).

3.3.6 Inzidenz einer immunogenen Hyperthyreose nach Radioiodtherapie bei Schilddrüsenautonomien

C.-O. Sahlmann, A. Hamann, U. Siefker, J. Meller

Mittels quantitativer Schilddrüsenszintigraphie mit ^{99m}Tc-Pertechnetat ($^{99m}TcO_4$-) lassen sich fokale und disseminierte Überfunktionszustände der Schilddrüse unterscheiden [1]. Eine autonomie-assoziierte Hyperthyreose wird entweder als solitäres, autonomes Adenom (unifokale Autonomie, UFA), als multifokale Autonomie (MFA) oder als disseminierte Autonomie (DISA) beschrieben [2].

Die DISA wird durch eine subklinische oder manifeste Hyperthyreose mit homogener Radionuklidverteilung und erhöhtem globalen $^{99m}TcO_4$-Schilddrüsenuptake unter Suppressionsbedingungen (TcTUs) in der Schilddrüsenszintigraphie definiert. Die Diagnose wird nur dann gestellt, wenn sich kein Hinweis für eine immunogene Hyperthyreose findet. [1-3]. Dabei wird angenommen, dass es sich bei der disseminierten Autonomie eigentlich um eine mulifokale Autonomie handelt, wobei eine szintigraphische Abgrenzung der einzelnen autonom gewordenen Areale nicht mehr gelingt. Die Pathophysiologie der DISA wird mit einer mikronodulären Veränderung der Schilddrüse erklärt, die nicht durch eine Szintigraphie aufgelöst werden kann [3]. Viele Fälle der DISA könnten einer atypisch verlaufenden immunogenen Hyperthyreose entsprechen. Mit der höheren Sensitivität der Radio-Rezeptor-Assays (RRA) der zweiten Generation konnte ein signifikanter Anteil der ursprünglich als disseminierte Autonomien klassifizierten Erkrankungen als eigentliche immunogene Hyperthyreosen enttarnt werden [4-6]. Die immunogene Hyperthyreose kann innerhalb von Monaten bei einer geringen Zahl von Patienten, die wegen einer Autonomie der Schilddrüse mit einer Radioiodtherapie (RIT) behandelt wurden, auftreten [6-12]. Ob dies nur eine zufällige Koinzidenz ist oder ob die immunogene Hyperthyreose mit der RIT in direktem Zusammenhang steht, bleibt offen. Das Phänomen kann einerseits als *de novo* Induktion von Autoimmunerkrankungen durch ^{131}Iod oder durch die Manifestation einer präexistenten, subklinischen, immunogenen Hyperthyreose (TSH-Rezeptor-Antikörper (TRAK)-negativ) als Folge der RIT erklärt werden.

In der vorliegenden Studie untersuchten wir die Häufigkeit des Auftretens der immunogenen Hyperthyreose nach RIT mit einem Follow-up von 6 Monaten in einer großen Gruppe gut charakterisierter Patienten mit einer Autonomie im Vergleich zu einer Kontrollgruppe mit Schilddrüsenautonomie, die nicht mit ^{131}Iod oder chirurgisch therapiert wurden

Patienten und Methoden

622 von 835 Patienten wurden in die retrospektive Analyse eingeschlossen (weiblich: n=525; männlich: n=97; mittleres Alter: 49±16 Jahre). Alle Patienten waren wegen einer Autonomie in der Zeit zwischen Mai 1999 und August 2004 in unserer Klinik mit einer RIT behandelt worden (Gruppe A, unifokal: n=321; Gruppe B, multifokal: n=199; Gruppe C, disseminiert: n=102) und wurden über mindestens 6 Monate nach der Behandlung weiter untersucht. 153 der 835 Patienten wurden nicht in die Studie eingeschlossen, weil entweder die Diagnose oder das Follow-up nicht in unserer Klinik erfolgt waren oder Laborwerte fehlten. Die Gruppe D bestand aus Kontrollpatienten (n=108; weiblich: n=89; männlich: n=19; mittleres Alter: 53±18 Jahre) mit einer Autonomie der Schilddrüse (unifokal: n=49; multifokal: n=42; disseminiert: n=11), die während des gleichen Zeitintervalls über 6 Monate ohne weitere Behandlung überwacht wurden. Keiner der Patienten in der Studie wies klinische Zeichen einer endokrinen Orbitopathie auf.

In vitro Diagnostik

Bei allen Patienten und den Kontrollpatienten wurden fT3 und fT4 mit einem Chemolumineszenz-Assay (CHIRON Diagnostics, Fernwald, Deutschland) bestimmt. Das basale TSH wurde ebenfalls mit einem Chemolumineszenz-Assay bestimmt (CHIRON Diagnostics, Fernwald, Deutschland; Funktionelle Sensitivität: 0,001 mU/l). TRAK wurden mit dem RRA der zweiten Generation DYNOtest TRAK humanassay (B.R.A.H.M.S. Diagnostica, Berlin, Deutschland; Cut-off für Positivität: >2 IU/l) bestimmt. Die Antikörper gegen die thyreoidale Peroxidase (TPO-AK) wurde mit dem DYNO-anti-TPO-assay (B.R.A.H.M.S. Diagnostica, Berlin, Deutschland; Cut-off für Positivität: >60U/l) bestimmt.

Szintigraphie

Die Schilddrüsenszintigraphie wurde direkt nach intravenöser Injektion von 37-74 MBq $^{99m}TcO_4^-$ mit einem 20%-Fenster um den 140-keV-Peak des Technetiums mit einer 128x128 Matrix über 10 Minuten in anteriorer Sicht des Halses durchgeführt. Das hierzu verwendete CX250-System (Picker International, Espelkamp, Deutschland) war mit einem Niedrigenergie HR-Kollimator bestückt. Der globale $^{99m}TcO_4^-$-

Schilddrüsenuptake unter Suppressionsbedingungen wurde mit der ROI-Technik bestimmt. Diese Methode und normale TcTUs wurden bereits an anderer Stelle beschrieben [1].

Sonographie

Bei der Sonographie wurden die Echogenität, Knotenstrukturen (>1cm) und das Schilddrüsengesamtvolumen erfasst. Der Ultraschall erfolgte auf einem EUB-420 Ultraschallgerät mit einem 7,5 MHz Linearschallkopf (Hitachi, Tokyo, Japan). Als echonormal wurde die Schilddrüse angesehen, wenn die Echogenität der Schilddrüse höher war als die der zervikalen Halsmuskulatur, als echoarm wurde die Schilddrüse angesehen, wenn die Echogenität visuell die gleiche Echogenität hatte wie die zervikale Halsmuskulatur. Ein vergrößertes Schilddrüsenvolumen lag vor, wenn das Schilddrüsenvolumen 18 ml bei Frauen und 25 ml bei Männern überschritt. Eine Knotenstruma wurde definiert, wenn mindestens ein Knoten (>1cm) in einer vergrößerten Schilddrüse nachweisbar war.

Vorbereitung, Dosimetrie und Radioiodtherapie

Nach einer initialen Untersuchung wurden 441 Patienten mit Thionamiden behandelt. Diese Therapie wurde bei 392 Patienten vor der Dosimetrie und der RIT pausiert. Das basale TSH war bei allen Patienten während der Dosimetrie und der Therapie supprimiert (TSH<0,1). Die Dosimetrie inklusive der Uptake-Messungen nach 24, 48 und 96 Stunden wurden nach oraler Gabe von 0,4–0,7 MBq ^{131}Iod durchgeführt und mit Hilfe der Marinelli-Formel berechnet.

Die Bestimmung des Zielvolumens (des „autonomen Volumens“) einer unifokalen Autonomie erfolgte mit einem funktionellen Ansatz nach Emrich et al., der die lineare Korrelation zwischen dem sonographischen Volumen von unifokalen Autonomien ohne regressive Veränderungen und den korrespondierenden TcTUs (Zielvolumen = TcTUs x 5) als erster beschrieb [13]. Diese Methode wurde bei 220 Patienten angewandt. Wenn keine zuverlässigen TcTUs bei Patienten mit unifokaler Autonomie vorhanden waren (n=102), wurde das sonographische Volumen der Autonomie als Zielvolumen benutzt. Das autonome Volumen bei multifokalen oder disseminierten Autonomien kann sonographisch nicht bestimmt werden, weshalb der Ansatz das Zielvolumen sonographisch zu bestimmen bei einigen Gruppen durch einen „dosimetrischen Kompromiss“ ersetzt wurde. Dieser „dosimetrische Kompromiss“ wurde auch in der vorliegenden Studie verwendet. Bei diesem Konzept wird das Schilddrüsengesamtvolumen als Zielvolumen bestimmt, mit einem schrittweisen Anstieg der Zieldosis zwischen 150-300 Gy in Abhängigkeit vom prätherapeutischen TcTUs

(TcTUs 1,5-2,5%: Zieldosis 150 Gy; TcTUs 2,51-3,5%: Zieldosis 200 Gy; TcTUs 3,51-4,5%: Zieldosis 250 Gy; TcTUs oberhalb von 4,51%: Zieldosis 300 Gy). Mit diesem Ansatz lassen sich hervorragende Ergebnisse bei der RIT einer multifokalen oder disseminierten Autonomie erzielen [7].

Medikamentöse Therapie nach Radioiodtherapie

321 hyperthyreote Patienten wurden nach der RIT mit Thionamiden behandelt. Die Therapie wurde individuell unterschiedlich nach einer Zeit zwischen 3-4 Monaten nach der RIT abgesetzt.

Follow-up

Patienten und Kontrollpatienten wurden über einen Zeitraum von 6 Monaten untersucht. Das Follow-up beinhaltete die Sonographie, die Messung der *in-vitro* Parameter inklusive TRAK-Messungen 6 Monate nach RIT. Die quantitative Schilddrüsenszintigraphie wurde bei 98% der Patienten und 23% der Kontrollpatienten wiederholt. Als Therapieerfolg wurde ein TcTUs von <1,6% und/oder ein TSH >0,5 mU/l 6-9 Monate nach RIT gewertet.

Definition immunogene Hyperthyreose

Die Entwicklung einer immunogenen Hyperthyreose wurde angenommen, wenn bei Patienten eine neue TRAK-positive Hyperthyreose mit diffusem Uptake in der Schilddrüsenszintigraphie mit einem TcTUs >2% mit oder ohne endokriner Orbitopathie vorlag.

Statistische Auswertung

Es wurde Statistica (Statsoft, Hamburg, Deutschland) für die statistische Auswertung benutzt. Als signifikantes Testergebnis wurde ein p<0,05 angesehen. Der paarweise Vergleich erfolgte mit einem Mann-Whitney-U-Test nach Ausschluss eines gemeinsamen Median durch einen Kruskal-Wallis-ANOVA.

Ergebnisse

Alle Patienten waren bei der ersten Untersuchung vor Behandlung mit Thionamiden subklinisch (n=250) oder manifest (n=372) hyperthyreot und TRAK-negativ (alle <1 IU/l).Die Kontrollpatienten waren euthyreot (n=34), subklinisch hyperthyreot (n=65) oder manifest hyperthyreot (n=3) und alle TRAK-negativ.

Der mediane TPO-AK-Titer lag bei allen Patienten bei 53 U/ml (Spannweite 11-172 U/ml) und bei den Kontrollpatienten bei 46 U/ml (Spannweite 14-87 U/ml). Alle Patienten hatten einen erhöhten TcTUs mit 1,7-4,6% (normal <1,6%). Bei den Kontrollpatienten lag der TcTUs zwischen 1,2 und 2,3%. Eine Knotenstruma hatten 577/622 (92%) der Patienten und 95/108 (87%) der Kontrollpatienten. Bei 34/622 (5%) der Patienten und 4/108 (4%) der Kontrollpatienten war die Schilddrüse echoarm. Die klinischen Basisdaten der Patienten sind in Tabelle 1 beschrieben. Beide Gruppen waren mit Ausnahme eines signifikant niedrigeren TcTUs-Werten bei den Kontrollpatienten gut miteinander vergleichbar.

Nach 6 Monaten Follow-up war die RIT bei 305/321 (95%) der Patienten mit einer unifokalen Autonomie, bei 179/199 (90%) der Patienten mit multifokaler Autonomie und bei 85/102 (83%) der Patienten mit disseminierter Autonomie erfolgreich. Bei erfolgreich behandelten Patienten wurde eine Größenreduktion des Schilddrüsengesamtvolumens um 33% bei unifokalen Autonomien, um 40% bei multifokalen Autonomien und um 56% bei disseminierten Autonomien erreicht.

Eine immunogene Hyperthyreose trat signifikant häufiger bei Patienten, die eine RIT erhalten hatten (1,1%) verglichen mit den Patienten der Kontrollgruppe (0%), auf. Eine postradioiodtherapeutische Hypothyreose wurde bei 12 (3,7%) Patienten mit unifokaler Autonomie, bei 8 (4%) der Patienten mit multifokaler Autonomie und bei 11/102 (11%) der Patienten mit disseminierter Autonomie gefunden. Die posttherapeutische Hypothyreose trat signifikant häufiger bei Patienten mit disseminierter Autonomie als bei Patienten mit fokaler Autonomie auf ($p<0,05$).

Häufigkeit der immunogenen Hyperthyreose in verschiedenen Gruppen

Nach 6 Monaten wurde eine immunogene Hyperthyreose, definiert durch eine neu aufgetretene oder persistierende Hyperthyreose, erhöhten Serum-TRAK-Werten kombiniert mit einem diffus erhöhtem Uptake in der Schilddrüsenszintigraphie und einem TcTUs >2%, bei 1/321 Patienten mit unifokaler Autonomie, bei 1/199 Patienten mit multifokaler Autonomie und bei 0/108 Patienten der Kontrollgruppe festgestellt. Patienten mit einer disseminierten Autonomie entwickelten signifikant häufiger eine immunogene Hyperthyreose im Vergleich zu allen anderen Gruppen (5/102=4%; $p<0,05$). Zwei dieser Patienten entwickelten eine endokrine Orbitopathie.

Charakterisierung der Patienten mit einer neu diagnostizierten immunogenen Hyperthyreose

Tabelle 2 zeigt die Daten der Patienten, bei denen eine immunogene Hyperthyreose nach RIT neu diagnostiziert wurde (Gruppe 1) im Vergleich zu den Patienten, die TRAK-negativ blieben (Gruppe 2), und der Kontrollgruppe (Gruppe 3).

Vor der RIT hatten Patienten, die eine immunogene Hyperthyreose entwickelten, signifikant höhere TPO-AK-Titer (112±21 U/ml) im Vergleich zu allen anderen Patienten (35±19 U/ml) und den Kontrollpatienten (43±19 U/ml). Die mittleren TRAK-Werte und das mittlere Schilddrüsengesamtvolumen waren zwischen allen Gruppen nicht signifikant unterschiedlich (TRAK-Werte: Gruppe 1: 0,4±0,1 U/l vs. Gruppe 2: 0,5±0,1 U/l vs. Gruppe 3: 0,4±0,2 U/l; Schilddrüsenvolumen: Gruppe 1: 38±17 ml vs. Gruppe 2: 42±19 ml vs. Gruppe 3: 43±19 ml). 4/7 (57%) der Schilddrüsen bei neu diagnostizierten immunogenen Hyperthyreosen und 30/615 (5%) der Schilddrüsen bei Patienten, die TRAK-negativ blieben, zeigten eine echoarme Binnenstruktur.

Während des Follow-up hatten Patienten mit einer neu diagnostizierten, immunogenen Hyperthyreose signifikant höhere TPO-AK-Titer (Gruppe 1; Median 120 U/l, Spannweite 55-172 U/l) als alle anderen Patienten (Gruppe 2; Median 42 U/l, Spannweite 11-113 U/l) und die Kontrollgruppe (Gruppe 3; Median 46 U/l, Spannweite 14-87 U/l). Die mittleren TRAK-Werte in Gruppe 1 lagen bei 3,14±07 U/l und waren signifikant höher als in Gruppe 2 und bei den Kontrollpatienten (0,3±0,1 U/l bzw. 0,4±0,2 U/l). Es gab keinen signifikanten Unterschied zwischen Gruppe 1 und Gruppe 2 bzgl. der mittleren Abnahme des Schilddrüsengesamtvolumens (43±8% vs. 44±12%).

Diskussion

Nach einer RIT wurde bei Patienten mit immunogener Hyperthyreose mehrfach ein Anstieg oder eine Induktion von TSH-Rezeptor-Antikörpern (TRAK) beschrieben. In den letzten Jahren richtete sich das Augenmerk verschiedener Arbeiten auf die neu diagnostizierte autoimmune Hyperthyreose nach RIT von Knotenstrumen mit Autonomie. Es wurde eine Inzidenz von 1-5% beschrieben [7-12].

In der vorliegenden Studie wurde die Häufigkeit der TRAK-Induktion nach RIT bei Patienten mit Autonomie untersucht, nachdem mit einem hochsensitiven TRAK-RRA eine präexistente immunogene Hyperthyreose ausgeschlossen worden war [4, 14]. Dabei wurde das Kollektiv der mit ^{131}Iod therapierten Patienten erstmalig mit einem Kontrollkollektiv verglichen, das nicht mit ^{131}Iod therapiert wurde. Mit Ausnahme signifikant niedrigerer TcTUs bei den Kontrollpatienten waren beide Gruppen gut miteinander vergleichbar. In dem untersuchten Kollektiv trat eine immunogene Hyperthyreose signifikant häufiger bei Patienten, die eine RIT erhalten hatten auf (1,1%) als in der Kontrollgruppe (0%), insofern muss eine Triggerung durch die RIT unterstellt werden.

Während die ^{131}Iod induzierte immunogene Hyperthyreose bei Patienten mit unifokaler Autonomie und multifokaler Autonomie selten auftrat, entwickelten 4,1% der Patienten mit einer disseminierten Autonomie eine immunogene Hyperthyreose. Dies lässt auf eine höhere Wahrscheinlichkeit einer präexistenten immunogenen Hyperthyreose bei Patienten mit disseminierter Autonomie schließen [6, 15]. Auch mit einem RRA der zweiten Generation besteht noch ein diagnostisches Problem bzgl. TRAK-negativer immunogener Hyperthyreosen.

In einer früheren Studie untersuchten wir 32 Patienten mit einer disseminierten Autonomie mit einem RRA der zweiten Generation. Alle Patienten waren in einem konventionellen RRA bei der Erstuntersuchung negativ [6]. 22% dieser Patienten waren allerdings in dem RRA der zweiten Generation TRAK-positiv und hatten somit eine immunogene Hyperthyreose. Bei 6 unbehandelten Patienten mit einer subklinischen Hyperthyreose, die in den Assays beider Generationen TRAK-negativ waren, wurde eine operative Sanierung durchgeführt. Obwohl die Histologie vergleichbar war mit einer adenomatösen Transformation der Schilddrüse, zeigte die denaturierende Gelelektrophorese (DGEE) keinen Hinweis auf eine aktivierende TSH-Rezeptor-Mutation, die als die häufigste Ursache der Autonomie in Iodmangelgebieten bekannt ist [16,17]. Die Abwesenheit solcher Mutationen unterstützt die Vermutung, dass diese Patienten eher eine atypische immunogene Hyperthyreose hatten als eine disseminierte Autonomie in ihrer ursprünglichen Konzeption.

TPO-AK sind bei 40-60% der Patienten mit immunogener Hyperthyreose nachweisbar [18,19]. Diese Antikörper könnten als Indikator für eine präexistente, autoimmune Schilddrüsenerkrankung bei TRAK-negativen Patienten mit disseminierter Autonomie dienen. In der vorliegenden Studie war bei 71% der Patienten mit disseminierter Autonomie, die nach RIT eine immunogene Hyperthyreose entwickelten, ein erhöhter TPO-AK-Titer nachweisbar, während von allen anderen Patienten und denen der Kontrollgruppe nur 9-11% positiv waren.

Nygaard et al. untersuchten retrospektiv Patienten mit einer hyperthyreoten Knotenstruma nach RIT. Sie fanden, dass nicht nur eine Hypothyreose sondern auch eine TRAK-positive immunogene Hyperthyreose signifikant häufiger bei TPO-AK positiven Patienten auftrat. Dieses Ergebnis deutet an, dass in dieser Gruppe bereits eine subklinische, autoimmune Erkrankung vorlag [20].

Die immunogene Hyperthyreose wird im Ultraschall üblicherweise durch Echoarmut charakterisiert [21]. Dieses Muster kann bei fast allen Patienten mit Hilfe einer Grauwertanalyse nachgewiesen werden, bei ausschließlich visueller Beurteilung kann diese Echoarmut bei bis zu 50% der Patienten in Iodmangelgebieten übersehen werden [22]. Bei 57% der Patienten mit disseminierter Autonomie, die in der vorliegenden Studie eine immunogene Hyperthyreose entwickelten, war die Schilddrüse echoarm, verglichen mit 4-5% bei allen anderen Patienten und den Kontrollpatienten. In unserem Kollektiv hatten TRAK-negative, TPO-AK positive Patienten mit einer disseminierten Autonomie und einer echoarmen Schilddrüse ein mehr als 10-fach erhöhtes Risiko eine immunogene Hyperthyreose zu entwickeln im Vergleich zu Patienten mit einer fokalen Autonomie. Unsere Beobachtungen sind mit dem Ergebnis einer anderen Studie konkordant. Bei dieser Studie wurden Patienten mit einer disseminierten Autonomie, die TRAK-negativ waren, mit einem hochsensitiven RRA der zweiten Generation und einem TSAB-Assay vor einer RIT untersucht. Dabei entwickelten 36% der Patienten während des Follow-up TRAK [15]. Die hohe Inzidenz der immunogenen Hyperthyreose könnte auch mit der nur kleinen Patientenzahl erklärt werden.

Eine autoimmune Schilddrüsenerkrankung ist allerdings nicht alleinige Voraussetzung für eine ^{131}Iod-induzierte immunogene Hyperthyreose. Eine immunogene Thyreotoxikose kann, wenn auch selten, bei einer multifokalen Autonomie durch eine RIT bedingt sein, wie die vorliegende Studie und andere Gruppen zeigen konnten [8,9,12]. Eine massive Zerstörung der Follikelzellen als Folge der RIT könnte die Freisetzung verschiedener Epitope bewirken, diese könnten dann durch Antigenpräsentierende Zellen zu einer Immunantwort führen [23]. Die Induktion autoimmuner Prozesse durch die Freisetzung von Produkten thyreoidaler Follikelzellen konnte nach Schilddrüsenoperationen [24], nach spontaner Regression autonomer Knoten [25] und nach subakuter Thyreoiditis nachgewiesen werden [26]. Interessanterweise waren bei den Patienten mit einer multifokalen Autonomie, die nach der RIT eine immunogene Hyperthyreose entwickelten, keine Zeichen einer autoimmunen Reaktion (erhöhte TPO-AK-Titer, Echoarmut der Schilddrüse) nachweisbar und aktivitätsreiche Areale in der Schilddrüsenszintigraphie korrelierten mit sonographisch nachgewiesenen Knoten, so dass eine sogenannte „Pseudoautonomie“, wie sie gelegentlich bei Autoimmunthyreotiden gesehen wird, ausgeschlossen werden kann [17].

Zusammenfassung

Eine RIT kann bei Patienten mit einer multifokalen Autonomie in wenigen Fällen eine immunogene Hyperthyreose induzieren. Die Inzidenz ist allerdings gering. Verglichen mit Patienten, die eine uni- oder multifokale Autonomie aufweisen, haben Patienten mit einer disseminierten Autonomie ein mehr als 10-fach erhöhtes Risiko eine immunogene Hyperthyreose zu entwickeln. Es ist sehr wahrscheinlich, dass eine Untergruppe dieser Patienten bereits vor der RIT eine subklinische immunogene Hyperthyreose aufwies.

Literatur

[1] Bähre M., Hilgers R., Lindemann C. et al.: Thyroid autonomy: sensitive detection in vivo and estimation of its functional relevance using quantified high-resolution scintigraphy. Acta Endocrinol (1988) 117: 145-153.

[2] Kraiem Z., Glaser B., Yigla M. et al.: Toxic multinodular goiter: a variant of autoimmune hyperthyroidism. J Clin Endocrinol Metabol (1987) 65: 659-664.

[3] Studer H., Peter H.J., Gerber H.: Morphologic and functional changes in developing gioters. In: Studer H (ed.). Thyroid Disorders Associated with Iodine Deficiency and Excess. 1st ed. New York: Raven Press, (1985) 227-240.

[4] Meller J., Jauho A., Hüfner M. et al.: Disseminated thyroid autonomy or Graves' disease: reevaluation by a second generation TSH receptor antibody assay. Thyroid (2000) 10: 1073-1079.

[5] Meller J., Schreivogel I., Bergmann A. et al.: Clinical implications of a new TSH receptor antibody assay (DYNOtest TRAKhuman) in autoimmune thyroid diseases. Nuklearmedizin (2000) 39: 14-18.

[6] Wallaschofski H., Orda C., Georgi P. et al.: Distinction between autoimmune and non-autoimmune hyperthyroidism by determination of TSH-receptor antibodies in patients with the initial diagnosis of toxic multinodular goiter. Horm Metab Res (2001) 33: 504-507.

[7] Dunkelmann S., Endlicher D., Prillwitz A. et al.: Results of TcTUs-optimized radioiodine therapy in multifocal and disseminated autonomy. Nuklearmedizin (1999) 38: 131-139.

[8] Dunkelmann S., Wolf R., Koch A. et al.: Incidence of radiation-induced Graves' disease in patients treated with radioiodine for thyroid autonomy before and after introduction of a high-sensitivity TSH receptor antibody assay. Eur J Nucl Med Mol Imaging (2004) 31: 1428-1434.

[9] Nygaard B., Knudsen J.H., Hegedüs L. et al.: Thyrotropin receptor antibodies and Graves' disease, a side-effect of 131I treatment in patients with nontoxic goiter. J Clin Endorcrinol Metabol (1997) 82: 2926-2930.

[10] Nygaard B., Metcalfe R. A., Phipps J. et al.: Graves' disease and thyroid associated ophthalmopathy triggered by 131I treatment of non-toxic goiter. J Endocrinol Invest (1999) 22: 481-485.

[11] Senekowitsch-Schmidtke R., Schwaiger M.: Zum Auftreten einer Immunhyperthyreose

nach Radiojodtherapie von Schilddrüsenautonomien. Med. Klin (1997) 92: 130-137.
[12] Soule J., Mayfield R.: Graves‘ disease after 131I therapy for toxic nodule. Thyroid (2001) 11: 91-92.
[13] Emrich D., Erlenmaier U., Pohl M. et al.: Determination of the autonomously functioning volume of the thyroid. Eur J Nucl Med (1993) 20: 410-414.
[14] Costagliola S., Morgenthaler N.G., Hoermann R. et al.: Second generation assay for thyrotropin receptor antibodies has superior diagnostic sensitivity for Graves‘ disease. J Clin Endocrinol Metab (1999) 1: 90-97.
[15] Wallaschofski H., Müller D., Georgi P. et al.: Induction of TSH-receptor antibodies in patients with toxic multinodular goitre by radioiodine treatment. Horm Metab Res (2002) 34: 36-39.
[16] Meller J., Hüfner M., Krohn K. et al.: Disseminierte Autonomie (DISA): Eine TRAk-negative Autoimmunhyperthyreose? In: Mann K, Weinheimer B, Janssen OE (eds.). Schilddrüse (2001). Berlin: de Gruyter, 2002: 139-148.
[17] Meller J., Becker W.: The continuing importance of thyroid scintigraphy in the era of high-resolution ultrasound. Eur J Nucl Med Mol Imaging. (2002) Suppl 2: S425-438.
[18] Scherbaum W.A., Paschke R.: Significance of thyroid antibodies for diagnosis and follow-up of thyroid diseases. Internist (1995) 36: 303-309.
[19] Schumm-Draeger P.M., Wenisch H.J.C.: Methoden zum Nachweis von Schildddrüsen-antikörpern. Akt Endokr Stoffw (1989) 10: 90-102.
[20] Nygaard B., Faber J., Veje A. et al.: Transition of nodular toxic goiter to autoimmune hyperthyroidism triggered by 131I therapy. Thyroid (1999) 9: 477-481.
[21] Vitti P., Rago T., Mazzeo S. et al.: Thyroid blood flow evaluation by color-flow Doppler sonography distinguishes Graves‘ disease from Hashimoto‘s thyroiditis. J Endocrin Invest (1995) 18: 857-861.
[22] Pohl M., Emrich D.: Immunogenic and non-immunogenic hyperthyroidism--a comparison. Nuklearmedizin (1993) 32: 200-205.
[23] Meller J., Sahlmann C.O., Becker W.: Radioiodine treatment of functional thyroidal autonomy. Nucl Med Rev Cent East Eur (2002) 29: S425-S438.
[24] Freeman J.S., Ertel N.H., McA´Nulty J.A. et al.: Graves‘ disease following resection of an autonomous solitary thyroid adenoma. J Med Soc J (1983) 80: 444-446.
[25] Orsolon P., Lupi A., De Antoni Migliorati G. et al.: Appearance of Graves‘-like disease following regression of autonomously functioning thyroid nodules. Two case reports. Minerva Endocrinol (1998) 23: 53-56.
[26] Bartalena L., Bogazzi F., Pecori F. et al.: Graves’ disease occurring after subacute thyroiditis: report of a case and review of the literature. Thyroid (1996) 6: 345-348.

Tab. 1: Klinische Basisdaten der Patienten und der Kontrollpatienten

	Patienten	Kontrollpatienten	p-Wert
Anzahl	622	108	
Alter (Jahre)	49±16	53±18	(n.s.)
Geschlecht (weiblich)	84% (525/622)	82% (89/108)	(n.s.)
SDV	46±13	43±19	(n.s.)
Knotenstrumen	92%	87%	(n.s.)
Echoarmut	5% (31/622)	4% (4/108)	(n.s.)
TcTUs	1,7-4,6%	1,2-2,3%	(p<0,05)
TPO-AK (U/l)	53 (11-172)	46 (14-87)	(n.s.)
TRAK (U/l)	0,5±0,1	0,4±0,2	(n.s.)

(Werte entsprechen Mittelwert±Standardabweichung mit Ausnahme des TPO-AK (Median und Spannweite), SDV: Schilddrüsengesamtvolumen, TRAK: TSH-Rezeptor-Antikörper, TPO-AK: Antikörper gegen die thyreoidale Peroxidase, (n.s.): nicht signifikant).

Tab. 2: Charakteristika der Patienten mit neu diagnostizierter immunogener Hyperthyreose (Gruppe 1), alle anderen Patienten (Gruppe 2) und die Kontrollpatienten (Gruppe 3) vor Radioiodtherapie

	Gruppe 1	Gruppe 2	Gruppe 3	p-Wert
Anzahl	7	615	108	
Geschlecht (weiblich)	86% (6/7)	85% (523/615)	82%	(n.s.)
SDV	35±17	42±13	43±19	(n.s.)
Echoarmut	57% (4/7)	5% (31/615)	4% (4/108)	(p<0,05)
TPO-AK (U/l)	120 (55-172)	42 (11-113)	46 (14-107)	(p<0,05)
TRAK (U/l)	0,4±0,1	0,5±0,1	0,4±0,2	(n.s.)

(Werte entsprechen Mittelwert±Standardabweichung mit Ausnahme des TPO-AK (Median und Spannweite), SDV: Schilddrüsengesamtvolumen, TRAK: TSH-Rezeptor-Antikörper, TPO-AK: Antikörper gegen die thyreoidale Peroxidase, (n.s.): nicht signifikant)

3.3.7 Stellt die Thyreoidektomie den Regeleingriff beim Morbus Basedow dar?

R. Wilke, B.J. Lammers, H. Böhner, P.E. Goretzki

Die Immunhyperthyreose vom Typ Morbus Basedow ist eine Autoimmunkrankheit mit thyreoidalen und extrathyreoidalen Manifestationen. Häufigste extrathyreoidale Manifestation ist die endokrine Orbitopathie. Für die Entstehung der Immunhyperthyreose sind TSH-Rezeptor stimulierende Autoantikörper (TRAK) verantwortlich. Sie führen über eine TSH-ähnliche Wirkungsweise zur unkontrollierten Stimulation von Thyreozyten und somit zur Hyperthyreose. Ferner spielen Aktivierungsformen thyreoidaler Antigene auf Makrophagen, Bildung von Zytokinen, T-Zellaktivierung und Proliferationen aktiver B-Lymphozyten eine Rolle bei der Manifestation einer Basedow-Struma. Ziel einer Therapie sollte immer die definitive Beseitigung der Hyperthyreose und der extrathyreoidalen Symptome, wie die einer endokrinen Orbitopathie, sein. Neben der thyreostatischen und nuklearmedizinischen Therapie kommt der chirurgischen Behandlung nach wie vor ein hoher Stellenwert zu. Jedoch wird das chirurgische Vorgehen beim Morbus Basedow zunehmend kontrovers diskutiert. Viele Autoren favorisieren eine subtotale Resektionstechnik, wegen der im Vergleich zu einer totalen Thyreoidektomie niedrigeren Inzidenz postoperativer Komplikationen [1]. Dabei bietet die totale Thyreoidektomie eine schnelle und sichere Beseitigung der Hyperthyreose. Inwieweit die Radikalität der Resektion das Erreichen der Therapieziele und die Rate möglicher operationsspezifischer Komplikationen beeinflusst, wird anhand des eigenen Patientengutes dargestellt.

Patienten und Methoden

Im Rahmen einer prospektiven Studie wurden insgesamt 162 Patienten (86% weiblich) mit einer Basedow-Struma in einem Zeitraum von knapp 6 Jahren (Oktober 2001 bis August 2007) einem operativen Schilddrüseneingriff unterzogen (Zuweisungsdiagnosen siehe Tab. 1). Bei 8 Patienten bestand ein Rezidivbasedow nach vorangegangener auswärtiger Operation. Die operative Strategie war im Regelfall die Thyreoidektomie. Befundabhängig wurde nach Dunhill (Hemithyreoidektomie und kontralateral subtotale Resektion) oder gänzlich subtotal mit einem Restvolumen von höchstens 4 ml reseziert. Operativ wurde optional mit Lupenbrille, Neuromonitoring und Vessel-Sealing (LigaSure® bzw. Ultracision®) gearbeitet. Ab April 2006 wurden routinemäßig alle zuvor genannten Hilfsmittel bei jeder Operation eingesetzt. Die im Klinikkonzept geforderte Darstellung des Nervus laryngeus recurrens erfolgte bei allen Patienten. Seit Einführung des intraoperativen Neuromonitoring wurde nach intaktem intraoperativen Nervensignal sowohl des Nervus laryngeus recurrens als auch des Nervus vagus keine abschließende HNO-Kontrolle mehr durchgeführt (Abb. 1). Nur bei Signalverlusten erfolgte eine postoperative Stimmbandkontrolle. Als konstanter Kontrollparameter der Nebenschilddrüsen wurde das Serumkalzium am ersten und zweiten postoperativen Tag gewählt. Zunehmende Bedeutung gewann das Serum-Parathormon, welches mittlerweile in das Routinelabor sowohl prä- als auch postoperativ eingeschlossen wurde. Der mittlere postoperative Beobachtungszeitraum lag bei 28 Monaten (min. 2 Monate, max. 60 Monate).

Tab. 1: Verteilung der Zuweisungsdiagnosen zur operativen Therapie

Persistenz nach thyreostatischer Therapie	52%
Orbitopathie	25%
große Strumen	11%
Radiojodtherapie-Nonresponder	3%
Medikamentenunverträglichkeiten	2%
Gründe wie z. B. Kinderwunsch, Karzinomrisiko	7%

Ergebnisse

Resektionsverfahren

Bei 142 Patienten (87%) wurde eine vollständige Thyreoidektomie, bei 11 Patienten (7%) eine Dunhill-Operation und bei 9 Patienten (6%) eine subtotale Resektion mit einem angestrebten Schilddrüsengeweberest von weniger als 4 ml Gesamtvolumen durchgeführt. Das Durchschnittsalter lag bei 38 Jahren, das der subtotal Resezierten bei 47 Jahren. In 159 Fällen (98,1%) konnte histologisch eine Struma basedowificata und in 3 Fällen (1,9%) ein okkultes papilläres Karzinom nachgewiesen werden. Bei 22 Patienten (15%) erfolgte im Rahmen einer Thyreoidektomie eine simultane Nebenschilddrüsenautotransplantation. Die durchschnittliche Operationszeit betrug 128 min. Seit standardmäßigem Gebrauch von Vessel-Sealing und Neuromonitoring (Stichtag April 2006) wurden bei 60 Patienten (91%) eine Thyreoidektomie, bei 3

Patienten (4,5%) eine Dunhill-Operation und bei 3 Patienten (4,5%) eine subtotale Resektion durchgeführt. In 5 Fällen (8%) erfolgte eine Nebenschilddrüsenautotransplantation in der Folge einer Thyreoidektomie. Die durchschnittliche Operationszeit betrug 116 min.

Komplikationen

Postoperativer Hypoparathyreoidismus: Ein postoperatives Absinken eines präoperativ normal hohen Serumkalziumspiegels auf unter 2,0 mmol/l in zwei unabhängigen Messungen wurde als eine operationsbedingte passagere Hypokalzämie gewertet. Seit kurzem erfolgt zusätzlich eine Messung des prä- und postoperativen Parathormons zur genaueren Verifizierung eines Hypoparathyreoidismus. Kam es zu einer postoperativ bedingten Hypokalzämie, erfolgte eine Substitution mit oralen Kalziumpräparaten und bei anhaltender Klinik zusätzlich die Gabe von Vitamin D-Präparaten. Eine intravenöse Kalziumsubstitution war in keinem Fall notwendig. Bestand eine Kalziumsubstitutionspflicht über ein halbes Jahr hinaus, wurde von einem permanenten Hypoparathyreoidismus ausgegangen.

Recurrensparesen: Wenn eine wiederholte, unabhängige HNO-ärztliche Untersuchung eine fehlende Beweglichkeit bzw. Minderbeweglichkeit eines Stimmbandes nach mindestens einem halben Jahr bestätigte, galt dies als eine Parese des Nervus laryngeus recurrens. Hierbei wurden nur die permanenten Recurrensparesen gewertet, da seit Einführung des Neuromonitoring keine routinemäßigen HNO-Kontrollen an unserem Haus mehr durchgeführt wurden.

Nachblutungen und allgemeine Komplikationen: Im Gesamtkollektiv kam es in 7 Fällen zu OP-relevanten Nachblutungen. Unter standardmäßigem Einsatz von Vessel-Sealing und Neuromonitoring kam es in einem Fall zu einer Nachblutung. Zu Wundheilungsstörungen kam es in 2 Fällen (1,2%), postoperativ bedingte Thrombosen oder Embolien wurden nicht beobachtet.

Die Ergebnisse für das Gesamtkollektiv sind in Tabelle 2 abgebildet. Tabelle 3 fasst die Resultate für die Patienten zusammen, die nach der routinemäßigen Einführung von Vessel-Sealing und Neuromonitoring operiert wurden.

Tab 2: Komplikationen Gesamtkollektiv

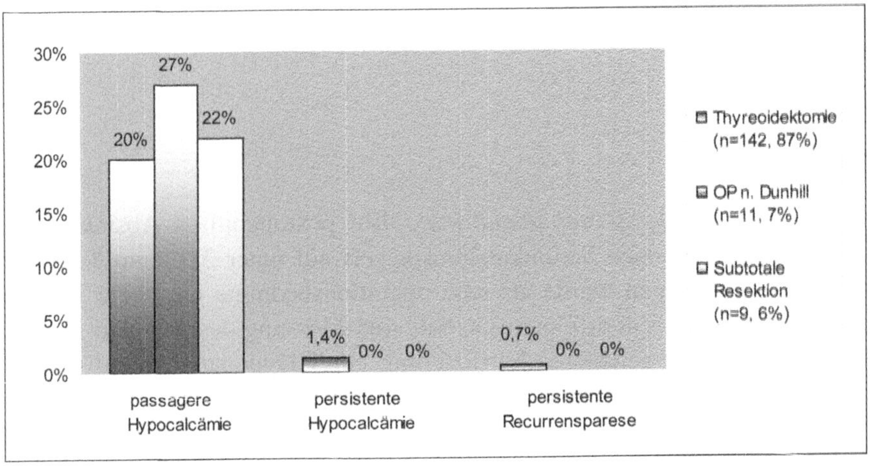

Tab. 3: Komplikationen seit standardmäßigem Gebrauch von Vessel-Sealing und Neuromonitoring

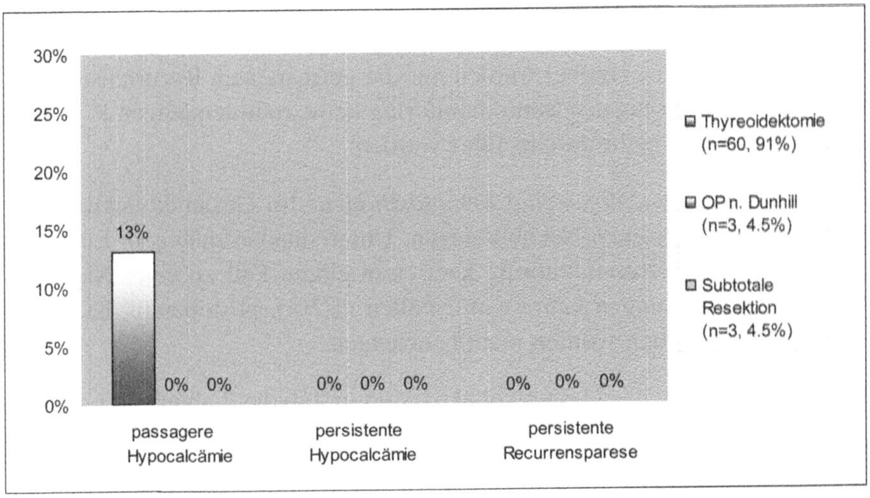

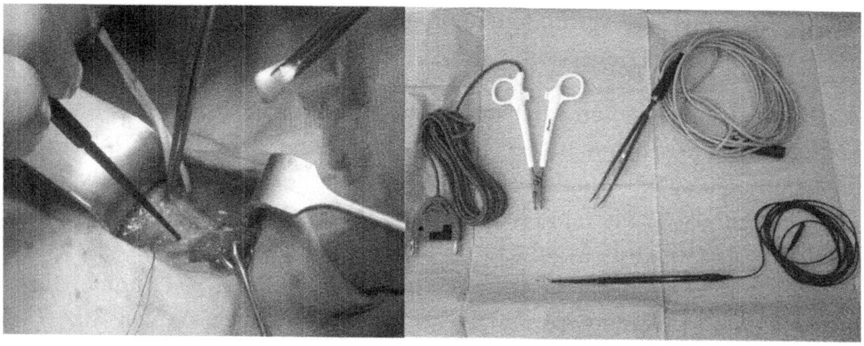

Abb.1: Thyreoidektomie mit routinemäßiger Darstellung des Nervus laryngeus recurrens (linkes Bild). Standardoperationsinstrumentarium (rechtes Bild).

Diskussion

Seit langem ist bekannt, dass für die Entstehung der Immunhyperthyreose vom Typ Basedow Autoantikörper gegen den TSH-Rezeptor (TRAK) verantwortlich sind. Sie führen über eine TSH-ähnliche Wirkung zur unkontrollierten Stimulation der Schilddrüsenzellen und damit zur Hyperthyreose. Die endokrine Orbitopathie ist eine extrathyreoidale Erscheinungsform der Immunhyperthyreose. Pathogenetisch vermutet man TSH-ähnliche Orbitaantigene, die bei der Antigenstimulation zum Wachstum retroorbitaler Fibroblasten führen. Der Ansatz einer dauerhaft erfolgreichen, chirurgischen Therapie thyreoidaler und extrathyreoidaler Manifestationen müsste demnach mit einer bestmöglichen Reduzierung des Zielorgans Schilddrüse verbunden sein. Mittlerweile ist bekannt, dass die Rezidivrate nach chirurgischer Therapie einer Basedow-Struma umso höher ausfällt, je mehr Restschilddrüsenvolumen belassen wurde. Hierzu stehen viele retrospektive Untersuchungen zur Verfügungen. Dabei bestehen Unklarheiten über das notwendige Resektionsausmaß und dem damit verbundenen Restvolumen einer chirurgisch sanierten Basedow-Struma. Während Witte in seiner prospektiven, randomisierten Studie keine signifikanten Veränderungen der TRAK-Werte und deren Wirkung auf eine endokrine Orbitopathie in der Gruppe der Dunhill-Operationen und der Thyreoidektomien nachweisen konnte [1], werden in neueren Veröffentlichungen sehr wohl Unterschiede im Rezidivverhalten beschrieben. In einer Untersuchung von Hermann konnten Rezidive einer Hyperthyreose in 23,8% der Fälle bei einem Restgewebe von 6-8 g (n=63), von 9,4% bei 4 g (n=104) und von 0% bei weniger als 2 g Restgewebe nachgewiesen werden [2]. Eine Reihe von retrospektiven Studien sprechen sich für ein radikales chirurgisches Vorgehen zugunsten einer niedrigen Rezidivrate aus. Eine Metaanalyse von Palit wertete hierzu 35 Studien aus und kam zu dem Ergebnis, dass allein die Thyreoidektomie eine

Rezidivhyperthyreose verhindern kann und der einzige prädiktive Wert für das Auftreten eines Rezidivs die Menge des verbliebenen Schilddrüsengewebes ist [3].

Auch bei der Behandlung der endokrinen Orbitopathie wird nach Ausschöpfung konservativer Maßnahmen die chirurgische Therapie präferiert [4]. Eine kürzlich publizierte, prospektiv randomisierte Studie erweitert sogar das Indikationsspektrum für die chirurgische Therapie schon für die milden Formen einer endokrinen Orbitopathie [5]. Ein weiteres Argument für die Thyreoidektomie bei der Basedow-Struma ist das vermehrt beobachtete Auftreten okkulter papillärer Karzinome, die in Europa bis 9,8% und in Nordamerika sogar bis zu 17% betragen können [6].

Obwohl Einigkeit über die Notwendigkeit eines möglichst radikalen Vorgehens bei der Behandlung einer Basedow-Struma besteht, existiert die Sorge über ein erhöhtes Komplikationsausmaß wie die Schädigung des Nervus laryngeus recurrens und dem Auftreten eines postoperativen Hypoparathyreoidismus. Thomusch konnte in seiner prospektiven Qualitätssicherungsstudie aus 45 Kliniken unterschiedlicher Versorgungsstufen nachweisen, dass mit zunehmendem Resektionsausmaß der benignen Knotenstruma die Rate an permanenten Recurrensparesen von 0,8% bis auf 2,3% anstieg [7]. Gleiches zeigte sich für den permanenten Hypoparathyreoidismus mit einer Morbiditätsrate von bis zu 10,5%. Mit Hilfe der multivariaten Analyse der Risikofaktoren konnte jedoch dargelegt werden, dass mit zunehmender Erfahrung des Operateurs und entsprechender Operationstechnik das Risiko einer permanenten Recurrensparese und des postoperativen Hypoparathyreoidismus deutlich sinkt. Hierzu gehören die konsequente Darstellung des Nervus laryngeus inferior und die Identifikation mindestens zweier Epithelkörperchen, ggf. die Reimplantation eines minder durchbluteten Epithelkörperchens in die Halsmuskulatur. Neben der Erfahrung und entsprechender operativer Technik des Operateurs, hat das operative Equipment einen zunehmenden Einfluss auf das postoperative Ergebnis erhalten. So konnte in unserem Patientengut nicht nur durch die Verwendung des Neuromonitoring, der bipolarer Pinzette und der Lupenbrille sondern auch durch den Einsatz des Vessel-Sealing eine nochmalige Senkung der Komplikationsrate erreicht werden. Zahlreiche Studien bestätigen, dass die primäre Thyreoidektomie für die Behandlung des Morbus Basedow nicht generell mit einer erhöhten Rate operationsspezifischer Komplikationen einhergeht (Tab. 4).

Tab. 4: Literaturvergleich Komplikationen (Gesamt: Alle Operationstechniken, Tx: Totale Thyreoidektomie)

Autor	Jahr	Gesamt / Tx	Postoperative Komplikationen	
			Permanente Recurrensparese Gesamt / Tx	*Permanenter Hypoparathyreoidismus. Gesamt / Tx*
Witte [1]	2000	150/47	1.3%/2.1%	5.3%/10.6%
Loick [8]	2005	75/51	3.4%/2.6%	3.4%/5.1%
Lal [9]	2005	103/45	2%/2%	1%/2%
Ku [10]	2005	217/98	0%	1.8%/3.1%
Weber [11]	2006	48/46	0%	2%/2%
Boostrom [6]	2007	49/49	0%	0%
Eigene Daten	2007	162/142	0.6%/0.7%	1.2%/1.4%

Zusammenfassung

Bei entsprechender Erfahrung des Operateurs ist die primäre Thyreoidektomie die Operationsmethode der Wahl. Einzig große Strumen mit niedriger Hormonaktivität und präoperativem Ausschluss eines Malignoms erlauben ein subtotales Vorgehen. Nach derzeitigem Studienstand sollten subtotale Resektionsverfahren über 4 g Restvolumen keine Anwendung mehr finden und stehen als vertretbare chirurgische Therapieoptionen nicht mehr zur Verfügung. Für ein radikales Vorgehen spricht, dass ein erweitertes Resektionsausmaß nicht generell mit einer höheren Komplikationsrate einhergeht. Als hilfreich erweisen sich operative Hilfsmittel wie Lupenbrille, Neuromonitoring, Vessel-Sealing und Nebenschilddrüsenautotransplantation. Diese ermöglichen ein sicheres radikales Vorgehen mit kürzerer OP-Dauer und niedriger Komplikationsrate.

Literatur

[1] Witte J., Goretzki P.E., Dotzenrath C. et al.: Surgery for Grave's disease: total versus subtotal thyroidectomy – results of a prospective randomised trial. World J Surg (2000) 24: 1303-1311.

[2] Hermann M., Roka R., Richter B. et al.: Early relapse after operation for Graves´disease: postoperative hormone kinetics and outcome after subtotal, near total and total thyreoidectomy. Surgery (1998) 124: 894-900.

[3] Palit T.K., Miller C.C., Miltenburg D.M.: The efficacy of thyreoidectomy for Graves`s disease: a meta-analysis. J Surg Res (2000) 90: 161-165.

[4] Böhner H., Lammers B.J., Pohl P. et al.: Basedow-Struma. Operationstechnik und Ergebnisse. Chir Praxis (1997) 67: 269-276.

[5] Menconi F., Marino M., Pinchera A. et al.: Effects of total thyroid ablation versus near-total thyroidectomy alone on mild to moderate Gravesòrbitopathy treated with intravenous glucocorticoids. J Clin Endocrinol Metab (2007) 92: 1653-1658.

[6] Boostrom S., Richards M.: Total thyroidectomy is the preferred treatment for patients with Graves`disease and a thyroid nodule. Otolaryngology-head and neck surgery (2007) 136: 278-281.

[7] Thomusch C., Sekulla C., Dralle H.: Is primary thyreoidectomy justified in benign multinodular goiter? Results of a prospective quality assurance study of 45 hospitals offering different levels of care. Chirurg (2003) 74: 437-443.

[8] Loick J., Schulz H.G., Rupp K.D. et al.: Is the thyreoidectomy a surgical standard procedure for therapy of graves disease? Zentrabl Chir (2005) 130: 368-371.

[9] Lal G., Ituarte P., Kebebew E. et al.: Should total thyroidectomy become the preferred procedure for surgical management of graves`disease? Thyroid (2005) 6: 569-574.

[10] Ku C.F., Lo C.Y., Chan W.F. et al.: Total thyroidectomy replaces thyroidectomy as the preferred surgical treatment for Graves`disease. ANZ J Surg (2005) 75: 528-531.

[11] Weber K.J., Solorzano C.C., Lee J.K. et al.: Thyroidectomy remains an effective treatment option for Graves`disease. American Journal of Surgery (2006) 191: 400-405.

3.3.8 Eine endo- oder exogen bedingte latent hyperthyreote Stoffwechsellage scheint keinen signifikanten Einfluss auf eine systemische Antikoagulationstherapie mit Cumarinderivaten zu haben

J. Bucerius, A. Naubereit, A.Y. Joe, K. Biermann, H. Brockmann, S. Ezziddin, H. Palmedo, H.-J. Biersack

Einleitung

Bekanntermaßen besteht ein Zusammenhang zwischen manifesten Schilddrüsendysfunktionen und hämostatischen Veränderungen [1]. Für den Einfluss der Hypertherose auf den Gerinnungsstoffwechsel ist u. a. ein gesteigerter Plättchenumsatz, eine verkürzte Plättchenüberlebenszeit und konsequenterweise eine mild reduzierte periphere Plättchenzahl verantwortlich [2]. Darüber hinaus ist ein gesteigerter „Turnover" der Gerinnungsfaktoren II, VII und X und erhöhte Fibrinogen-, Fibrinopeptid A-, und Thrombomodulin-Spiegel sowie erhöhte Werte der Faktoren VIII, IX, von-Willebrand-Faktor-Antigen (vWF-Ag) und von-Willebrand-Faktor-Ristocetin-Cofaktor (vWF-RCo) unter hyperthyreoten Stoffwechselkonditionen bekannt [1, 3-7]. Die meisten der bislang publizierten Daten berichten von hyperkoaguablen Stoffwechselsituationen in Hyperthyreose [3]. Bei Patienten, die aus verschiedenen Gründen eine systemische Antikoagulations-Therapie mit z.B. Cumarinderivaten erhielten, führten endo- oder exogen-bedingte hyperthyreote Stoffwechselbedingungen, (z.B. durch Medikation mit L-Thyroxin oder Amiodaron) zu einer Wirkungssteigerung der Antikoagulantien [3-5] . Diese Ergebnisse wurden in zahlreichen Studien bestätigt [8-18]. Mehrere potentielle Mechanismen wurden für diese „Drug-Disease"-Interaktion zwischen Hyperthyreose und Antikoagulations-Therapie beschrieben. D-Thyroxin erhöht die Affinität der Antikoagulantien für die Leberrezeptoren, was zu einer verminderten Produktion von Vitamin-K-abhängigen Gerinnungsfaktoren führt [14, 19]. Weiterhin steigert die Hyperthyreose den Katabolismus von Vitamin-K-abhängigen Gerinnungsfaktoren [14]. Darüber hinaus scheint eine verminderte Proteinbindung der Antikoagulantien unter hyperthyreoten Stoffwechselbedingungen einen Einfluss zu haben [20].

Nur wenige Daten existieren zum Einfluss einer latenten Hyperthyreose mit normwertigen peripheren Schilddrüsenhormonen auf den Koagulationsstoffwechsel bzw. auf eine Antikoagulations-Therapie. Eine latente oder subklinische Hyperthyreose kann sich auf andere Organsysteme auswirken [21-23]. Dies ist vor allem bei Patienten, die unter Vorhofflimmern leiden, von Bedeutung, da diese Form der Herzrhythmusstörung von latent hyperthyreoten Stoffwechselbedingungen verursacht sein kann. Die bei Vorhofflimmern häufig angewandte orale Antikoagulations-Therapie unterliegt möglicherweise ebenfalls dem Einfluss einer subklinischen Hyperthyreose [21-25].

Das Ziel der vorliegenden Studie war es daher, in einer großen Studienpopulation von Patienten mit einer gutartigen Schilddrüsenerkrankung zu untersuchen, ob ein Einfluss einer langanhaltenden endo- oder exogen bedingten, latenten Hyperthyreose auf eine orale Antikoagulations-Therapie mit Cumarinderivaten besteht.

Patienten und Methodik

Patienten

In die Studie aufgenommen wurden ausschließlich Patienten mit einer nachgewiesenen, mindestens mehrere Wochen andauernden, latenten Hyperthyreose. Üblicherweise erfüllen Patienten, die sich aufgrund einer benignen Schilddrüsenerkrankung einer Radioiodtherapie mit ^{131}I unterziehen, dieses Kriterium, da sie in der Regel entweder bereits einen endogen erniedrigten bzw. supprimierten TSH-Spiegel aufweisen oder, im Falle eines normwertigen TSH-Spiegels, dieser gewollt zur Durchführung der Radioiodtherapie (z.B. bei unifokalen Schilddrüsenautonomien) durch exogene Zufuhr von L-Thyroxin supprimiert wird. Darüber hinaus wird in der Regel bei Patienten, die zur Durchführung einer Radioiodtherapie stationär auf der nuklearmedizinischen Therapiestation aufgenommen werden, eine detaillierte Labordiagnostik inklusive Leber-, Nieren- und, im Falle einer systemischen Antikoagulations-Therapie, Gerinnungsparameter durchgeführt. Daher wurden die Daten von 4.420 Patienten, die sich zwischen Januar 1998 und April 2005 in der Klinik und Poliklinik für Nuklearmedizin der Universität Bonn einer ^{131}I-Therapie zur Behandlung einer gutartigen Schilddrüsenerkrankung unterziehen mussten, analysiert. Von diesen Patienten erfüllten 233 Patienten (5,3%) die Einschlusskriterien einer langdauernden Antikoagulations-Therapie mit Cumarinderivaten sowie einer bekanntermaßen guten Compliance hinsichtlich einer regelmäßigen Einnahme der Cumarinderivate in der Anamnese der Patienten. Eine mögliche Non-Compliance der Patienten wurde durch Befragung der Patienten selbst und/oder der behandelnden Hausärzte erfasst. Zudem wurde der „Marcumar-Pass", der das tägliche Einnahmeschema der Cumarinderivate beinhaltet, wenn möglich auf eine regelmäßige Einnahme der oralen Antikoagulantien hin geprüft. Klinisch und/oder laborchemisch nachgewiesene Störungen der Leber- und/oder Nierenfunktionen zum Zeitpunkt der Radioiodtherapie waren keine Ausschlusskriterien für die Studie, da im Rahmen der Datenanalyse ein möglicher Einfluss beider Organfunktionen auf die Antikoagulations-Therapie in Relation zum

Schilddrüsenstoffwechsel mit untersucht werden sollte. Patienten mit einer manifesten Hyperthyreose oder euthyreoten Stoffwechselbedingungen wurden ebenfalls in die weitere Analyse mit eingeschlossen, da ein möglicher Einfluss beider Stoffwechselbedingungen auf die Antikoagulations-Therapie im Vergleich mit einer latent hyperthyreoten Stoffwechsellage mit analysiert werden sollte.

Das mittlere Alter der Patienten zum Zeitpunkt der ersten Radioiodtherapie betrug 68,4±9,37 Jahre. 150 Patientinnen (64,4%) konnten in die Studie eingeschlossen werden. Patientencharakteristika, Art der Schilddrüsenerkrankung und Indikationen zur Antikoagulations-Therapie sind in Tabelle 1 aufgeführt.

Methoden

Eine latente Hyperthyreoe wurde, in Übereinstimmung mit dem Routineprotokoll unserer Klinik, durch TSH-Werte <0,3 mU/l und normwertige periphere Schilddrüsenhormone definiert. Zusätzlich wurde eine Subgruppe dieser Patienten mit TSH-Werten <0,1 mU/l in eine weitere Analyse eingeschlossen. Der angestrebte therapeutische Bereich der systemischen Antikoagulations-Therapie lag bei allen Patienten bei INR-Werten zwischen 2,0 und 3,0. Die INR-Werte wurden während des stationären Aufenthaltes zur Radioiodtherapie ermittelt. Die oralen Antikoagulantien wurden von allen Patienten entsprechend ihres vorgegebenen, täglichen Schemas eingenommen. Während der ambulanten und der stationären Beobachtungsperiode wurde die Cumarinmedikation durch regelmäßige INR-Kontrollen überprüft und falls erforderlich durch einen Arzt angepasst, um den gewünschten INR-Zielbereich zu erreichen. Die Adaptation der Antikoagulations-Therapie erfolgte durch eine intermittierend gesteigerte oder verminderte Cumaringabe. Nachdem der therapeutische Zielbereich wieder erreicht wurde, wurde das ursprüngliche Einnahmeschema der Cumarinmedikation fortgesetzt. Die Ergebnisse der Laborkontrollen der Patienten mit zumindest einer Bestimmung der TSH- und INR-Werte wurden analysiert. Alle stationären und (fast) alle ambulanten Laborkontrollen wurden an einem Tag abgenommen und bestimmt. Laborkontrollen mit einem Zeitintervall von mehr als zwei Tagen zwischen der Bestimmung der TSH- und der INR-Werte wurden von der weiteren Analyse ausgeschlossen. INR-Werte < 2,0 und >3,0 wurden als außerhalb des therapeutischen Bereiches für eine ausreichende Antikoagulation liegend definiert. Wo möglich, sollte eine Bestimmung aller peripheren Schilddrüsenhormone (freies Triiodthyronin (fT3); Triiodthyronin (T3); freies Thyroxin (fT4), Thyroxin (T4)) erfolgen. Alle in die Studienauswertung eingeschlossen Schilddrüsenhormonwerte wurden unter vergleichbaren Laborbedingungen mit ‚Testkits' analysiert und hatten weitestgehend identische Normbereiche.

Datenevaluation

Es wurden multivariate, logistische Regressionsanalysen durchgeführt, um einen möglichen Einfluss des Schilddrüsenstoffwechsels auf die Antikoagulations-Therapie im Vergleich zu weiteren Patienten-bezogenen klinischen Variablen in der Gesamtgruppe und in der Subgruppe von Patienten mit einer latenten Hyperthyreose zu erfassen. Dabei sollten potentielle Risikofaktoren für ein Abweichen der Antikoagulations-Therapie aus dem angestrebten therapeutischen Bereich (d. h. INR-Werte < 2,0 und/oder > 3,0) identifiziert werden.

In einem weiteren Schritt wurde eine intra-individuelle Analyse zwischen latent hyperthyreoten und euthyreoten Stoffwechselbedingungen im Bezug auf einen möglichen Einfluss auf die systemische Antikoagulations-Therapie durchgeführt. Dies geschah, um einen möglichen Bias der Resultate durch z. B. bestimmte Essgewohnheiten der Patienten (z. B. Vitamin-K-reiche Ernährung) oder bezüglich der Compliance bei der Cumarintherapie zu minimieren. Hierzu wurden die während des stationären Aufenthaltes ermittelten Labordaten mit denen durch den betreuenden Hausarzt ermittelten ambulanten Labordaten verglichen. Letztere wurden mittels eines standardisierten Fragebogens erhoben. Patienten mit mindestens einer Laboruntersuchung unter euthyreoten (d. h. TSH 0,3-4,0 mU/l, periphere Schilddrüsenhormone im Normalbereich) sowie mindestens einer unter latent hyperthyreoten Stoffwechselbedingungen wurden in diese weitere Subgruppenanalyse eingeschlossen. Dazu wurde, wenn der Patient während der Radioiodtherapie eine latente Hyperthyreose zeigte, die chronologisch zeitnächste euthyreote Stoffwechselsituation mit dem korrespondierenden INR-Wert in die Analyse eingeschlossen und umgekehrt. Für diese Subgruppenanalyse mussten die TSH-Werte unter 0,3 mU/l liegen, um als latente Hyperthyreose klassifiziert zu werden. Bei 38 Patienten (95,0%) konnte eine latente Hyperthyreose durch erniedrigte TSH-Werte sowie zwei oder mehr periphere Schilddrüsenhormone im Normalbereich nachgewiesen werden. Bei einem Patienten (2,5%) wurde die subklinische Hyperthyreose aufgrund eines verminderten TSH-Wertes sowie eines normwertigen T4-Wertes diagnostiziert. Bei einem weiteren Patienten konnte lediglich der TSH-Wert bestimmt werden, der jedoch eine latente Hyperthyreose nahe legte. Nach entsprechender Befragung des Hausarztes, der klinische Symptome des Patienten verneinte, konnte eine manifeste Hyperthyreose mit einer hohen Wahrscheinlichkeit durch die Anamnese ausgeschlossen werden. Bei 35 Patienten (87,5%) wurden TSH-Werte <0,1 mU/l unter der latent hyperthyreoten Stoffwechsellage gefunden, bei den restlichen fünf Patienten (12,5%) lagen die TSH-Werte zwischen 0,16 und 0,2 mU/l. Nachgewiesenermaßen lagen die ermittelten TSH-Werte somit signifikant unterhalb der unteren Normgrenze von 0,3 mU/l. Zur Diagnose einer euthyreoten Stoffwechsellage wurden definitionsgemäß nur normwertige TSH-Werte benötigt. Bei 22 Patienten (55,0%) wurde eine Euthyreose durch normwertige TSH-Werte in Kombination mit zwei peripheren Schilddrüsenhormonen im Normalbereich bestätigt. Bei einem Patienten (2,5%) lag der TSH- und ein peripherer Schilddrüsenhormonwert im Normalbereich, bei 17 Patienten (42,5%) konnten lediglich die TSH-Werte zur Bestätigung einer euthyreoten Stoffwechsellage herangezogen werden.

Statistik

Kontinuierliche Variablen werden als Mittelwert ± Standardabweichung dargestellt, kategorische Variablen als Proportionen. Der Vergleich zwischen kontinuierlichen Variablen wurde mit Hilfe des Students-unpaired-t-Test für normalverteilte Variablen bzw. des Mann-Whitney-U-Test für kontinuierliche, nicht normalverteilte Variablen durchgeführt. Kategorische Variablen wurden miteinander mittels univariater ŭ²-Analyse oder dem Fisher-exact-Test verglichen. Ein multivariates, logistisches Regressionsmodell mit mehreren Patienten und verschiedenen Schilddrüsen-bezogenen Parametern wurde durchgeführt, um einen möglichen, voneinander unabhängigen Einfluss dieser Variablen auf den Effekt der Antikoagulations-Therapie in der Gesamt- und in der Subgruppe der Patienten mit latenter Hyperthyreose zu erfassen. Eine schrittweise Analyse (Backward-Wald) wurde angewendet und p-Werte <0,05 wurden sowohl für den Ein- als auch für den Ausschluss von Variablen festgelegt. Eine Wahrscheinlichkeit (p-Wert) von weniger als 0,05 wurde als statistisch signifikant für alle Analysen angesehen. Alle p-Werte waren zweiseitig. Alle statistischen Analysen wurde mit Hilfe der SPSS® Statistiksoftware 10.0 berechnet (SPSS Corp., Chicago, IL; USA).

Ergebnisse

Schilddrüsenstoffwechsel und generelle Laborergebnisse

Von allen eingeschlossenen Patienten hatten 178 (76,4%) eine latent hyperthyreote Stoffwechsellage, 15 hatten eine manifeste Hyperthyreose (6,4%). Bei den restlichen 40 Patienten wurden euthyreote Stoffwechselbedingungen festgestellt (17,2%). Patienten-bezogene Variablen einschließlich der Indikationen zur Antikoagulations-Therapie mit Cumarinderivaten werden in Tabelle 1 aufgeführt. Die Ergebnisse der Laboruntersuchungen in der Gesamtgruppe sowie in der Subgruppe der Patienten mit subklinischer Hyperthyreose sind in Tabelle 2 dargestellt. Bei 68 Patienten (von 233 Patienten in der Studie) wurden sowohl Schilddrüsen- als auch Gerinnungsparameter ambulant erhoben. Bei 40 von diesen Patienten lagen die zum intra-individuellen Vergleich erforderlichen euthyreoten und latent hyperthyreoten Stoffwechselbedingungen vor, so dass diese Daten der weiteren Analyse zugeführt werden konnten.

Multivariate, logistische Regressionsanalysen

In der Gesamtgruppe konnte eine Antibiotika-Medikation (Odds-Ratio (OR): 15,6; 95% ‚Confidence-Interval' (CI): 1,4-180,1; p=0,028) und eine Medikation mit Nitraten (OR: 2,6; CI: 1,13-6,0; p=0,025) als unabhängige Prädiktoren für INR-Werte >3,0 identifiziert werden. Auf der anderen Seite wurden INR-Werte <2,0 signifikant häufiger bei Patienten, die eine Medikation mit ACE-Hemmern/AT-II-Rezeptorblockern erhielten, gefunden (OR: 0,51; CI: 0,27-0,97; p=0,04).

Beschränkt man die Analyse auf die Patienten mit einer latenten Hyperthyreose, war eine Antibiotika-Therapie ebenfalls ein signifikanter Prädiktor für INR-Werte >3,0 (OR: 14,0; CI: 1,21-161,6; p=0,034), INR-Werte <2.0 wurden signifikant häufiger bei Patienten mit thyreostatischen Medikamenten (OR: 2,33; CI: 1,05-5,19; p=0,038) und überraschenderweise bei Patienten mit TSH-Werten <0,1 mU/l (OR: 3,01; CI: 1,08-8,37; p=0,035) gefunden.

Intra-individueller Vergleich zwischen Euthyreose und latenter Hyperthyreose

In der Subguppe der 40 Patienten, bei denen suffiziente Daten für einen intraindividuellen Vergleich des Gerinnungsstoffwechsels unter euthyreoten und latent hyperthreoten Stoffwechselbedingungen vorlagen, konnten keine statistisch signifikanten Unterschiede zwischen beiden Schilddrüsenstoffwechsellagen mit Ausnahme der erwartungsgemäß signifikant unterschiedlichen TSH-Werte gefunden werden (Tab. 3).

Diskussion

In der aktuellen Studie von 233 Patienten mit gutartigen Schilddrüsenerkrankungen und systemischer Antikoagulations-Therapie mit Cumarinderivaten konnte keine der statistischen Auswertungen einen signifikanten Einfluss einer latenten Hyperthyreose auf den Gerinnungsstoffwechsel unter einer Antikoagulations-Therapie aufzeigen.

Obwohl mehrere Studien bezüglich des Einflusses des Schilddrüsenstoffwechsel auf den Gerinnungsstoffwechsel, teilweise auch bei Patienten mit systemischer Antikoagulations-Therapie, existieren, handelt es sich dabei meistens um Fallberichte, ältere Publikationen oder experimentelle Daten aus Tiermodellen [5, 8, 10, 12, 13, 15, 16, 17, 20, 26-28]. Außerdem ist der Einfluss einer latenten Hyperthyreose auf den Gerinnungsstoffwechsel, trotz seiner klinischen Relevanz und des nachgewiesenen Effekts einer subklinischen Hyperthyreose auf verschiedene andere Organsysteme, nicht adäquat untersucht [22, 23]. In einer klinischen Studie mit 20 Patienten mit latenter Hyperthereose und 20 Kontrollpatienten fand Erem eine signifikant erhöhte Aktivität des Gerinnungsfaktors-X durch die latent hyperthyreoten Stoffwechsellage [29]. Außerdem fand er eine signifikante positive Korrelation zwischen den TSH-Werten und der Faktor-X-Aktivität [29]. Diese Ergebnisse unterstreichen die Komplexität der Beziehung zwischen dem Schilddrüsen- und Gerinnungsstoffwechsel. Keiner der untersuchten Patienten in dieser Studie erhielt eine Medikation mit Cumarinderivaten zur Antikoagulations-Therapie.

Daher wurde in der vorliegenden Studie der Fokus auf einen möglichen Einfluss einer latent hyperthyreoten Stoffwechsellage auf den Gerinnungsstoffwechsel bei Patienten mit einer systemischen Antikoagulations-Therapie mit Cumarinderivaten gelegt.

Die multivariate, logistische Regressionsanalyse konnte eine Medikation mit Antibiotika als einen unabhängigen Risikofaktor für INR-Werte >3,0 sowohl in der Gesamtgruppe als auch in der Subgruppe der Patienten mit latenter Hyperthyreose zeigen. Dieser Effekt einer intensivierten Antikoagulation bei Patienten, die Antibiotika und Cumarinderivate erhalten, ist bekannt. Eine retrospektive Studie und mehrere Fallberichte zeigten, dass Levofloxacin oder Azithromycin mit einer systemischen Antikoagulations-Therapie interagieren, woraus erhöhte INR-Werte resultieren [30-34]. Diese Ergebnisse bestätigend, fanden Johnson et al. signifikant erhöhte INR-Werte in einer retrospektiven Studie mit 38 systemisch antikoagulierten, pädiatrischen Patienten, die mit Antibiotika therapiert wurden [35]. Allerdings beruhen die Ergebnisse der vorliegenden Studie auf lediglich 3 von 233 Patienten, die eine Antibiotika-Therapie erhielten, so dass eine Interpretation dieser Resultate zurückhaltend vorgenommen werden muss und größere Fallzahlen notwendig sind, um diese Ergebnisse zu bestätigen.

Ähnliche Ergebnisse wie bei einer Antibiotika-Therapie konnten in der Gesamtgruppe der Patienten für eine Therapie mit Nitraten gefunden werden. Allerdings gibt es bislang keine publizierten Daten, die einen verstärkenden Effekt von Nitraten auf eine Antikoagulations-Therapie nachgewiesen haben [36]. In einer tierexperimentellen Studie von Pinelli et al. führte die Applikation eines Stickstoffmonoxid-(des aktiven Wirkstoffes von Nitratpräparaten)-Synthaseblockers zu einer verminderten Thromboplastinzeit, was in einer erhöhten Blutgerinnung resultierte. Letztere konnte durch Gabe von Nitroglyzerin als Nitrogen-Monoxid-Donor wieder überwunden werden [37]. Diese Daten wurden von Lippe et al. bestätigt, die bereits 1993 zeigten, dass eine Inhibition der endogenen Nitrogen-Monoxid-Freisetzung bei Ratten in einer Verminderung der Blutgerinnungszeit resultierte [38].

In der Gesamtgruppe der aktuellen Studie konnte zudem eine signifikant verminderte Wahrscheinlichkeit für einen erniedrigten antikoagulatorischen Effekt (d. h. INR-

Werte <2.0) der Cumarinderivate bei Patienten, die ACE-Hemmer/AT-II-Rezeptorblocker erhielten, beobachtet werden. Diese Resultate sind überraschend, da bislang keine publizierten Daten bekannt sind, die einen Einfluss dieser kardiovaskulären Medikamente auf die Hämostase zeigen konnten. Vielmehr haben mehrere Placebokontrollierten Studien eine fehlende Interaktion zwischen ACE-Hemmern und einer systemischen Antikoagulations-Therapie ergeben [39-41].

Ausschließlich in der Subgruppe der Patienten mit einer latenten Hyperthyreose wurden TSH-Werte <0,1 mU/l und eine Behandlung mit einer thyreostatischen Mediaktion als unabhängige Prädiktoren für INR-Werte <2,0 gefunden. Vor dem Hintergrund bereits publizierter Daten war die statistisch signifikante Beziehung zwischen TSH- und INR-Werten in der aktuellen Studie ein überraschendes Ergebnis. In einer kürzlich publizierten Studie von Dorr et al., die unsere Daten in gewisser Hinsicht unterstützt, konnte eine indirekte Beziehung zwischen verminderten TSH-Werten und Fibrinogen beobachtet werden, die zu einer erhöhten Blutgerinnung führte [42]. In bislang publizierten Studien konnte keine direkte Interaktion zwischen einer thyreostatischen Medikation und der systemischen Antikoagulation gefunden werden. Allerdings besteht eine bekannte Interaktion zwischen Methimazol, einem Imidazolderivat, und einer Inhibition des Cytochroms P450 (CYP) 2C9 [43]. Da Cumarinderivate teilweise über dieses System abgebaut werden, würde eine Inhibition dieses Abbaus der Antikoagulantien zu einem gesteigerten Effekt der Antikoagulation führen. Eine Steigerung der Gerinnung, wie die Daten der aktuellen Studien nahe legen, ist auf der Grundlage dieser publizierten Daten jedoch nicht zu erklären. An dieser Stelle kann ein statistisch bedingter Bias der Ergebnisse nicht mit letzter Sicherheit ausgeschlossen werden, daher müssen zukünftige Studien mit größeren Studienpopulationen durchgeführt werden, um diese Resultate zu bestätigen.

Bei 40 Patienten, bei denen ausreichende Daten für einen intra-individuellen Vergleich bezüglich des Einflusses einer latenten Hyperthyreose oder einer Euthyreose auf die systemische Antikoagulations-Therapie vorlagen, konnten keine signifikanten Unterschiede beider Schilddrüsenstoffwechselsituationen im Bezug auf die entsprechenden INR-Werte festgestellt werden. Dieser Vergleich wurde deswegen durchgeführt, um einen Patienten-bedingten Bias, wie z.B. Compliance der Patienten, Ernährungsgewohnheiten oder Medikamenten-bedingte Einflüsse, im Bezug auf die Ergebnisse der INR-Bestimmungen weitgehend zu minimieren. Bei einem Individuum kann man davon ausgehen, dass die oben genannten Parameter, unabhängig von der jeweiligen thyreoidalen Stoffwechselsituation, weitestgehend konstant bleiben. Der fehlende Einfluss einer latent hyperthyreoten Stoffwechselsituation auf den Gerinnungsstoffwechsel unter Antikoagulations-Therapie zeigte sich darin, dass sich weder die INR-Werte signifikant zwischen den beiden Schilddrüsenstoffwechsellagen unterschieden, noch dass eine andere signifikante Abweichung bei der Antikoagulations-Therapie beobachtet werden konnte. Die peripheren Schilddrüsenhormone konnten nicht analysiert werden, da sie nicht bei jedem der 40 Patienten im selben Ausmaß bestimmt worden waren. Die Daten dieser Subgruppenanalyse bestätigen jedoch die vorherigen Ergebnisse dieser Studie, die keinen signifikanten Einfluss einer latenten Hyperthyreose auf eine Antikoagulations-Therapie mit Cumarinderivaten nachweisen konnten.

Limitationen

Wir sind uns der Limitationen, die durch das retrospektive Design der Studie bedingt sind, bewusst. Vor allem die geringe Anzahl von Patienten in der Subgruppe mit manifester Hyperthyreose und Euthyreose, die in die Studie eingeschlossen werden konnten, könnten zu einem statistischen Bias geführt haben. Daher wären zukünftige Studien mit einer größeren Studienpopulation von Interesse. Allerdings erscheint die Realisierung einer solchen Studie aus klinischen und ethischen Gründen problematisch, da Patienten mit einer manifesten Hyperthyreose nicht aus wissenschaftlichen Gründen bewusst in diesem potentiell gefährlichen Zustand belassen werden können. Darüber hinaus wird eine manifeste Hyperthyreose in der Regel sofort nach der Diagnose behandelt, was eine langfristige Evaluation ihres möglichen Einflusses auf den Gerinnungsstoffwechsel verhindert.

Eine weitere Limitation der vorliegenden Studie besteht in einem möglichen Patienten-bedingten Bias, der nicht sicher ausgeschlossen werden kann. Dies schließt Änderungen der Essgewohnheiten, z. B. eine Vitamin-K-reiche Kost, eine Medikation mit bestimmten Medikamenten und/oder die Anpassung der Antikoagulations-Therapie durch den behandelnden Hausarzt mit ein. Allerdings sollte durch die statistische Analyse der Daten mittels der multivariaten, logistischen Regressionsanalyse ein solcher Bias bis zu einem gewissen Grade vermieden worden sein.

Unseres Wissens nach ist dies die erste publizierte Studie, die eine systematische Analyse eines potentiellen Einflusses einer latenten Hyperthyreose auf eine Antikoagulations-Therapie bei Patienten mit verschiedenen benignen Schilddrüsenerkrankungen und Schilddrüsenstoffwechselsituationen und einer Medikation mit Cumarinderivaten beinhaltet. Überraschenderweise konnte aufgrund der Datenlage ein signifikanter Einfluss einer latent hyperthyreoten Stoffwechsellage auf die Antikoagulations-Therapie nicht nachgewiesen werden. Patienten mit einer exo- oder endogen bedingten latenten Hyperthyreose und einer systemischen Antikoagulations-Therapie mit Cumarinderviaten scheinen auf Grundlage dieser Daten daher zwar kein signifikant erhöhtes Risiko für ein Abweichen der Antikoagulations-Therapie aus dem angestrebten therapeutischen Bereich zu haben, trotzdem sollten Schilddrüsen- und Gerinnungsstoffwechselparameter bei diesen Patienten regelmäßig kontrolliert werden, um ggf. Veränderungen frühzeitig feststellen zu können. Zukünftige prospektive Analysen mit größeren Gruppen der verschiedenen Schilddrüsenstoffwechsellagen, insbesondere manifest hyperthyreoter und euthyreoter Patienten, wären wünschenswert, sind jedoch im Hinblick auf eine manifest hyperthyreote Stoffwechsellage aus klinischen und ethischen Gründen nicht realisierbar.

Literatur

[1] Erem C., Ersoz H.Ö., Karti S.S. et al.: Blood coagulation and fibrinolysis in patients with hyperthyroidism. J Endocrinol Invest (2002) 25: 345-350.

[2] Hofbauer L.C., Heufelder A.E.: Coagulation disorders in thyroid diseases. Eur J Endocrinol (1997) 136: 1-7.

[3] Franchini M.: Hemostasis and thyroid diseases revisited. J Endocrinol Invest (2004) 27: 886-892.

[4] Loeliger E.A., Esch B.: The biological disappearance rate of prothrombin, factors VII, and X from plasma in hypothyroidism, hyperthyroidism, and during fever. Thromb Diathes Haemorrh (1963) 10: 267-277.

[5] Kellet H.A., Sawers J.S.A., Boulton F.E. et al.: Problems of anticoagulation with warfarin in hyperthyroidism. Q Med J (1986) 58: 43-51.

[6] Marongiu F., Conti M., Mameli G., et al.: Fibrinogen and fibrinolytic activity in hyperthyroidism before and after antithyroid treatment. J Endocrinol Invest (1988) 11: 723-725.

[7] Rogers J.S., Shane S.R.: Factor VIII activity in normal volunteers receiving oral thyroid hormone. J Lab Clin Med (1983) 102: 444-449.

[8] Vagenakis A.G., Cote R., Miller M.E. et al.: Enhancement of warfarin-induced hypoprothrombinemia by thyrotoxicosis. Johns Hopkins Med J (1972) 131: 69-73.

[9] Weintraub M., Breckinridge R.T., Griner P.F.: The effects of dextrothyroxine on the kinetics of prothrombin activity: proposed mechanism of the potentiation of warfarin by D-thyroxin. J Lab Clin Med (1973) 81: 273-279.

[10] Owens J.C., Neely W.B., Owen W.R.: Effect of sodium dextrothyroxine in patients receiving anticoagulants. N Eng J Med. (1962) 266: 76-79.

[11] McIntosh T.J., Brunk S.F., Kolln I. Et al.: Increased sensitivity to warfarin in thyreotoxicosis. J Clin Invest (1970) 49: 63a-64a.

[12] Chute J.P., Ryan C.P., Sladek G. et al.: Excerbation of warfarin-induced anticoagultation by hyperthyroidism. Endocr Pract (1997) 3: 77-79.

[13] Self T.H., Straughn A.B., Weisburst M.R.: Effect of hyperthyroidism on hypoprothrombinemic response warfarin. Am J Hosp Pharm (1976) 33: 387-389.

[14] Demirkan K., Stephens M.A., Newman K.P. et al.: Response to warfarin and other oral anticoagulants: effects of disease states. South Med J (2000) 93: 448-454.

[15] Self T., Weisburst M., Wooten E. et al.: Warfarin-induced hypoprothrombinemia. Potentiation by hyperthyroidism. JAMA (1975) 231: 1165-1166.

[16] Woeber K.A., Warner I.: Potentiation of warfarin sodium by amiodarone-induced thyrotoxicosis. West L Med (1999) 170: 49-51.

[17] Costigan D.C., Freedman M.H., Ehrlich R.M.: Potentiation of oral anticoagulant effect by L-thyroxine. Clin Pediatr (1984) 23: 172-174.

[18] John G.T., Punnoose E., Narasimhan G. et al.: Enhanced action of acenocoumarin in hyperthyroidism. J Assoc Physicians India (1994) 42: 575.

[19] Solomon H.M., Schrogie J.J.: Change in receptor site affinity: a proposed explanation for the potentiating effect of D-thyroxine on the anticoagulation response to warfarin. Clin Pharmacol Ther (1967) 8: 797-799.

[20] Feely J., Stevenson I.H., Crooks J.: Altered plasma protein binding of drugs in thyroid disease. Clin Pharmacokinet (1981) 6: 298-305.

[21] Surks M.I., Ortiz E., Daniels G.H. et al.: Subclinical thyroid disease. JAMA (2004) 291: 228-238.

[22] Col N.F., Surks M.I., Daniels G.H.: Subclinical thyroid disease – clinical applications. JAMA (2004) 291: 239-243.

[23] Schicha H., Reiners C., Moser E. et al.: Subclinical thyroid disease. Nuklearmedizin (2004) 3: 69-71.

[24] Biondi B., Palmieri E.A., Lombardi G. et al.: Effects of subclinical thyroid dysfunction on the heart. Ann Intern Med (2002) 137: 904-914.

[25] Cappola A.R. Fried L.P. Arnold A.M. et al.: Thyroid status, cardiovascular risk, and mortality in older adults. JAMA (2006) 295: 1033-1041.

[26] Kurnik D., Loebstein R., Farfel Z. et al.: Complex drug-drug-disease interactions between amiodarone, warfarin, and the thyroid gland. Medicine (2004) 83: 107-113.

[27] Lowenthal J., Fisher L.M.: The effect of thyroid function on the prothrombin time response to warfarin in rats. Experientia (1957) 13: 253-254.

[28] van Oosterom A.T., Mattie H., Hermens W.T. et al.: The influence of the thyroid function on the metabolic rate of prothrombin, factor VII and factor X in the rat. Thromb Haemost (1976) 35: 607-619.

[29] Erem C.: Blood coagulation, fibrinolytic activity, and lipid profile in subclinical thyroid disease: subclinical hyperthyroidism increases plasma factor X activity. Clin Endocrinol (2006) 64: 323-329.

[30] Jones C.B., Fugate S.E.: Levofloxacin and warfarin interaction. Ann Pharmacother (2002) 36: 1554-1557.

[31] Ravnan S.L., Locke C.: Levofloxacin and warfarin interaction. Pharmacotherapy (2001) 21: 884-885.

[32] McCall K.L., Scott J.C., Anderson H.G.: Retrospective evaluation of a possible interaction between warfarin and levofloxacin. Pharmacotherapy (2005) 25: 67-73.

[33] Foster D.R., Milan N.L.: Potential interaction between azithromycin and warfarin. Pharmacotherapy (1999) 9: 902-908.

[34] Shrader S.P., Fermo J.D., Dzikowski A.L.: Azithromycin and warfarin interaction. Pharmacotherapy (2004) 24: 945-949.

[35] Johnson M.C., Wood M., Vaughn V. et al.: Interaction of antibiotics and warfarin in pediatric cardiology patients. Pediatr Cardiol (2005) 26: 589-592.

[36] Harder S., Thurmann P.: Coagulation disorders in thyroid disease. Eur J Endocrinol (1997) 136: 1-7.

[37] Pinelli A., Trivulzio S., Tomasi L. et al.: Drugs modifying nitric oxide metabolism affect plasma cholesterol levels, coagulation parameters, blood pressure values and the appearance of plasma myocardial necrosis markers in rabbits: opposite effects of L-NAME and nitroglycerine. Cardiovasc Drugs Ther (2003) 17: 15-23.

[38] Lippe I.T., Sametz W., Sabin K. et al.: Inhibitory role of capsaicin-sensitive afferent neurons and nitric oxide in hemostasis. Am J Physiol (1993) 265: 1864-1868.

[39] Meyer B.H., Muller F.O., Badenhorst P.N. et al.: Multiple doses of trandolapril do not affect warfarin pharmacodynamics. S Afr Med J (1995) 85: 768-770.
[40] van Hecken A., Verbesselt R., Depre M. et al.: Moexipril does not alter the pharmacokinetics or pharmacodynamics of warfarin. Eur J Clin Pharmacol (1993) 45: 291-293.
[41] Verho M., Malerczyk V., Grotsch H. et al.: Absence of interaction between ramipril, a new ACE-inhibitor, and phenprocoumon, an anticoagulation agent. Pharmacotherapeutica (1989) 5: 392-399.
[42] Dorr M., Robinson D.M., Wallaschofski H. et al.: Low serum thyrotropin is associated with high plasma fibrinogen. J Clin Endocrinol Metabol (2006) 91: 530-534.
[43] Guo Z., Raessi S., White R.B. et al.: Orphenadrine and methimazole inhibit multiple cytochrome P450 enzymes in human liver microsomes. Drug Metab Dispos (1997) 25: 390-393.

Tab. 1: Patienten-bezogene Charakteristika in der Gesamtgruppe und den Subgruppen

	Gesamt (n=233)	Latente Hyper-thyreose (n=178)	Intra-individueller Vergleich (n=40)
Alter	68,4±9,4	68,6±9,0	69,2±7,7
unteres Terzil	18 (7,7%)	10 (5,6%)	2 (5,0%)
mittleres Terzil	105 (45,1%)	89 (50,0%)	18 (45,0%)
oberes Terzil	110 (47,2%)	79 (44,4%)	20 (50,0%)
Größe (cm)	167,7±14,3	167,9±15,4	168,2±9,3
Gewicht (kg)	74,5±16,1	74,7±15,8	70,2±12,0
BMI	26,1±5,3	26,2±5,1	24,7±3,1
BMI > 30	43 (18,5%)	34 (19.1%)	1 (2,5%)
Schilddrüsenerkrankung			
Immunogene Hyperthyreose	30 (12,9%)	17 (9,6%)	6 (15,0%)
Autonomie der Schilddrüse	203 (87,1%)	161 (90,4%)	34 (85,0%)
Unifokal	70 (34,8%)	57 (35,4%)	11 (32,4%)
multifokal/dissiminiert	133 (65,2%)	104 (64,6%)	23 (67,6%)
Medikation			
Herzmedikation			
ACE-Hemmer/AT-II-Rezeptorblocker	96 (41,2%)	78 (43,8%)	13 (32,5%)
Amiodaron	1 (0,4%)	1 (0,6%)	0 (0,0%)
Betablocker	123 (52,8%)	94 (52,8%)	25 (62,5%)
Kalziumantagonist	70 (30,0%)	52 (29,2%)	9 (22,5%)
Digitalis	116 (49,8%)	82 (46,1%)	20 (50,0%)
Diuretika	111 (47,6%)	81 (45,5%)	21 (52,5%)
Nitrate	47 (20,2%)	36 (20,2%)	8 (20,0%)
Andere:			
Antibiotika	3 (1,3%)	3 (1,7%)	1 (2,5%)

	Gesamt (n=233)	Latente Hyper-thyreose (n=178)	Intra-individueller Vergleich (n=40)
Antidiabetika	22 (9,4%)	12 (6,7%)	2 (5,0%)
Gichtmedikamente	16 (6,9%)	11 (6,2%)	2 (5,0%)
Steroide	38 (16,3%)	28 (15,7%)	9 (22,5%)
Orale Kontrazeptiva	9 (3,9%)	9 (5,1%)	4 (10,0%)
Statine	43 (18,5%)	34 (19,1%)	9 (22,5%)
NSAIM	26 (11,2%)	22 (12,4%)	5 (1,5%)
Psychopharmaka	39 (16,7%)	30 (16,9%)	7 (17,5%)
Magenprotektiva	40 (17,2%)	31 (17,4%)	9 (22,5%)
Indikationen für die systemische Antikoagulations-Therapie			
Vorhofflimmern	163 (70,0%)	120 (67,4%)	24 (60,0%)
Zustand nach Embolie	27 (11,6%)	24 (13,5%)	7 (17,5%)
Zustand nach tiefer Venenthrombose	17 (7,3%)	15 (8,4%)	2 (5,0%)
History of HKE	15 (6,4%)	12 (6,7%)	6 (15,0%)
Zustand nach zerebraler Ischämie	6 (2,6%)	4 (2,2%)	0 (0,0%)
Herzinsuffizienz	3 (1,3%)	2 (1,1%)	0 (0,0%)
Andere	2 (0,9%)	1 (0,6%)	1 (2,5%)

BMI: Body mass index; HKE: Herzklappenersatz; ACE: Angiotensin-converting enzyme; AT-II: Angiotensin II; NSAIM: Nicht-steroidale anti-inflammatorische Medikamente.

Tab. 2: Ergebnisse der Laboruntersuchungen im Rahmen der Radioiodtherapie in der Gesamtgruppe und in der Subgruppe der Patienten mit latenter Hyperthyreose

	Gesamt (n=233)	Latente Hyperthyreose (n=178)
Schilddrüsenstoffwechsel		
TSH (Normalbereich: 0.3-4.0 mU/l)	0.19±0,45	0.06±0,07
TSH ≤0,1	154 (66,1%)	139 (78,1%)
TSH <0,3	201 (86,3%)	178 (100,0%)
TSH <0,3 exogen	37 (15,9%)	34 (19,1%)
TSH <0,3 endogen	156 (67,0%)	144 (80,9%)
fT4 (Normalbereich: 0.7-2.2 ng/100 ml)	1,46±0,62	1,44±0,49
fT4 > 2,2	20 (8,6%)	13 (7,3%)
T4 (Normalbereich: 5.0-12.5 µg/100 ml)	9,0±2,9	9,0±2,7
T3 (Normalbereich: 80-200 ng/100 ml)	151,6±47,5	145,7±28,1
T3 >200	16 (6,9%)	2 (1,1%)
Euthyreose	40 (17,2%)	Ø
Latente Hyperthyreose	178 (76,4%)	178 (100,0%)
TSH <0,3 exogen	34 (14,6%)	34 (19,1%)
TSH <0,3 endogen	144 (61,8%)	144 (80,9%)
TSH ≤0,1	139 (59,7%)	139 (78,1%)
TSH ≤0,1 exogen	23 (9,9%)	23 (12,9%)
TSH ≤0,1 endogen	116 (49,8%)	116 (65,2%)
TSH >0,1<0,3	39 (16,7%)	39 (21,9%)
TSH >0,1< 0,3 exogen	11 (4,7%)	11 (6,2%)
TSH >0,1<0,3 endogen	28 (12,0%)	28 (15,7%)
Mainfeste Hyperthyreose	15 (6,4%)	Ø
Exogen	3 (1,3%)	Ø
Endogen	12 (5,2%)	Ø
Erhöhte Werte von:		
TPO-AK (U/l)	22 (9,4%)	11 (6,2%)
TG-AK (U/l)	11 (4,7%)	6 (3,4%)
TRAK (U/l)	27 (11,6%)	16 (9,0%)

	Gesamt (n=233)	Latente Hyperthyreose (n=178)
Gerinnungsstoffwechsel		
INR	2,4±0,8	2,4±0,8
INR >3,0	36 (15,5%)	24 (13,5%)
INR <2,0	64 (27,5%)	53 (29,8%)
Quick-Wert (%)	39,6±13,3	30,4±13,7
PTT (sek)	36,1±5,6	35,8±5,0
Thrombozyten (G/l)	251,6±86,6	251,0±90,1
Leberstoffwechsel		
Erhöhte Werte von:		
Gamma GT (U/l)	83 (35,9%)	66 (37,5%)
AST (U/l)	16 (7,1%)	9 (5,3%)
ALT (U/l)	59 (25,5%)	42 (23,9%)
de Ritis Ratio <1	176 (78,2%)	135 (79,4%)
de Ritis Ratio >1	49 (21,8%)	35 (20,6%)
Andere		
Erhöhte Werte von:		
Harnstoff (mg/dl)	37 (16,3%)	31 (18,0%)
Kreatinin (mg/dl)	15 (6,5%)	13 (7,4%)
K^+ (mmol/l)	2 (0,9%)	2 (1,1%)
Gesamt-Protein (g/l)	9 (4,2%)	5 (3,1%)
Verminderte Werte von:		
Kreatinin (mg/dl)	1 (0,4%)	1 (0,6%)
K^+ (mmol/l)	2 (0,9%)	2 (1,1%)
Gesamt-Protein (g/l)	2 (0,9%)	2 (1,1%)

TPO-AK: Thyreo-Peroxidase-Antikörper; TG-AK: Thyroglobulin-Antikörper; TRAK: TSH-Rezeptor-Antikörper; GGT: Gamma-Glutamyltransferase; AST: Aspartat-Aminotransferase; ALT: Alanin-Aminotransferase

Tab. 3: Intra-individueller Vergleich der TSH- und INR-Werte zwischen Euthyreose und latenter Hyperthyreose in der Subgruppe von 40 Patienten

	Euthyreose	Latente Hyperthyreose	*p-Wert*
Patienten	n=40		
Labordiagnostik	n=40	n=40	
TSH	1,2±0,9	0,06±0,06	< 0,0001
INR	2,4±0,8	2,6±0,9	0,375
INR[1]	20 (50,0%)	24 (60,0%)	0,5
INR <2.0	14 (35,0%)	8 (20,0%)	0,21
INR >3.0	6 (15,0%)	8 (20,0%)	0,77

[1]: wie für eine ausreichende systemische Antikoagulation erforderlich (INR: 2,0-3,0)

3.4 Langzeitfolgen von Funktionsstörungen

3.4.1 Postoperative Funktionsstörungen nach Schilddrüsenoperationen

M. Grußendorf

Die wichtigsten Funktionsstörungen nach Schilddrüsenoperation sind die
- Hypothyreose, bedingt durch die immer häufiger durchgeführten, ausgedehnten Resektionen, und die
- Parathyreoprive Hypokalzämie als echte Komplikation.

Hypothyreose

Häufigkeit

Bedingt durch die besseren Operationstechniken wird gerade bei der Knotenstruma zunehmend ausgiebiger reseziert [1] und die frühere Strategie der „funktionskritischen" Operation immer mehr verlassen. Dies führt dazu, dass postoperativ immer häufiger eine therapiebedingte Hypothyreose vorliegt.

Im Rahmen der Versorgungsanalyse „Papillon 2007", die von der Firma Sanofi-Aventis, Berlin (verantwortlich: Dr. Vaupel) in Auftrag gegeben wurde (wissenschaftliche Leitung: Prof. Grußendorf, Stuttgart und Prof. Goretzki, Neuss, statistische Auswertung Prof. Wegscheider, Hamburg) wurden in 530 Praxen insgesamt 2.667 Patienten untersucht, die in den letzten 20 Jahren operiert wurden: Von diesen Patienten waren ca. 10% total thyreoidektomiert worden, kleine Schilddrüsenreste (< 10 ml) fanden sich bei 59% der Patienten.

In einer eigenen retrospektiven Analyse von 4.200 Patienten nach Schilddrüsenoperationen wurde festgestellt, dass der Anteil der totalen Thyreoidektomien bei Patienten, die zwischen 1989 und 1995 operiert wurden, bei 11% lag, bei Patienten, die zwischen 2001 und 2007 operiert wurden, bei 52%! Diese Patienten müssen natürlich lebenslang mit Schilddrüsenhormonen substituiert werden.

Folgende Probleme sind dabei zu beachten:
- Resorptionsstörung für Schilddrüsenhormone

- postoperative Gewichtsprobleme
- Therapie mit Monopräparaten oder mit Kombinationspräparaten (T4/T3)?

Resorptionsstörung für Schilddrüsenhormone

60 bis 80% des oral eingenommenen Thyroxins wird im oberen Jejunum resorbiert, glücklicherweise sind Resorptionsstörungen sehr selten (im eigenen Krankengut ca. 0,1% der Patienten mit Hypothyreose). Nach Ausschluss von Compliance-Störungen muss weiter abgeklärt werden (In Tabelle 1 sind die wichtigsten Ursachen für enterale Resorptionsstörungen ausgeführt.). Folgendes Vorgehen hat sich bewährt [2]:

Leichte Resorptionsstörung: Nach Ausschluss einer anderen Ursache für eine inadäquate Erhöhung von TSH unter Thyroxin-Therapie (TSH-produzierendes Hypophysenadenom, Schilddrüsenhormonresistenz) sollte eine Medikamentenanamnese und eine Nahrungsmittelanamnese durchgeführt werden, außerdem die Compliance überprüft werden und der Abstand zwischen Tabletteneinnahme und Nahrungsaufnahme erfragt werden. Dieser sollte optimiert werden (ca. 30 min), dann sollte die Thyroxin-Dosis nach dem TSH–Wert eingestellt werden.

Schwere Resorptionsstörung: Hier sollte eine stationäre Diagnostik zum Ausschluss einer endogenen Ursache mit einer Endoskopie von Magen und Duodenum, mit Biopsien und nach Nachweis der Ursache eine kurative Therapie erfolgen [3].

Gewichtsprobleme

Bei der Versorgungsanalyse „Papillon 2007" (s. o.) wurden die Patienten auch hinsichtlich ihres Gewichtsverlaufes postoperativ untersucht. Bei Befragung gaben 10,2% der Männer und 17,2% der Frauen an, dass sie mehr als 2 kg Körpergewicht postoperativ zugenommen hätten, bei Patienten mit Morbus Basedow oder Autonomien stieg dieser Prozentsatz bis auf 25% an. Die Ursache hierfür ist nicht klar, die banale Erklärung, dass es sich lediglich um postoperative Diätfehler handelt, erscheint zu einfach [4]. In diesem Zusammenhang hilft eventuell die

Kombinationstherapie mit T4 und T3

Die tägliche thyreoidale Sekretionsrate der Schilddrüse beträgt ca. 100 µg T4 und 6 µg T3, zusätzlich werden 20 µg T3 täglich über die periphere Konversion gebildet [5]. Nach Entfernung der Schilddrüse müssen diese (100 µg T4+6 µg T3) täglich ersetzt werden, zusätzlich muss dabei noch die fehlende intrathyreoidale T4-T3 Konversion mitberücksichtigt werden.

Das Konzept der Monotherapie mit Thyroxin stützt sich auf Untersuchungen, die zeigen, dass nach Schilddrüsenablation das hormonaktive T3 in der Regel durch bedarfsgerechte periphere Konversion von T4 zu T3 gebildet wird. Allerdings haben die detaillierten *in vivo* Versuche von Escobar–Morreale et al. eindeutig gezeigt, dass bei der Ratte nach Thyreoidektomie normale T3-Konzentrationen in den einzelnen Körpergeweben nur durch die Substitution von T4 und T3 erreicht werden, nicht durch eine T4-Gabe allein [6]. Klinisch scheint dies durch eine prospektive Studie von Bunevicius et al. [7] untermauert zu werden, insgesamt 8 prospektive Folgestudien konnten jedoch keinen Vorteil der Kombinationstherapie bei Patienten mit Hypothyreose nachweisen. In den entsprechenden Leitlinien wird daher eine Kombinationstherapie mit T4/T3 bei Hypothyreose durchweg abgelehnt [8,9], trotzdem sollte man bei Patienten gerade mit ausgeprägten Gewichtsproblemen eine Therapie mit einem T4/T3–Kombinationspräparat (z. B. Prothyrid, enthaltend 100 µg T4 + 10 µg T3) erwägen. Die Gabe einer Kombination aus T4 und Iodid ist nach totaler oder fast totaler Thyreoidektomie natürlich nicht sinnvoll.

Postoperativer parathyreopriver Hypoparathyreoidismus

Häufigkeit

Die parathyreoprive Hypokalzämie ist die häufigste Komplikation der Schilddrüsenoperation. Nach einer Umfrage in 63 chirurgischen Kliniken Deutschlands haben Dralle und Sekulla die in Tabellle 2 aufgeführten Daten publiziert [1]. Man kann davon ausgehen, dass die Komplikationsrate in kleineren Krankenhäusern noch deutlich schlechter ist, so dass man damit rechnen muss, dass (bei 100.000 Schilddrüsenoperationen jährlich in Deutschland) ca. 2000-4000 Patienten pro Jahr einen postoperativen permanenten Hypoparathyreoidismus erleiden. Nach 20 Jahren summiert sich diese Zahl auf 40.000–80.000 Patienten, die derzeit in Deutschland diese Erkrankung aufweisen. Im eigenen Krankengut haben wir bei 4.200 operierten Patienten 231 Fälle von permanentem Hypoparathyreoidismus (entsprechend 5,5,%) gefunden.

Diagnostik

Die Diagnostik ist – neben der Klinik (siehe Tab. 3) – einfach. Da die Halbwertzeit des Parathormons sehr kurz ist (Minuten), ist die Bestimmung von Serum-Kalzium bereits 1 Tag nach der Operation sehr aussagekräftig. Daher sollte dieser Wert unbedingt noch auf der chirurgischen Station bestimmt werden.

Therapie

Bei Kalziumwerten zwischen 2,0 und 2,2 mmol/l liegt mit aller Wahrscheinlichkeit ein passagerer Hypoparathyreoidismus vor, der sich in der überwiegenden Zahl der Fälle wieder zurückbildet. Es sollte in diesem Fall eine alleinige Kalziumsubstitution mit 1.000–2.000 mg über den Tag verteilt erfolgen. Vitamin D sollte nicht gegeben werden, um den starken Sekretionsreiz, den die Hypokalzämie auf die Nebenschilddrüse hat, nicht zu unterdrücken. Die Werte sollten dann ca. alle 4 Wochen kontrolliert werden, die Kalziumdosis kann dann meist langsam reduziert werden.

Bei Kalziumwerten unter 2,0 mmol/l liegt i. d. R. eine permanente parathyreoprive Hypokalzämie vor, die lebenslang behandelt werden muss [10], in diesen Fälle muss zusätzlich zum Kalzium (500–1.000mg/d) ein hochdosiertes Vitamin D-Präparat gegeben werden (siehe Tab. 4). Die häufig zu beobachtende alleinige Gabe z. B. von Vigantoletten (1000 I.E. pro Tablette) ist auf keinen Fall ausreichend.

Die Symptomatik der permanenten parathyreopriven Hypokalzämie ist in Tabelle 3 dargestellt, sie sollte unter der Therapie nicht mehr nachzuweisen sein. Wir therapieren i. d. R. mit einer Kombination von Calcitriol 0,25–1 µg/d und Kalzium 500–1000 mg/d und kontrollieren initial die Werte alle 3-4 Wochen. Später reichen 3-6-monatige Kontrollen bei unauffälligem Beschwerdebild aus. Anzustreben ist ein niedrig normaler Kalziumwert (2,1–2,25 mmol/l) unter Therapie. Bei hoch normalen Kalziumwerten sind Verkalkungen zu befürchten, bei einer (Vitamin D–Überdosis-bedingten) Hyperkalzämie muss mit zum Teil dialysepflichtigen Nierenfunktionsstörungen und einer hyperkalzämischen Krise gerechnet werden.

In der Schwangerschaft steigt der Vitamin D–Bedarf im 3. Trimenon an [11], schwangere Patientinnen mit bekanntem Hypoparathyreoidismus sollten unbedingt einem spezialisierten Endokrinologen vorgestellt werden.

Zusammenfassung für die Praxis

Postoperative Hypothyreose

- Mit der zunehmenden Anzahl der totalen Thyreoidektomien steigt parallel auch die Anzahl der lebenslang substitutionspflichtigen Patienten an.
- Präparat der Wahl ist L-Thyroxin, nach fast totaler oder totaler Thyreoidektomie ist die zusätzliche Gabe von Iodid sinnlos.
- Selten (0,1% der Patienten) liegen enterale Resorptionsstörungen für L-Thyroxin vor, dies muss abgeklärt werden, meist genügt eine Anpassung der Dosierung des L-Thyroxins.

- Ca. 10–20% der operierten Patienten haben postoperativ deutliche Gewichtsprobleme.
- Die Gabe eines T4-T3-Kombinationspräparates sollte dann erwogen werden.

Postoperative parathyreoprive Hypokalzämie

- Häufigkeit 2–6%
- Diagnostik sehr einfach: Klinik, Bestimmung des Serum-Kalzium ein Tag nach der Operation.
- Wenn der Wert zwischen 2,0 und 2,2 mmol/l liegt: passagerer Hypoparathyreoidismus, Kalziumsubstitution 1000–2000 mg täglich, keine Vitamin D Therapie.
- Wenn der Wert <2 mmol/l: permanenter Hypoparathyreoidismus, hochdosierte Vitamin D–Therapie ist erforderlich, Ca-Zielwert 2,1–2,25 mmol/l, cave therapiebedingte Hyperkalzämie!
- Lebenslange Substitution erforderlich, in der Schwangerschaft höherer Vitamin D-Bedarf im 3. Trimenon, endokrinologische Betreuung!!

Literatur

[1] Dralle H., Sekulla C.: Schilddrüsenchirurgie: Generalist oder Spezialist? Zentralbl. Chir (2005) 130: 428–433.

[2] Grussendorf M.: Resorptionsstörung für Schilddrüsenhormone bei Patienten mit Hypothyreose: Ein klinisch relevantes Problem? In: Schilddrüse (2001) Berlin, New York,: de Gruyter.

[3] Seppel T., Rose F., Schlaghecke R.: Chronic intestinal giardiasis with isolated levothyroxine malabsorption as reason for severe hypothyroidism--implications for localization of thyroid hormone absorption in the gut. Exp Clin Endocrinol Diabetes (1996) 104: 180-182.

[4] Tigas S., Idiculla J., Beckett G. et al.: Is excessive weight gain after ablative treatment of hyperthyroidism due to inadequate thyroid hormone therapy? Thyroid (2000) 10: 1107-1111.

[5] Braverman L.E., Ingbar S.H., Sterling K.: Conversion of thyroxine (T4) to triiodothyronine(T3) in athyreotic human subjects J Clin Invest (1970) 49: 855-864.

[6] Escobar-Morreale H.F., Obregon M.J., Escobar del Rey F. et al.: Replacement therapy for hypothyroidism with thyroxine alone does not ensure euthyroidism in all tissues, as studied in thyroidectomized rats. J Clin Invest (1995) 96: 2828-2838.

[7] Bunevicius R., Kazanavicius G., Zalinkevicius R. et al.: Effects of thyroxine as compared with thyroxine plus triiodothyronine in patients with hypothyroidism. N Engl J Med (1999) 340: 424-429.

[8] Escobar-Morreale H.F., Botella Carretero J.I., Gomez-Bueno M. et al.: Thyroid hormone replacement therapy in primary hypothyroidism: a randomized trial comparing L-thyroxine plus liothyronine with L-thyroxine alone. Ann Intern Med (2005) 142: 412-424.

[9] Wiersinga W.M.: L-T4 and L-T3 combined treatment vs L-T4 alone. Ann Endocrin (2007) 68: 216-219.

[10] Okano K., Furukawa Y., Morii H. et al.: Comparative efficacy of various vitamin D metabolites in the treatment of various types of hypoparathyroidism. J Clin Endocrinol Metab (1982) 55: 238-243.

[11] Callies F., Arlt W., Scholz H.J. et al.: Management of hypoparathyroidism during pregnancy--report of twelve cases. Eur J Endocrinol (1998) 139: 284-289.

Tab. 1 : Ursachen für die Störung der enteralen Resorption von D –Hormonen

Endogene Ursachen	*Exogene Ursachen*
Strahlenenteritis	Cholestyramin
Pankreasinsuffizienz	Aktivierte Kohle
Morbus Crohn	Aluminiumhydroxid
Sprue	Eisensulfat
Lambliasis	Kalziumcarbonat
Amyloid	Rifampicin
Morbus Whipple	Carbamazepin
„Blind loop syndrome"	Lactose
(Hypothyreose per se)	Soyabohnen
Walnüsse	
Pflaumen	
Pflanzliche Extrakte	

Tab. 2: Permanenter Hypoparathyreoidismus nach Schilddrüsenoperationen in 63 deutschen Kliniken (nach Dralle & Sekulla, 2005 (4))

	Anzahl der Patienten.	Anteil der Patienten mit permanentem Hypoparathyreoidismus
Benigne Struma	15.465	1,8%
Maligne Struma	1.051	6,8%
Primäreingriff	15.324	2,5%
Sekundäreingriff	1.92	5,4%
Subtotale Resektion	15.150	1,6%
Totale Thyreoidektomie	1.366	8,0%

Tab. 3: Klinische Symptomatik des Hypoparathyreoidismus

- Tetanien, Paraesthesien
- abdominelle Spasmen
- bronchiale Spasmen
- psychovegetative Stigmatisierung (bis Angststörung)

- Spätfolgen:
- Basalganglienverkalkung, Parkinsonismus
- Cataracta tetanica
- Hyperkalzurie, Nephrolithiasis
- (keine Osteoporose, eher hohe Knochendichte)

Tab, 4: Vitamin D–Präparate zur Behandlung des permanenten Hypoparathyreoidismus

	Tagesdosis	Wirkung nach	Kosten/d (EU)
Vitamin D3-Präparate	20.000-80.000 E	2-4 Wochen	0,30–1,20
Dekristol 20000 Tabletten	(0,5– 2mg)		
Vigantol Oel	(20.000 E/ml)		
Dihydrotachysterol	0,5-1,5 mg	1-4 Wochen	0,60–1,70
AT 10			
Alfacalcidol	1-3 µg	3-7 Tagen	1,00–2,80
Doss, EinsAlpha, Bondiol			
Calcitriol	0,25-2 µg	1-2 Tagen	1,00–3,00
Rocaltrol, Decostriol			

Sachregister

Printed and bound by CPI Group (UK) Ltd, Croydon, CR0 4YY

14/10/2026

14982247-0001